入选新闻出版总署
“青少年百种优秀图书推荐书目”
★荣获第十一届★
“华北优秀教育图书”评选一等奖

帮助中学生避险自救的168个故事

吴祖红 编

北京出版集团公司
北京教育出版社

图书在版编目(CIP)数据

帮助中学生避险自救的168个故事/吴祖红编. -北京:北京教育出版社,2006

(智慧成长故事　完美生活系列)

ISBN 978-7-5303-5225-0

Ⅰ.①帮… Ⅱ.①吴… Ⅲ.①自救互救-青少年读物 Ⅳ.①X4-49

中国版本图书馆CIP数据核字(2006)第055595号

智慧成长故事　完美生活系列

帮助中学生避险自救的168个故事

BANGZHU ZHONGXUESHENG BIXIAN ZIJIU DE 168 GE GUSHI

吴祖红　编

*

北京出版集团公司
北京教育出版社　出版

(北京北三环中路6号)

邮政编码:100120

网址:www.bph.com.cn

北京出版集团公司总发行

全国各地书店经销

三河市嘉科万达彩色印刷有限公司印刷

*

787mm×1092mm　16开本　印张13.5　270000字

2006年9月第1版　2016年4月修订　第10次印刷

ISBN 978-7-5303-5225-0/G·5144

定价:28.80元

质量监督电话:(010)62698883　58572750　58572393　购书电话:(010)58572902

目录 CONTENTS

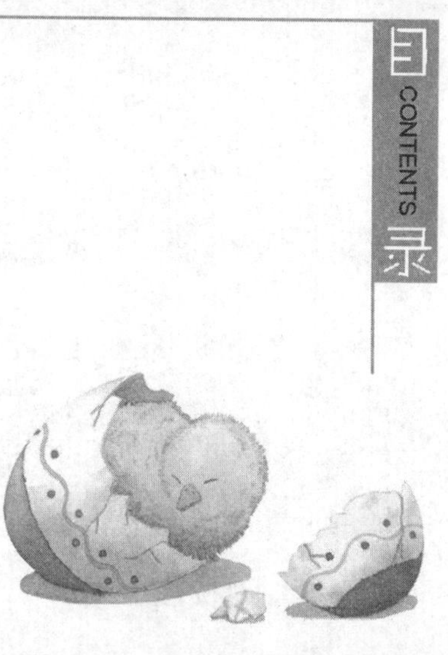

第1章

拧紧居家安全阀

“蜘蛛侠”遇险 /2

电梯“休克”以后 /3

厨房里的“炸弹”/4

失而复得的牙齿 /5

餐桌上的危险时分 /6

夺命八角 /7

帮倒忙的消毒液 /8

薛蓓的自责 /9

煤气泄漏无声处 /10

智斗劫匪 /11

害人的电热毯 /12

雨夜的“死亡电话”/13

惹祸的扁豆 /14

家里的隐形杀手 /16

“夭折”的中考 /17

鞭炮声里几多忧 /18

起火的油锅 /19

夜半火起 /20

水漫“金山”/21

“疲倦”的耳朵 /22

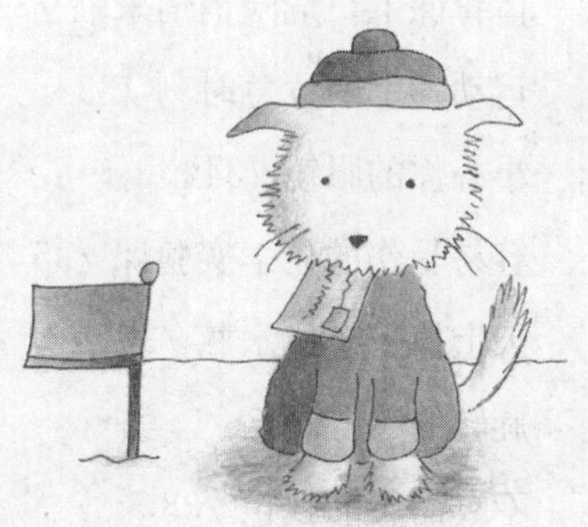

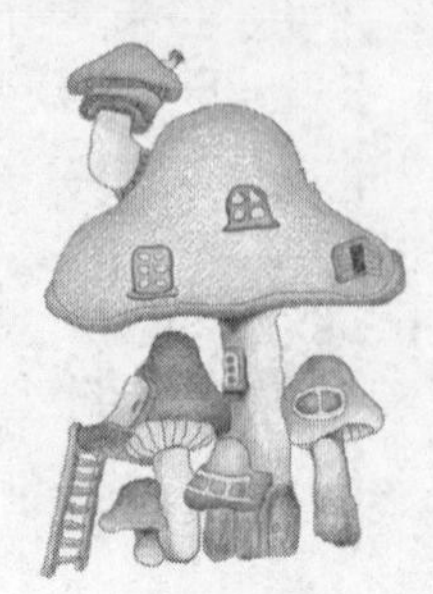

第2章

远离危险，铸就平安校园

课堂烈焰 /26
被“小霸王”盯上以后 /27
球场横祸 /28
零落成泥碾作尘，只有痛如故 /29
钻进肉里的钢针 /30
随窗帘飘逝的“花朵”/31
体育课上，危险悄悄来临 /32
运动场上的危急时刻 /33
小心你的眼镜 /34
容易受伤的化学实验课 /35
天上掉下个热水瓶 /35
旋转的飞镖 /37
不翼而飞的钱包 /38
站好了，别趴下！/39
私了，没完没了 /40
我是该安静地走开，还是留下来？/41
不做“沉默的羔羊”/42
课间，让打闹走开 /43
晨火中成功逃生 /43
书包里的健康“杀手”/44
陨落的“未来之星”/45
小心枯井 /47

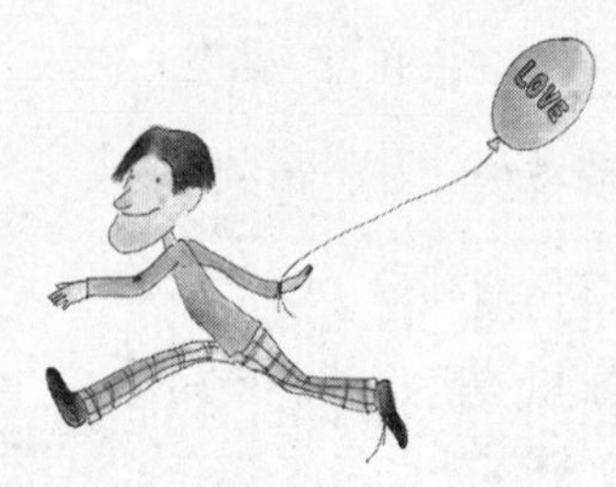

目录 CONTENTS

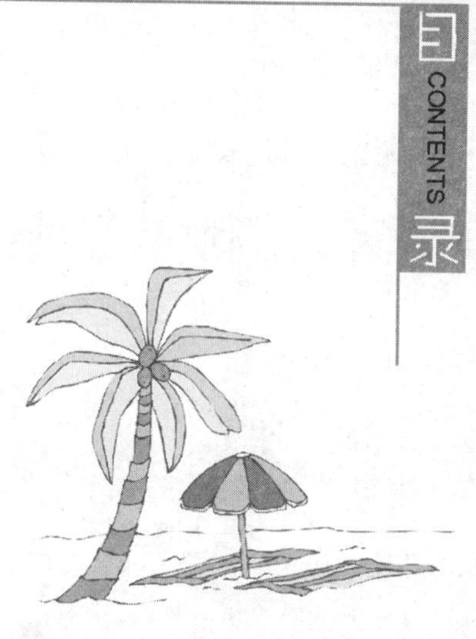

第3章

外面的世界，做自己的保护神

“魔窟”脱险 /50
风筝飞满天 /52
健身场上的紧急抢救 /54
智擒八贼 /55
水乡英雄 /57
超市里的贼影 /58
漂亮的花裙子，旋转的安全伞 /60
山洞悲歌 /61
“神行太保”遇险记 /63
千里走单骑的母亲 /64
虎口余生 /65
智斗劫匪 /67
夜行列车 /68
改变一生的一跳 /70
暗流汹涌 /72
救命的校服 /74
不要攀越生命的护栏 /75
火车轮下的姐妹 /77
水草飘摇 /78
带路有危险 /79

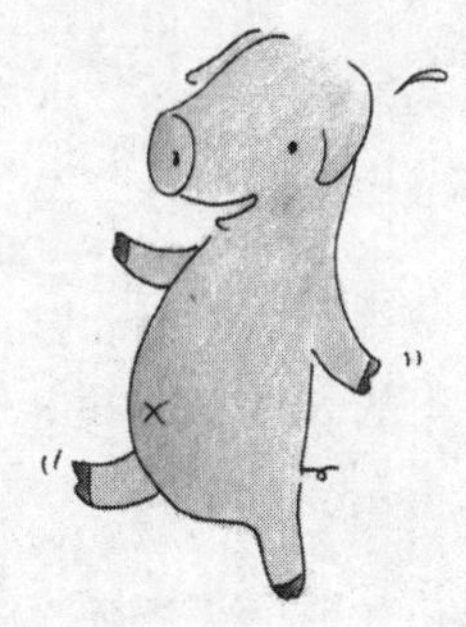

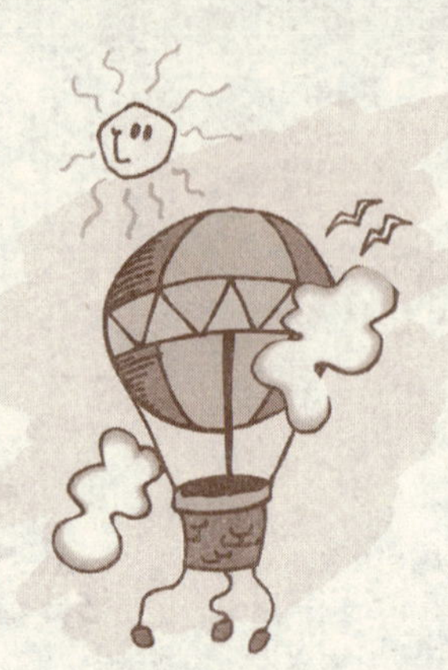

第4章

寻找天灾人祸中的避难方舟

抗震奇迹 /82
汹涌的钱塘江潮 /83
天空里飘来危险的云 /85
洪水来了 /86
冒烟的山峦 /88
海啸中的幸存者 /89
掉进大江的彩虹 /91
遭遇大雪崩 /93
瓦斯爆炸以后 /94
救命的椰子树 /96
枪口下的人质 /97
惊险一幕 /99
遭遇伦敦地铁大爆炸 /100
一起认识 H7N9 /101
襄阳大火 /102
芦山男孩徒手救出妹妹 /103
列车惊魂记 /104
足球场上的惨案 /106
飞机从半空中掉下来 /108
危险的游戏 /109

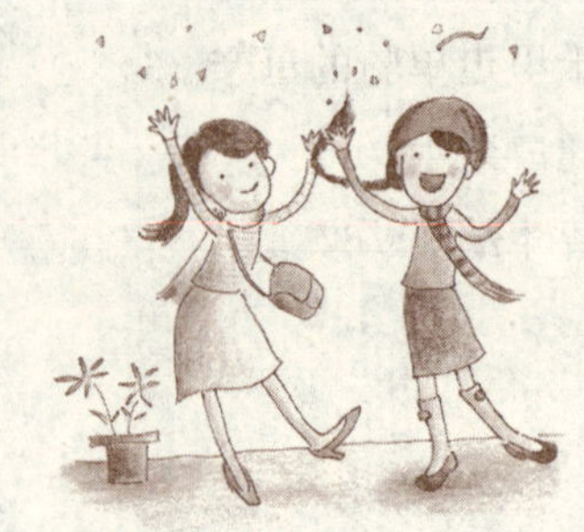

目录 CONTENTS

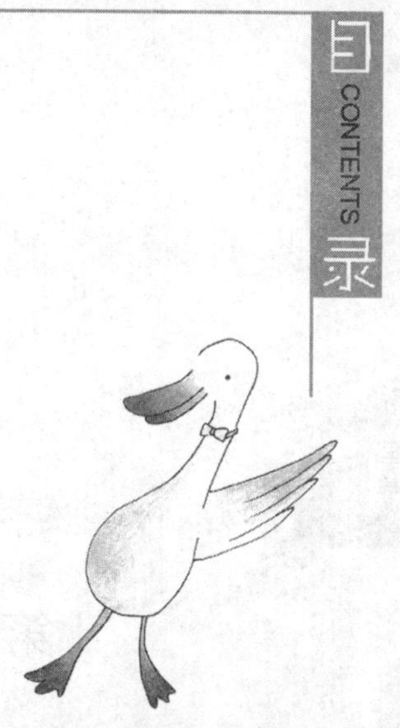

第5章

野外生存靠智慧

岩洞传来的呼救声 /114
带我回家的路 /115
稻田里的“吸血鬼”/117
小小蜜蜂不好惹 /118
雪山里被困的来客 /121
捉蛇遇险记 /123
战胜泥潭 /124
“热情”的太阳 /126
野火烧不尽 /128
蹚过大山里的河流 /130
汪洋中的一条船 /132
人蚊大战 /133
爬山历险记 /135
天上的响雷地上炸 /137
小虫钻进了耳朵 /138
长城路上“水中毒”/140
漫步沙漠 /141
会“咬人”的荨麻 /143
没有“源头”的水 /145

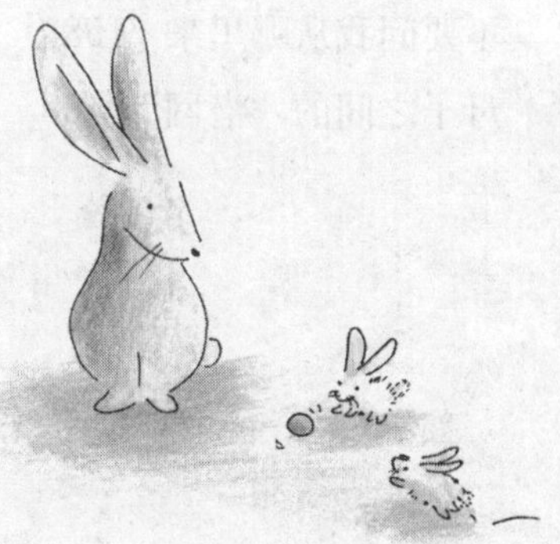

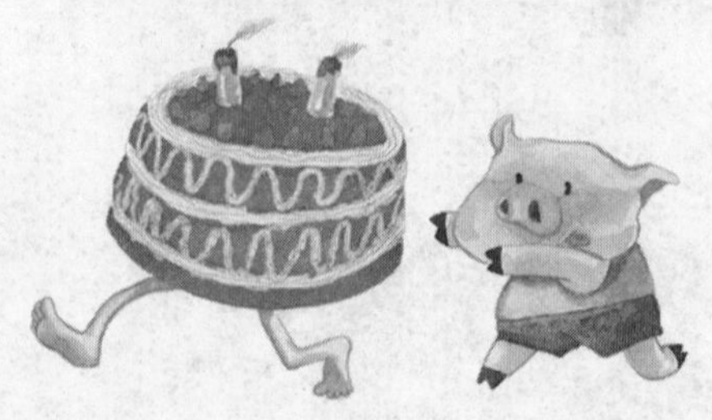

第6章

提高警惕，小心陷阱

小心这样的陷阱 /148
视频引发的入室盗窃案 /149
男子在拍卖网站的诈骗 /150
放生池里“钓”硬币的男孩 /151
迷途的“羔羊”/153
少年黑客 /154
网上的“大灰狼”/155
轻信，让他们成了网友的人质 /156
不要问我从哪里来 /158
母子之间的“潜网”/160
母亲，我的“红粉”知己 /162
被“网婚”网住的孩子 /164
不要看 /166
网吧里的坏小子 /167
醉酒的少女 /169
算命风波 /170
我怎么成了暴徒 /172
网络上，不要亮出你的身份 /173
祸起网络游戏 /175
王芳家的巨额话费单 /176

目录 CONTENTS

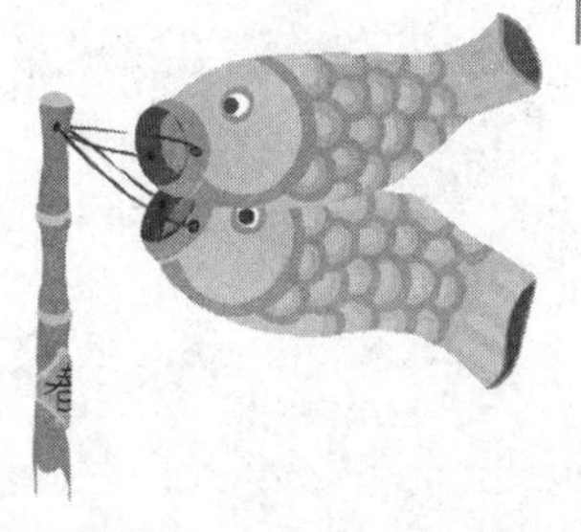

第7章

保护神圣的身体，善待宝贵的生命

公交车上的“脏手” /178
请离我远点 /179
小心，玫瑰也带刺 /180
请别这样糟蹋青春 /182
警惕“狼叔叔” /183
女孩，小心陷阱 /184
男孩沉默也受伤 /186
尝尝我的厉害 /187
少女妈妈的眼泪 /189
害人的虚荣心 /190
蓝色精灵 /192
“时髦”的伤害 /194
不许这么做 /195
“江湖义气”送你走上不归路 /197
见义勇为自己却牺牲 /198
千万不能有的好奇心 /199
被红色恶魔吞噬的少女 /200
艾滋小斗士 /202
让人上瘾的止咳糖浆 /203

第1章 拧紧居家安全阀

我们每个人都拥有自己的家！家是我们美丽温馨的港湾，是我们健康快乐的源泉！家是我们的小屋，一床、一桌、一椅，再加上一排书柜，虽然微不足道，但却是我们的自由天堂。但是，天堂也有失火的时候，我们的家也可能隐藏着意料不到的危险。

■李旭东腰系塑料绳，从楼顶如同荡秋千一样晃晃悠悠地滑下，突然他一脚踩空……

■张立民一看是自己最爱吃的红烧肉，马上就盛了一碗，很快就把肉吃光了，连肉汤儿都喝了，一会儿，只见他两眼发直，口吐白沫……

■吴小妹刚把防盗门打开一条缝，一名男子就冲进来，将她推回室内，按倒在沙发上，紧紧掐住她的脖子……

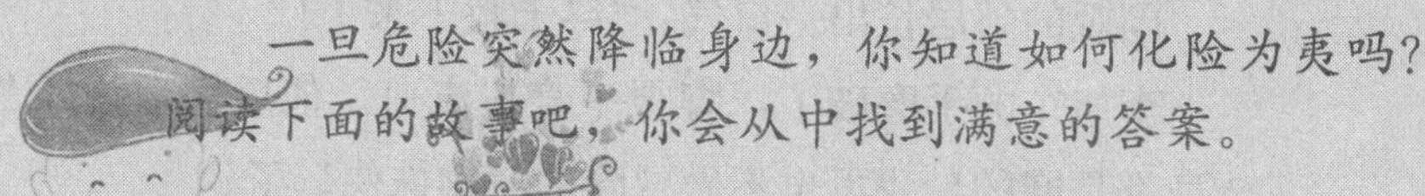

一旦危险突然降临身边，你知道如何化险为夷吗？阅读下面的故事吧，你会从中找到满意的答案。

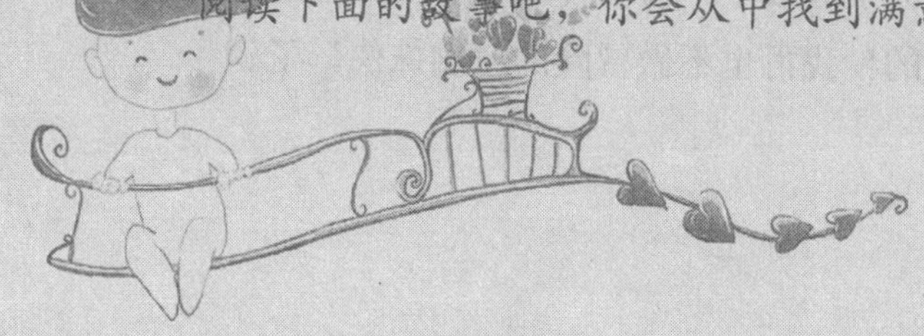

感悟
ganwu

电影里那飞翔的"蜘蛛侠"飞在水面，飞在竹林，飞在高楼大厦间……他们飘逸的身影唤起了我们许多人飞翔的欲望和英雄情结。但"飞起来"仅仅只是我们的梦想和追求，生活中一旦发生钥匙被锁在家里的事，你可千万不要贸然行事，把它当成是自己一展身手的良机。你知道正确的做法吗？

1. 到居委会或物业管理处寻求帮助。

2. 打电话告诉父母，耐心等他们回来。

3. 拨打119和110报警寻求帮助。

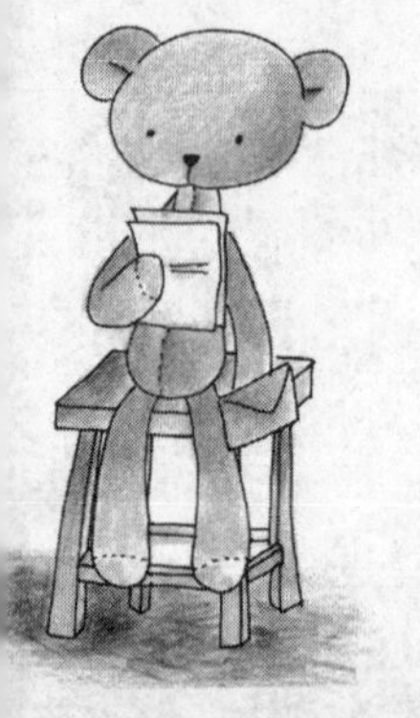

"蜘蛛侠"遇险

李旭东是郑州市某中学的一名初中生，前几天他做了一回"蜘蛛侠"，把消防大队都惊动了。

那天下午李旭东放学回家，要开门时才发现自己忘了带钥匙。父母还没有下班，李旭东不想在外边等，就决定从楼顶翻到自家6楼的阳台。李旭东在小区内找到一根长3米多、细如筷子的塑料绳，把塑料绳一头系在自己的腰间，一头捆在楼顶围栏上。接着，他双手抓住围栏，慢慢下滑。当他松开双手时，身体"倏"地悬在空中，左右摇晃如同荡秋千一般。好不容易踩在了阳台上，脚下却突然一滑，被吊在7楼和6楼间的半空中。

一位大妈看见了这一幕，急忙呼救。很快就跑来了二十几个邻居，大家看到悬吊在空中的李旭东，马上拨打了求救电话。

不一会儿，消防车呼啸而来。消防队员迅速摆好充气垫，支起升降梯，慢慢靠近李旭东。可是升降梯不够长，消防队员接不到李旭东。李旭东在上面急得大叫："快点儿……我撑……撑不住了！"

一名消防队员和几名保安爬上楼顶，发现李旭东把绳子系在围栏上，便拽住绳子慢慢往下放。李旭东随着绳子慢慢地往下滑，往下滑，终于，消防队员一把抱住了他的脚。

围观的邻居长出一口气："终于救下来了！"

李旭东的手磨破了，脚踝一直在流血。他后悔地说："我全身都是麻的！我再也不做冒险的'蜘蛛侠'了。"

电梯"休克"以后

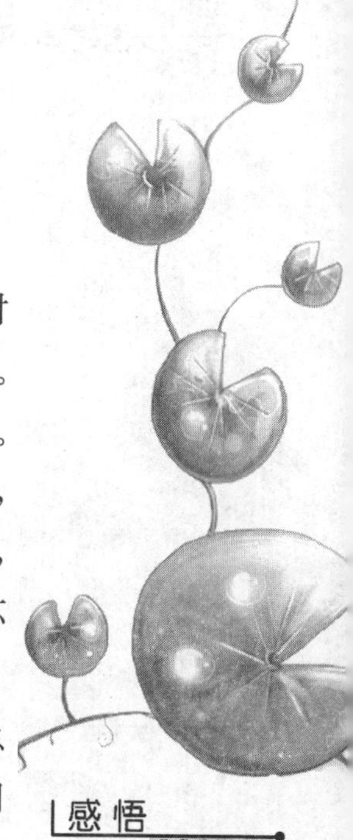

这天晚上放学后，丁平像往常一样进楼道，按电梯。此时已经快10点了，楼道里来往的人很少，电梯很快就下来了。电梯门开了，丁平进去按下12层的按钮，电梯缓缓关上了门。缓缓上升的电梯不停地咔咔响，丁平有点纳闷。"3，4，5，6……"电梯继续上升。当电梯上的数字显示到"8"的时候，只听见"咔嗒"一声，电梯突然停住了。丁平心想：电梯坏了吗？

丁平静静等了一会儿，电梯仍然纹丝不动。丁平开始着急起来：电梯真的坏了！我该怎么办呢？丁平试着按了按开门键，电梯没反应。丁平又按按上下键，电梯还是没反应。丁平只好按下了警铃"铃……"。但是警铃响了好长时间，好像没有人听到，一个人也没有出现。

这时电梯里一片漆黑，丁平有点紧张：如果电梯突然滑下去怎么办？我不能这样等下去！于是丁平开始一边敲击电梯内壁，一边拼命呼喊。可是此时的楼道里空无一人，无论丁平怎样呼救也无济于事。

丁平停下来，想了想：我一定要镇静，不能着急！她一边安慰自己，一边寻找可能逃出去的方法。随着时间的流逝，电梯内的氧气越来越少，丁平感到呼吸有点困难，她急忙蹲下，调节自己的呼吸。

"必须扳开门透气，否则时间一长，我将因缺氧出现危险！"丁平用力扳电梯门，却无济于事。丁平想：凭自己的这点力气是不行的，得靠智慧！于是她放下书包，摸出小手电，又取出文具盒，拿出圆规，一点儿一点儿往电梯门缝里塞，想撬开点缝隙，让氧气进来。

圆规的尖被折断了，丁平扔了圆规，开始啪啪拍门。"怎

感悟 ganwu

在现代城市里，电梯随处可见，随时得用。然而你是否想到，这些每天给人们提供方便的钢铁机器有时也会把人带入危险的境地。当电梯在运行中突然发生故障时，我们该怎么办呢？

1. 要冷静，不要惊慌。

2. 迅速按下电梯内部的紧急呼叫按钮报警。

3. 报警无效时，可以大声呼叫，或者间歇性拍打电梯内壁，但要注意保存体力。

4. 拨打110报警电话求救。

5. 千万不要强行撬门、扒门。

么还没人来哪?”丁平把脸紧紧贴在电梯门上，认真听着，多希望有脚步声响起啊……

突然，丁平听到了隐隐约约的脚步声，激动地大喊：“来人哪，救命呀!”脚步声似乎停了一下，很快又噔噔响着，越来越小，就要消失了。丁平着急了，拼命地拍门，拼命地大喊。

终于脚步声来到了电梯门前。这是一位加班的叔叔，见电梯一直不下来，就走楼梯上来，听到了丁平的呼救。

丁平被困在电梯里将近40分钟。

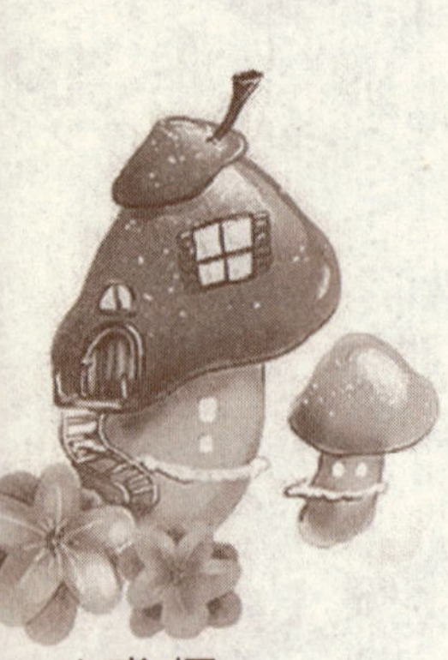

感悟 ganwu

你是不是偶尔也会走进厨房，帮父母准备一顿可口的饭菜？你用过高压锅吗？高压锅如果使用不当，就会变成厨房里的一颗炸弹。你知道怎么正确使用高压锅吗？

1. 使用前要认真检查锅盖的通气孔是不是通畅，安全阀是不是完好无损。

2. 使用中不要触动压力阀，更不要在压力阀上压重物或者打开锅盖。

3. 饭菜做好以后，等锅里的高压热气降温降压后才能取阀开盖。

4. 如果发现压力阀孔不排气，应立即关火，把锅放在凉水中降温，直到可以轻松打开锅盖时为止；然后冲洗锅盖上的通气孔，排净堵塞物。

厨房里的“炸弹”

星期天下午5点多钟，只听一声巨响，居民楼二楼一家的玻璃窗被震得粉碎，一块块“碎弹片”从窗户里飞了出来。邻居们闻声都跑了出来。

爆炸发生在孙刚家。下午5点多钟，孙刚的妈妈像往日那样，到厨房里为一家人做晚饭。孙刚最喜欢喝绿豆大米粥，所以孙妈妈早早就泡下了绿豆。孙妈妈拿出高压锅洗了洗，放在灶上，然后量米下锅、加水、放绿豆、盖好锅盖，小心翼翼地打火点着煤气后，才走出厨房。

孙妈妈坐在沙发上编织毛衣。正在这时，孙刚急匆匆地跑回家来说：“妈妈，饭做好了吗？我想早点去学校上晚自习。”妈妈抬头看了一眼墙上的钟表，说：“饭已经做好了。可刚关上火，还得等会儿才能吃。”孙刚抹了把脸上的汗水，说：“等不及了，会迟到的。”说着就跑进了厨房。

孙刚取掉高压锅的压力阀，居然一点气都没冒出来。孙刚有点奇怪，但也没有细想，就去开锅盖。咦，怎么打不开？仗着大小伙子有的是力气，孙刚用尽吃奶劲儿去掰锅盖。只听一声巨响，高压锅爆炸了，滚烫的绿豆大米粥直冲屋顶。

大家进去一看，只见满地狼藉，地上、墙上、屋顶都是绿豆大米粥。高压锅的盖子已经炸飞了，锅底成了“麻花”状。孙妈妈的手、脚被烫伤了。孙刚伤得更厉害，头被“弹片”炸破，牙也被炸掉了两颗。

而这一切都是高压锅使用不当闹出来的。

原来，锅里的绿豆皮堵塞了通气孔，锅里的压力达到了极限，在外界力的晃动下，引起了高压锅的爆炸。

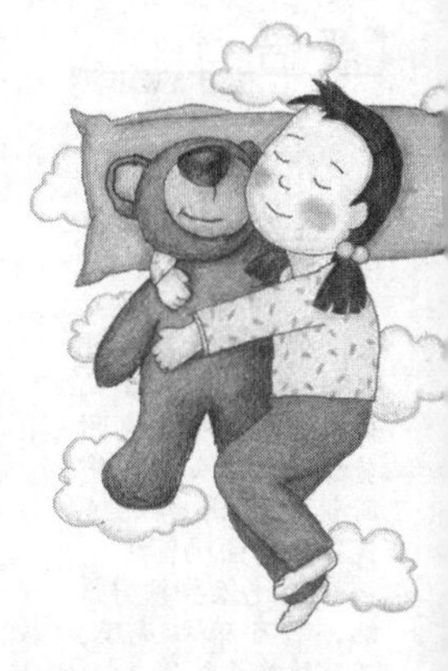

失而复得的牙齿

方超是一个自理能力很强的男孩子，他总是把自己的事情料理得井井有条。但是百密总有一疏，谁能不出一点差错呢?

这天傍晚，方超在卫生间洗澡。就在他转身去拿毛巾的时候，“扑通”一声滑倒了。方超本能地想用手撑住身子，可已经晚了，他的脸正好磕在了水池上。方超感到一阵剧痛，他伸手一摸，满手的血，两颗门牙掉在地上。

方超的父母听见声响急忙跑进来，一看见水池壁上的血就慌了。母亲着急地问：“磕坏哪里了?”父亲扶起方超，看见方超满嘴的血，也被吓坏了。

方超急忙安慰父母：“别着急，快帮我把牙齿泡在冰箱里的牛奶里。”

父亲赶紧捡起牙齿跑进了厨房，从冰箱里取出一袋冰牛奶，小心翼翼地把牙齿放进去。母亲帮方超擦去了脸上的鲜血。

等方超穿好衣服，方超的父母马上带方超到医院的牙科就诊。方超的牙保住了。医生说多亏他们采取了正确的处理方法，“是谁的主意啊?”医生问。

方超父亲微笑着拍拍方超的肩膀，自豪地说：“是我儿子!”

方超笑着说：“是我从书上学来的!”

感悟 ganwu

牙齿是陪伴我们终生、与我们同甘共苦的朋友，你知道怎样保护好我们的朋友吗？如果遭遇意外，你知道怎样减少对朋友的伤害吗？

1. 平时要平衡饮食，选择健康食品，减少食糖量。

2. 每天早晚正确刷牙，饭后漱口。

3. 选用含氟牙膏和保健牙刷。

4. 找牙医作定期的牙齿健康检查。

5. 避免用牙开酒瓶盖、咬铅笔、单侧咀嚼等。

6. 如果牙齿意外掉落，一定要放入牛奶或者凉水中保护，防止义齿氧化，然后就医植入。

感悟
ganwu

民间有“吃饭防噎，走路防跌”的说法，可见吃饭太快、太猛，可能会噎死人。但人要生存，就不能“因噎废食”。你知道怎样安全享用美味吗？你知道陈卿所说的“海姆利克氏”操作法吗？

1. 吃饭要细嚼慢咽，不可狼吞虎咽，不可边吃边谈笑。

2. “海姆利克氏”操作法：抢救者站在病人背后，双臂环抱病人，一手握拳，拇指掌关节突出点顶住病人腹部正中线脐上部位，另一只手压在拳头上，连续快速向内、向上推压冲击6～10次。如果病人昏迷倒地，抢救者可骑跨在病人髋部，按上法推压冲击脐上部位。如果无效，隔几秒钟后，可重复操作一次，造成人为的咳嗽，将堵塞的食物团块冲出气道。病人自己可抬起下巴，使气管变直，将腹部上端剑突下俗称心窝部，靠在椅子的背部顶端或桌子边缘，或阳台栏杆转角，突然对胸腔上方猛力施加压力。

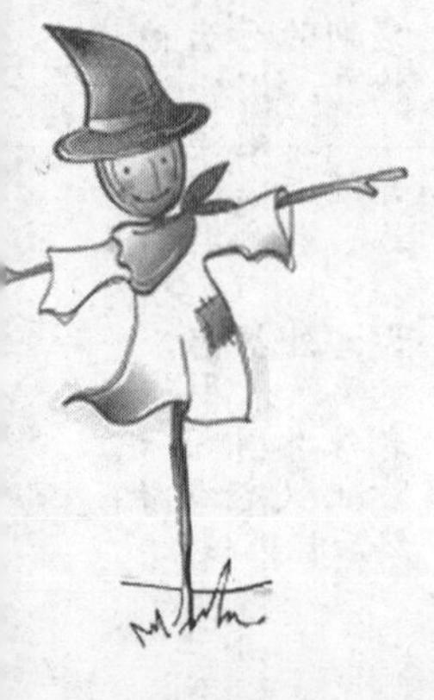

餐桌上的危险时分

星期六上午，陈卿的父亲准备了一桌丰盛的食物，邀请几位大学同学来家里聚餐。这可把陈卿乐坏了：父亲准备吃涮羊肉。陈卿可是家里出名的“肉食动物”，她最爱吃的就是涮羊肉。

陈卿摩拳擦掌，准备大饱口福。可没想到这香喷喷的羊肉，竟然让聚餐中断了近20分钟，还差点招来急救车。

父亲的同学到齐后，聚餐开始。餐桌上，陈卿扫了一眼饭菜，挨个品尝后，称赞了父亲几句，就盯上了涮羊肉。“爸爸涮的羊肉真好吃，又嫩又香。”陈卿夹了一块又一块，大口大口地吃。

陈卿正吃得高兴，有阿姨问她：“陈卿，上学远吗？”

“不远，不远。”陈卿一边大口吃，一边回答。

又有叔叔、阿姨问话，陈卿就这样吃着、说着，忙活得满脸大汗。突然，她停住不动了。可能吃得太急，一块肉卡在了喉部。

“哦，我噎着了。”陈卿勉强讲完这句话，便捂住喉部，抬起头，脸涨得通红。

一位叔叔见状立即端过一杯饮料，让陈卿喝下去，冲一冲。陈卿摇摇头，推开了杯子。另一位叔叔着急地去拍她的后背，想通过振动，使食物下到胃里。陈卿赶忙躲开了，并且变了声儿地说：“不要，不要拍。”

陈卿的父亲疾步来到电话旁，拎起电话拨打了120。

大家都为陈卿着急，又不知该如何帮她，只好转来转去。

陈卿却不太着急，早就开始了自救：起初她讲话，是试验气管有没有完全堵塞，知道没有完全堵塞，她便用劲咳，想设法咳出食物。但是食物没有咳出。这时，她准备实施“海姆利

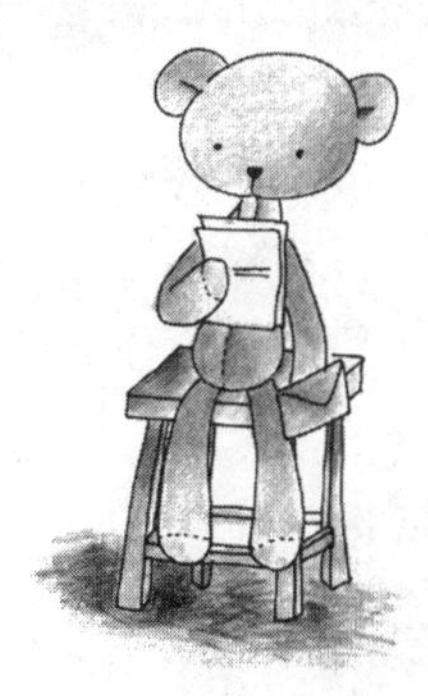

克氏”操作法，这项操作法的克星，就是拍打后背。所以，当客人好心拍打她后背时，她竭力说：“不要！”只见陈卿双手按在上腹部，快速、用力地向上施压，当她的手压到喉部时，便把食物挤出了气管。这时，她轻而易举地咳了出来。

“啊！成功了！”陈卿咳出了堵在气管的东西之后，长出了口气：差点憋死。

看到陈卿平安无事，众人悬着的心这才放下来。父亲又打电话取消了急救。

叔叔阿姨们敬佩地围着陈卿，问她从哪里学的这招。原来，陈卿的妈妈是一名医生，曾经在美国进修过，教了陈卿很多生活中常用的急救常识和方法。

大家感叹道：“看来在关键时候，小常识能起大作用啊！”

夺命八角

张立民的父亲到集市上买了4斤猪肉，又买了半斤炖肉用的香料——八角。今天买的八角特别便宜，只是瘦小零碎一些。张立民的父亲心想炖肉放八角只是图个味儿，零碎些又有何妨？于是他只用了5元钱就买了半斤，够他吃一年半载的。可他万万没有想到：自己贪便宜买到的八角，差点夺去自己儿子的命！

张立民的父亲回家后，立即下厨房，磨刀切肉，不到一两个小时一锅香喷喷的红烧猪肉就炖好了。正好张立民放学回家，一看是自己最爱吃的红烧肉，马上就盛了一碗，很快就把肉吃了，最后连肉汤儿都喝了。没想到，不到1个小时，张立民两眼发直，口吐白沫，眼看就不行了。急得张立民的父亲二话没说，拦了辆车载着儿子就往县医院跑。

经医院紧急抢救，张立民总算脱险了。医院说是食物中毒，但毒是谁放的呢？

感悟 ganwu

你会分辨八角的真假吗？

1. 看。从外形上看，真八角呈褐棕色，有8个整齐的角瓣，外形肥壮，带梗，尖端平直或向上弯，瓣间接触面呈卵圆形。而假八角色泽浅黄，表皮有皱纹，果实瘦长，角瓣不整齐，角的尖端带钩，瓣内接触面呈三角形，每个果实上有12个角不等。

2. 尝。正宗的八角，味道辛辣，香味足，但不会麻嘴；假八角滋味淡，有一股类似柚叶、樟脑、松针的气味，有麻舌感。

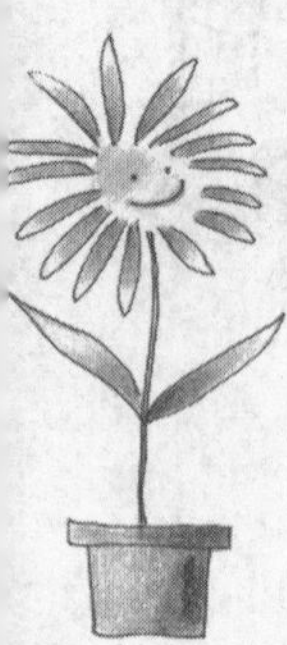

张立民的父亲怎么也想不明白：张立民的母亲去姥姥家几天，家里就留下自己和儿子，又没有外人来，怎么会食物中毒呢？张立民的父亲百思不得其解，只好把张立民用过的碗筷，连同那锅红烧肉都端到县医院，请医院帮忙检查。医生经过仔细翻找，终于从锅底找出7粒又瘦又小的八角，医生告诉张立民的父亲：这就是罪魁祸首！

“这不是八角吗？八角怎么会有毒呢？”张立民的父亲一头雾水。医生告诉他：这不是八角，是莽草，有剧毒。张立民的父亲怎么看，也看不出八角与莽草有什么两样。

最后，还是医生告诉了他，八角一般有8个瓣，而莽草一般有10～13瓣；八角各瓣尖端较钝，而莽草尖端较锐；八角8个瓣长得较均匀，而莽草10多个瓣，长短不均。

这下张立民的父亲明白了。他不仅学到了有关八角与莽草的知识，知道莽草有剧毒，更知道他不应该贪便宜以致买了“毒药”。他二话没说，端起肉锅把红烧肉全倒了，紧跟着他跑到工商局，把集市上有卖假八角的事告诉了工商干部，他说：“他们卖的哪里是八角，是要人命的毒药啊！”

帮倒忙的消毒液

王志勇今年刚上七年级，已经长成1.7米的大个子了。王志勇勤快又懂事，每个星期天早上他都抢着打扫居室，以便让父亲、母亲好好休息。

又到了星期天，王志勇很早就起床了。洗漱之后，他拿着一瓶84消毒液和一瓶洁厕灵来刷卫生间的坐便器。这本来是件好事，没想到不安分的消毒液却帮了一个倒忙。

原来，王志勇在冲刷的过程中，用力过猛，激起的消毒液飞溅到了眼里，王志勇顿时觉得眼里火烧火燎地疼痛，立刻就叫了起来。

感悟 ganwu

如果在劳动中，你不慎让一些腐蚀性的化学药品进入了眼里，你知道该怎么办吗？

1. 必须立即用水冲洗。

2. 冲洗方法：头部倾侧，伤眼向下，眼要睁开。

3. 冲洗时间不得少于10分钟。如果伤势严重，冲洗后应立即去医院就诊。

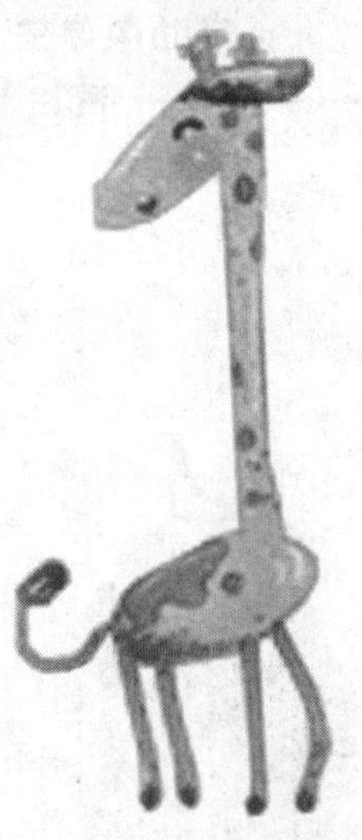

王志勇的父母闻声急忙跑了过来，一看王志勇用手捂着眼睛，消毒液撒得满地都是，一下子就明白了，一定是消毒液进了儿子的眼睛。他们很镇定，立即让王志勇躺在沙发上，头枕着沙发的扶手。父亲把王志勇的脸转向外侧，拿来一个洗脸盆，放在地上。王志勇的母亲取来了一个矿泉水瓶，往里边灌满自来水。父亲一手托着王志勇的脸，一手轻轻地翻开了他的眼皮。母亲一边用自来水给王志勇冲洗眼睛，一边安慰他："不要害怕，洗洗就好了。"

就这样冲洗了10多分钟，王志勇眼睛的疼痛感没有了。

薛蓓的自责

薛蓓的姥姥家在乡下，每年放假，薛蓓都要去姥姥家住一阵子。去年暑假，薛蓓在姥姥家遇到了一件不开心的事情。一想起那件事，薛蓓就陷入深深的自责中。

薛蓓是个很懂事的孩子，每天照看小表弟、帮姥姥做家务。薛蓓的小表弟今年3岁了，活泼好动，非常淘气。每天早上一睁眼，就闹得鸡飞狗跳。一眼看不住，就能弄出些事来。累得薛蓓和姥姥整天气喘吁吁的。

这天中午天气热得出奇。姥姥在厨房做饭，薛蓓就帮着打下手，小表弟一个人在院子里玩。薛蓓一会儿拿碗拿筷，一会儿又端菜端饭。很快姥姥做好了一锅汤面，香味四溢。薛蓓撮起鼻子闻了又闻，然后对姥姥说："太香了！"就双手端着锅，从厨房往外走。姥姥拦了一下，没有拦住，薛蓓已经端着汤锅走了出去。就在这时，小表弟迎面跑了过来。薛蓓吃了一惊，想躲开冲过来的小表弟，没想到脚下一滑，一个趔趄，汤锅出手了。滚烫的汤撒在了自己的手上和小表弟的身上，小表弟一下子就没命地哭了起来。

薛蓓吓坏了，顾不上自己的手，急忙去看小表弟。小表弟

感悟 ganwu

在生活中被油、水、蒸汽烫伤的事时有发生，遇到此类事该怎样做，你知道吗？

1. 立即用缓慢的水流冲洗10分钟左右，切忌用冰水，以免冻伤。冲后用干净的布盖在伤处，用布条包扎。

2. 用食用醋涂抹烫伤部位，并对烧伤创面加以保护，不要在创面上涂任何油脂类药物。

3. 烧伤部位如果有水泡，不宜随便挑破，以防感染。

4. 如果烧烫伤的面积比较大，伤势又比较重，应迅速脱去衣物。脱不下时应立即剪开。如果伤处已有黏附的衣物，就千万不要再动。

5. 伤势严重时不要用水冲洗，应敷上干净的布，立即去医院急诊。

的身上全红了，小背心和裤头也湿透了。薛蓓慌了，急忙把哭成一团的小表弟抱到怀里，动手给他脱背心和裤头。姥姥急忙拦住："不能脱!"姥姥抱着小表弟来到院子的水池前，打开水龙头，让凉丝丝的水，慢慢地流到小表弟身上。姥姥让薛蓓也用水冲自己的手。

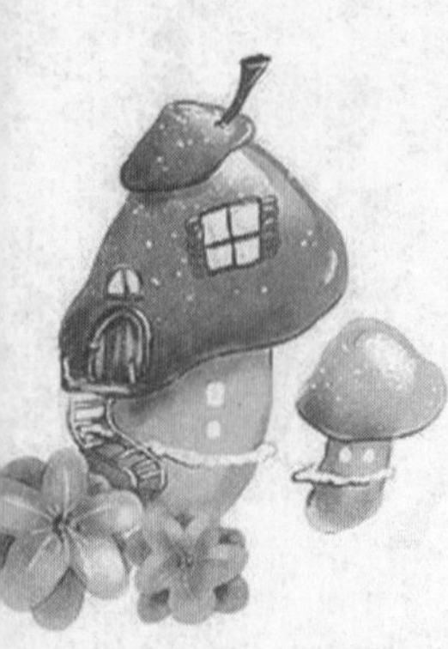

后来舅舅闻讯回家，用两件干净的衣服盖在小表弟身上和薛蓓的手上，把他们送到了医院。医生说因为姥姥的处理方法得当，两个人没有大碍。医生检查、处理完伤口，给他们上了药，包扎好，他们就回家了。

薛蓓很快康复了，而小表弟的烫伤过了两个星期才好。

煤气泄漏无声处

银川市某高中学生高翔虽然小小年纪，但就是他救了全家人的命。

2006年2月高翔和父亲看望外公外婆，天晚就住了下来。习惯夜读的高翔为了保持脑子清醒，特意打开了小屋的窗户。大约夜里11点，高翔想上趟卫生间，然后休息。当他走过客厅时，发现父亲躺在客厅的沙发上，流着鼻血。高翔吓了一跳，急忙扑过去唤醒爸爸。可是无论他怎么呼唤、怎么摇晃，爸爸都没有一点反应。他急忙跑进里屋，想喊睡在里屋的外公外婆，让他们帮忙。可高翔一进里屋，就闻到了一股强烈的煤气味。外公外婆也都昏睡不醒。

面对此景，高翔没有慌乱。他想起课堂上所学的紧急自救知识，忙找块布捂住鼻子和嘴，冲进厨房，只见整个灶台湿淋淋的，灶上放着一只水壶。高翔迅速关上液化气罐阀门，然后打开门窗。由于现场残存有煤气，他担心打电话可能引起爆炸或者火灾，就拿起爸爸的手机跑到外面拨打120。因其对外婆家的地理位置不熟，只说了大体的位置。放下电话后，高翔越

感悟 ganwu

多么惊险的一幕！如果有一天你发现了自己的亲人或朋友煤气中毒，你知道该怎么办吗？

1. 立即关掉煤气阀门，并开门窗通风。

2. 打120急救电话，等待医生的到来（打电话时，最好不要在室内）。

3. 求助邻居，将病人移到通风良好、空气新鲜的地方，注意保暖。

4. 松解病人衣扣，清除口鼻分泌物，保持呼吸道通畅。

5. 不用煤气时，要关总阀，要经常检查是否有煤气泄露的地方。

6. 用煤气做饭、烧水时，旁边一定要有人照看。

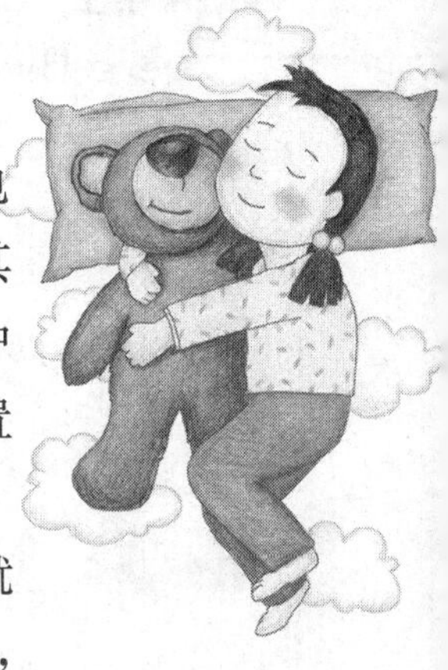

想越不放心，于是他又打通了舅舅的电话。因为高翔的求救电话没有说清地址，120急救中心又按电脑所登记的电话打到其家里，因高翔听不见电话铃声，长时间无人接听电话。急救中心感觉情况危急，正准备求助114，查询求救电话的具体位置时，高翔舅舅的电话打了进来。

高翔一家人马上被送入医院抢救。中毒最轻的高翔很快就恢复了健康，第二天凌晨2点多，高翔的爸爸终于苏醒过来，高翔的外公外婆也从死亡线上被拉了回来。

智斗劫匪

2006年3月的一天，天津发生了一起入室抢劫案。由于当时家中15岁的女孩沉着冷静，巧妙地与3名入室男子周旋，最后得以脱身，并成功地解救了妈妈。

3月8日上午7时许，高新区的一栋居民楼里，15岁的吴小妹准备上学去。她刚把防盗门打开一条缝，突然就有一名男子冲进来将她推回室内，按倒在沙发上。吴小妹刚喊了一声“救命啊”，嘴就被人捂住，脖子也被紧紧掐住。

正在厨房收拾的妈妈听到响声跑了出来，发现冲进门的是3个手持砍刀、头戴黑色毛线帽子的蒙面男青年。其中一个劫匪扯断了电话线，另外两个劫匪把吴小妹和妈妈的手脚捆住，用封口胶封住了母女俩的嘴，将母女俩绑在小卧室的桌腿上，又扯下床单蒙上了吴小妹妈妈的头。留下一个劫匪看守母女俩，另外两个劫匪开始四处翻找。

吴小妹想：我不能坐以待毙，一定要想办法自救。吴小妹开始动来动去，以引起劫匪的注意。劫匪果然走到吴小妹面前。吴小妹装出喘不上气的样子，示意劫匪打开自己嘴上的胶带。劫匪犹豫了片刻，就撕掉了吴小妹嘴上的胶带。

吴小妹决定和劫匪攀谈，于是关心地问他：“你父母是做

感悟 ganwu

看了上面的故事，你可否想到：一些危险是可以预防的，一些伤害是可以避免的。为了维护我们的家庭安全和幸福，请你想一想：怎样把危险挡在家门外边？一旦危险突然降临到你熟悉的家，你该怎样保卫自己和家人不受外来暴力的侵犯呢？

1. 家里最好安装防盗门，居住在一楼的住户应装上窗户防盗栅栏，楼道内要有灯光照明。

2. 独自一人在家时，不要让陌生人进门。

3. 如果抢劫者已入室并露出凶器，要设法周旋，不要盲目反抗，必要时可以舍财保命。

4. 抢劫者逃跑后，要及时呼救、向居委会或派出所报案，并说明抢劫者的性别、年龄、外貌、显著特征、衣着、口音等。

5. 及时拨打110报警电话。

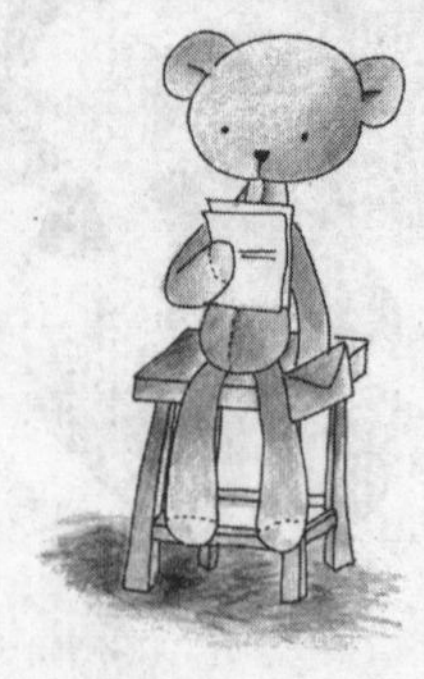

什么工作的？你有妹妹吗？她上学了吗？……”劫匪沉默不语。吴小妹就开始讲自己学校的事情，吴小妹发现劫匪听得很认真，就编起了自己家的故事。说自己的爸爸妈妈离婚了，自己和妈妈相依为命，日子过得很艰苦。渐渐地，这个劫匪放松了对吴小妹的警惕，并承诺不会伤害吴小妹和她的妈妈。

另外两个劫匪得手后，拎着刀朝吴小妹走来，被看守吴小妹的劫匪拦住了。他们嘀咕了几句后，正要离开，却被吴小妹叫住了：“大哥，你们把绳子捆得太紧了，好痛，麻烦你们松一下绳子。”

劫匪奇怪地看了吴小妹一眼，还是答应了。不但将吴小妹反剪的双手绑在了前面，还把绳子换成了胶条，但是吴小妹的嘴又被封上了。随后，劫匪关门离开。

吴小妹不停地挣扎，胶条终于松动了，她的手挣脱了出来。

吴小妹麻利地将脚上的绳子解开，又帮妈妈解开了绳子后，急忙去居委会打了110报警电话。

根据吴小妹对劫匪体貌特征的描述，派出所的民警很快就在居民的帮助下抓住了这3个劫匪。

·害人的电热毯·

2006年春节前的小年夜，上海的一处老式石窟门房子忽然起火，房屋主人被严重烧伤，而这一切竟然是由一条电热毯引起的。

那是小年夜23点30分，张阿姨突然听到“啪”的一声，赶紧从床上冲下来。一开门就看见从隔壁朱倩家的门下冒出来一股股浓烟。张阿姨赶紧猛敲朱倩的门，边敲边叫：“朱倩，朱倩，你家是不是着火了？”

朱倩是一名15岁的中学生，妈妈早逝，留下朱倩和爸爸相依为命。朱倩的爸爸是一名智障人士，并且腿部有些残疾。此时，屋里的朱倩和爸爸正在睡梦中。“嘭嘭”的敲门声终于惊醒了朱倩。朱倩睁眼一看，屋内漆黑一片，除了能看到父亲床上一团火外，整个屋子都是黑黑的，弥漫着呛人的浓烟。朱倩着慌了，急忙喊：“爸爸，爸爸……”浓烟呛得朱倩嗓子疼，却听不到爸爸的回答。朱倩摸索着打开门，邻居冲进来，帮助朱倩救出了爸爸。

因为是老式的石窟门房子，街坊邻居都十分紧张。情急之下，大伙切断电源，紧急灭火救人。火很快被扑灭了。但是朱倩父亲的双腿已经被严重烧伤，脚整个肿了起来，起了很多水泡。邻居们把朱倩父亲的两只脚包起来，紧急送往附近的医院抢救。

经过调查得知，因为天冷，朱倩的父亲腿部又有残疾，朱倩就给父亲买了一条电热毯铺在床上取暖。为了保暖，朱倩没有关上电源，一开就是一整夜。唉，谁想到一个小小的电热毯，竟然引发了一场火灾！

感悟 ganwu

正确使用电热毯应注意以下几点：

1. 到正规商场购买。

2. 严格按照说明书操作。

3. 要经常检查电热毯是否有集堆、打褶现象。

4. 使用预热型电热毯时，禁止整夜通电使用，睡觉前，要关闭电源。

雨夜的“死亡电话”

2005 年 8 月，石家庄的一名中学生在家中接听电话时，不幸遭雷击身亡。

这名不幸的中学生名叫周杰，当时一个人在家。那是晚上约 8 时 30 分，周杰写完了作业，打开电视，边看电视边等爸爸妈妈。不久前他的爸爸妈妈打来电话，说他们下班后要去看生病住院的爷爷，要周杰自己做饭吃。周杰不想做，就随便泡了包方便面。就在这时，天空中突然一阵电闪雷鸣。周杰马上关了电视，拔掉天线插头，来到了窗前。只见天空漆黑一片，只有乍现乍隐的闪电像水中的蛇一样，在空中灵活地钻来钻去，猛不防就冲到了你的面前。轰隆隆的雷声仿佛助威似的，

感悟 ganwu

雷电天气时应注意以下几点：

1. 不能停留在楼（屋）顶。

2. 要注意关闭门窗。

3. 不宜接近建筑物的裸露金属物，如水管、暖气管、煤气管等，更应远离专门的避雷针引下线。

4. 不要使用未加防雷设施的电器设备。

5. 万一不幸发生了雷击事件，要及时报警求救，同时为伤员或假死者做人工呼吸和体外心脏按摩。

藏在乌云后面不停地吼。很快，大大的雨点落了下来，越落越急，连成了线，织成了布。

周杰看了会儿雨，准备把窗关上。可他又停下了。他想：这几天太闷热了，难得雨天的清爽。结果他不仅没关窗户，反而把窗开得更大了。

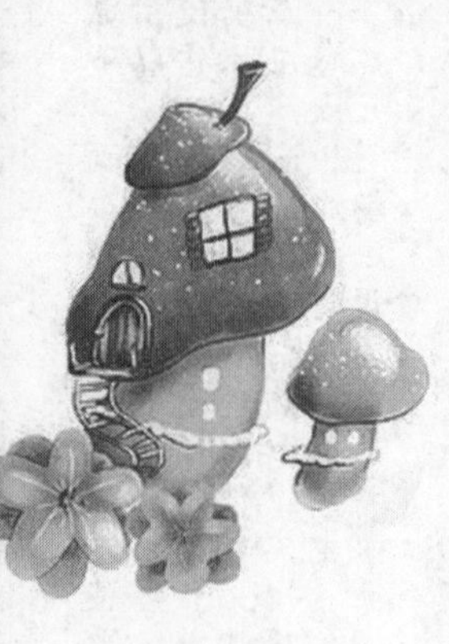

雨越下越大，一道道闪电划过天空，像要钻进屋里一样。周杰百无聊赖，就去拿了本书来到客厅，斜躺在沙发上，边看书边等爸爸妈妈。

已经快9点了，爸爸妈妈还没有回来。周杰有些担心爸爸妈妈，不觉就站起了身，在屋里踱来踱去。就在这时，电话响了起来。

"难道是爸爸妈妈打来的?"周杰拿起了话筒。只见一团耀眼的亮光闪过，周杰倒在了地上。

等周杰的爸爸妈妈回到家，周杰已无心跳和呼吸。

惹祸的扁豆

感悟 ganwu

食用扁豆时要注意方法得当。

1. 烹煮时间宜长不宜短，要保证扁豆熟透。

2. 食用前用沸水将扁豆焯透或热油煸，直至变色熟透。

3. 如果家中有人出现食物中毒，应及时采取催吐、导泻、解毒等措施，严重的应尽快送医院治疗。

扁豆曾经是张琦最喜欢吃的蔬菜，可自从过了15岁生日之后，她再也不吃扁豆了。即使听见"扁豆"这两个字，她也感到不舒服。

张琦15岁生日那天正好是星期天，妈妈本来打算为她准备丰盛的"生日宴"，没想到却被张琦拒绝了："妈妈，15年前的今天，您历尽苦难，把我带到这个世界上。没有您，哪里会有我呢？所以呀……今天由我下厨，为妈妈爸爸做好吃的。"妈妈又惊又喜："你从没进过厨房，怎么会炒菜做饭呢?""我们劳动课上学过几道菜的做法，一直没有机会展示，希望妈妈成全噢。当然，困难还是有的。到时会请妈妈帮忙的。""好，我的女儿长大了。"妈妈含着泪笑着说。

张琦走进厨房，把妈妈早上买来的各种蔬菜摊到地上，然后围上围裙，卷起袖子，开始忙活。妈妈进来想帮忙择菜，被张琦推了出来：“放心，我自己会做好的，您就等着吃吧。”

等爸爸拎着蛋糕回到家时，餐桌上已经摆满了热腾腾、香喷喷的饭菜。当妈妈告诉爸爸这全是张琦一个人做的时，爸爸不相信地问张琦：“你妈妈说的是真的？这真是你自己做的？”“当然。”张琦骄傲地回答，“我做了爸爸您最爱吃的宫保鸡丁、清炒芥蓝，妈妈最爱吃的酸菜鱼、海带汤……”张琦突然一拍脑袋：“哎呀，我忘了炒自己最爱吃的菜——扁豆！”说完，便一阵风似的跑进了厨房。

很快，张琦端着一盘嫩绿油亮的清炒扁豆出来：“菜已备齐，请父母大人用膳！”张琦的爸爸妈妈被逗乐了。一家人开开心心坐下来吃饭。爸爸妈妈边吃边称赞张琦。爸爸说：“我女儿真是深藏不露，你妈妈该下岗了。”妈妈也赞不绝口。张琦开心地说：“既然好吃，就请把自己最爱吃的菜吃完哦！”

大约1点钟，生日宴“胜利”结束，桌上的盘子都见了底。尤其是张琦，不仅吃光了扁豆，而且连菜汤也喝光了。

爸爸妈妈有事出去了，张琦收拾好之后，躺下来准备睡会儿觉。睡着睡着，张琦觉得胃一阵一阵的疼，好像拧在了一起，总感觉有东西往上漾。张琦不敢继续躺在床上了，急忙坐了起来。她刚挪到床边，就“哇”的一声，把胃里的东西一股脑吐了出来。张琦摸到一条毛巾擦了擦嘴，刚想直起身来，胃里又一阵翻江倒海，又接着吐了起来。就这样反反复复，张琦连吐了几次，整个人都虚脱了，四肢完全瘫软，一点儿力气都没有了。她挣扎着起来喝了点儿水，然后又躺了一会儿，才感觉好受多了。

后来妈妈告诉张琦：这是食物中毒，是吃没有熟透的扁豆引起的。

张琦想起自己炒菜时，为了保持颜色鲜亮，只翻炒了几下就盛出了锅，后悔莫及：“我怎么不知道这一点呢？”

从此张琦再也不吃扁豆了。

感悟 ganwu

城市居家的“电器化”，使人们暴露在电磁辐射之中。面对电磁辐射，我们已无处可藏。面对这些“隐形杀手”，你会保护自己吗？

1. 尽量远离电磁辐射源。一般距离1.5米以上。

2. 加强个体防护，选用防护屏、防辐射罩或防护目镜。

3. 家用电器，合理放置，不要集中摆放。

4. 不使用的电器，一定要记得关上电源。

5. 多吃一些富含维生素A、维生素C和蛋白质的食物，特别要多吃海带。

6. 控制看电视、玩电脑的时间和距离，尤其儿童、孕妇和体弱多病的人群。

7. 接触电器后一定要洗脸。

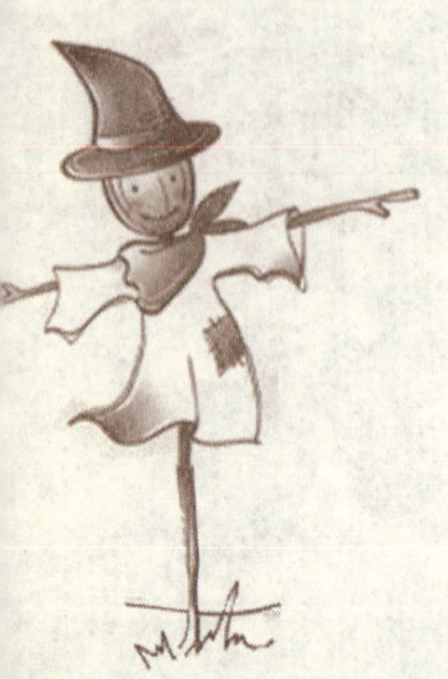

家里的隐形杀手

阳春三月，本是春暖花开的大好季节，可张敏感受到的却是无尽的痛苦。

张敏是过敏性体质，为了避开春季的花粉、柳絮和扬尘，她尽量减少出门的次数。必须出去时，她就戴上口罩、围上纱巾，像一个装在套子里的人。即使这样，张敏还是常常咳嗽，有时还气喘。

这几天张敏咳得厉害，只好请假休息一星期。爸爸妈妈上班后，就剩张敏一个人在家。张敏写完作业后，闲得无聊，就看看电视、上上网、听听音乐。一星期很快过去了，没想到张敏的咳嗽不仅没好，症状反而加重了：晚上常常失眠，经常感觉胸闷，不停地咳嗽、喘息，呼吸越来越困难，眼睛也不停地流泪。

妈妈带着张敏到医院，大夫说张敏患上了过敏性哮喘。张敏的妈妈告诉医生张敏是过敏性体质，为了避开过敏源，已经在家休息一个星期了。妈妈奇怪地问：“怎么还会得过敏性哮喘呢？”

医生告诉张敏和妈妈：家里的电磁辐射是造成张敏哮喘发作的主要原因。在张敏不到12平方米的小卧室，堆积着电脑、电视、音响等电器，这些电器一直不停地释放着电磁波，干扰着人体机能。对于过敏性体质的人来说，更易引起多种疾病，其危害更大。

找到了原因后，张敏听从了医生的建议，把自己卧室的电器作了调整。虽然有些不习惯，但毕竟还是健康重要啊！

“夭折”的中考

紧张的中考结束后，很多同学都已经拿到了高中录取通知书，一直是学校尖子生的赵帅却回到学校准备复读。一提起6月份的中考，赵帅的母亲就后悔不已。

中考开始的第一天，赵帅就感到肚子有些不舒服。第一天考试结束后，他回到家，告诉了自己的母亲。母亲安慰他：“别担心，咱们家里有药，吃点药很快就会好的。”于是赵帅的母亲取出家里的医药箱，翻检了好长时间，拿出一盒“胃复安”，递给赵帅：“饭后吃两片，连吃两天就好了。”

晚饭后，赵帅吃了两片“胃复安”，复习了一会儿功课，在母亲的劝说下早早休息了。可赵帅的肚子越发不舒服，一夜起来好几次。第二天早上，赵帅对母亲说：“可能是吃的量小了，再加一片吧。”还没等母亲回答，三片“胃复安”就进了赵帅的肚子，然后他就急急忙忙赶向考场。

坐在考场的赵帅感到自己的脖子和胳膊越来越僵硬，浑身不舒服，他艰难地坚持到考完第一门。一下考场，老师和同学都吓了一大跳：赵帅的两臂直直地伸向背后，脖子僵硬地歪向一侧，不能活动。

老师和同学立即把他送到医院急救中心。经过治疗，赵帅的病症很快得到缓解。于是赵帅参加了下午的考试。不幸的是，下午的外语考试刚考了10分钟，赵帅就再一次犯病，无法继续考试，被考场工作人员再次送进了医院。

闻讯请假赶来的母亲问医生病因。医生得知赵帅曾擅自服用了“胃复安”，就告诉母亲：“胃复安”不仅没有预防拉肚子的作用，而且擅自服用有可能产生“椎体外系症状扭转痉挛”的症状。又叮嘱他们：有病一定要去医院就诊，千万不要随便吃药。

感悟 ganwu

俗话说：良药是宝，滥用无效；吃药不对方，哪怕用船装。任何一种药物都对身体有一定的副作用。正确服用药物，可达到治病目的，否则，不但不能治病，有时反而会加重病情，严重者甚至会造成生命危险。

1. 到正规药店购买药品，不同药品要分开保管，做好标记。

2. 定期检查药品，及时清除过期、发霉、变质的药品。

3. 服用药物要遵循医嘱，不可随意自便。

4. 服药谨慎不滥用，别把常用药当家常饭。

5. 掌握正确的服药时间，并注意用药禁忌。

亲爱的朋友，生命无价，健康可贵，为了你的成长，家庭的快乐、安康，服药时一定要慎重！

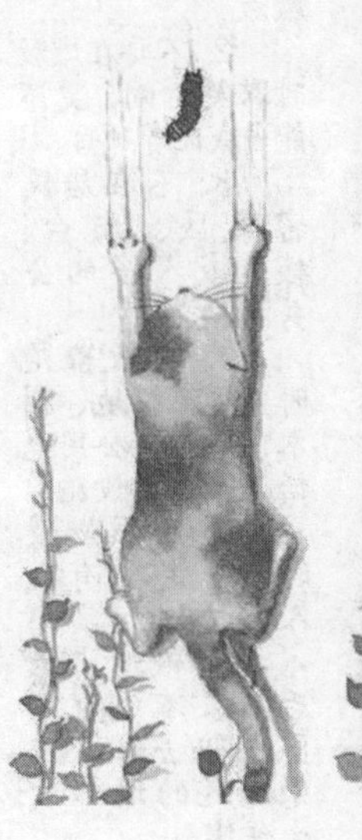

赵帅的母亲后悔莫及。

人生的道路尽管很漫长，但要紧处就那么几步。赵帅就因为小小的药片，在人生的紧要关头摔了如此大的跟头！

鞭炮声里几多忧

往年的大年初二张凯早早就跑到了邻村的姥姥家，可今年一直到正月十五，姥姥也没等到他。这是为什么呢？

原来张凯被炸伤住进了医院。

那是大年初一上午，14岁的张凯和同村的几名同学在门口放鞭炮玩。开始几个人放些小鞭炮，响得噼噼啪啪的，倒也热闹。可是放着放着，几个人觉得不过瘾，于是有人提议：拿些大的、响的鞭炮进行比赛，看谁的响，谁的花样多。很快张凯和同学都从家里偷出一些“厉害”的鞭炮。

比赛开始了。李永拿出一个特大个的红炮，又找来一只破铁桶，然后把红炮放在铁桶下。李永用打火机点燃了引线，只听见“哧哧”的声音，从桶底冒出一股轻烟，随后一声巨响，那只铁桶好像插了“翅膀”，飞上了天空。大家连声叫好。

宋平则把鞭炮一个一个插在地上，围成一个圆圈，然后跑着点燃。只听见耳旁鞭炮声此起彼伏，青烟缭绕。宋平的表演赢得了大家的喝彩。

轮到张凯了。张凯比较胆小，不敢用打火机直接点鞭炮，刚要用打火机去点香，就被李永夺过去，扔在地上：“别像个女孩子似的。”张凯只得用打火机去放鞭炮。张凯在点火时，手一直在发抖，害得他怎么也点不着。同学大笑起来，张凯的脸涨得红红的。

张凯终于点燃了一个鞭炮，他赶忙扔了出去。可等了一会儿，听不见响声。可能是灭了火。张凯跑过去捡了起来，吹了吹上面的灰，又重新点燃了。可是还没有等他扔出去，鞭炮突

感悟

ganwu

燃放鞭炮能让新年过得既喜庆又有乐趣，但是快乐重要，安全更重要！为了你和你朋友的安全，你在燃放鞭炮时一定要注意这几点哟。

1. 严格遵守防火安全规定，不在禁放处燃放。

2. 不要在燃放时取笑打闹，更不能当成比赛项目。

3. 不在居民密集区、阳台、楼道或人多的公共场所燃放。

4. 燃放鞭炮时要远离绿地、树木、路灯、公用电话亭等公共设施。

5. 小孩燃放时，一定要有成人监护。

6. 鞭炮点燃后如果不响，不要立即去拿，以免延迟的爆炸发生伤害。

然爆炸，张凯右手被炸得血肉模糊，脸部也受伤了，身边的李永的眼睛也飞进了异物。

闻讯赶来的家长们急忙把他们送进了医院。经过半个多月的救治，张凯脸上的小伤口已经结痂，可右手仍然被纱布包得严严实实。医生说张凯的右手已经基本不能再用，为防止感染，可能还要换上假肢。

张凯后悔不迭。

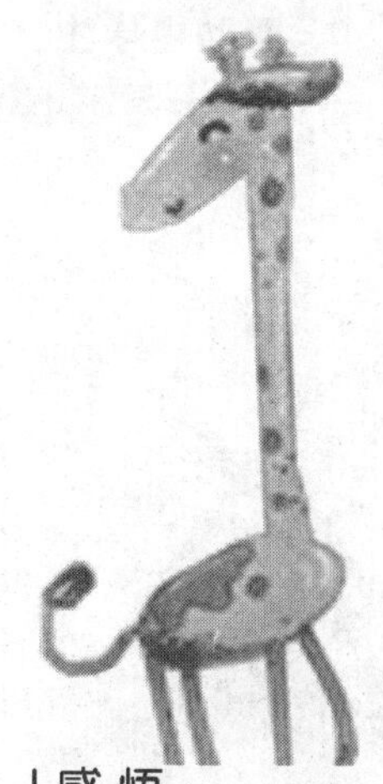

起火的油锅

上星期天，高洁本来想为加班的爸爸做顿好吃的，可没想到“好心办了坏事”，差点把整个家烧光。

那天高洁的妈妈陪姥姥看病，爸爸加班，就剩下高洁一人在家。高洁想：我要是提前把饭做好，爸爸一回到家就能吃到热乎乎的饭菜，他一定会很开心。

说干就干，高洁来到厨房忙活起来。高洁把米洗好放进了蒸锅，开始洗菜、切菜。一切准备就绪，高洁把炒菜锅放在燃气灶上，把油倒进锅里，然后打开火加热。油热了，高洁刚要往锅里放菜时，发现自己忘了切葱花，转过头就去找葱。等高洁从阳台上取葱回来，油锅已经开始冒烟了。高洁吓坏了，这该怎么办呢？

在高洁犹豫不决时，油锅已经腾起了火焰。情急之下，高洁接了一盆水泼向油锅。火焰被压了下去，可马上就又燃烧起来。几尺高的火焰跃出油锅，烧着了窗帘、灶台，整个厨房烟火滚滚。高洁吓得跑了出去，敲开邻居家的门，请对门的叔叔帮忙。

邻居叔叔冲进高洁家一看，客厅烟雾缭绕，厨房大火熊熊，厨房门也已经着火。邻居叔叔往厨房冲了几次，都被火浪逼了出来。楼道里存放着几个液化气罐，如果火势继续蔓延，

感悟 ganwu

面对起火的油锅，高洁惊慌失措，结果险些酿成大祸。其实，油锅起火，并不可怕。只要我们扑救的方法得当，是完全可以避免这些损失的。如果你也遇到了和高洁一样的事情，你知道正确的灭火方法吗？

1. 沉着冷静，不惊慌失措。

2. 迅速关上燃气开关，切断气源。

3. 用锅盖或能遮住锅的大块湿布、湿麻袋，斜着盖到油锅上。

4. 把蔬菜或其他生冷食物放入油锅内，使油的温度迅速下降。

5. 千万不要使用泡沫灭火器，也不要用水往锅里浇，或强行去端锅。

后果不堪设想。邻居叔叔退出来，马上通知该楼居民进行疏散，并报了火警。

大火扑进客厅，沙发起火了，屋门起火了，就在这危急时刻，消防官兵及时赶到了。经过紧张的扑救，大火终于被熄灭，大家松了一口气。

可高洁家已惨不忍睹，厨房只剩下黑黑的四壁，燃气灶被烧得只剩一个框架，客厅的家具浸在水中，屋门只剩了半片，屋内到处是烧过的痕迹。

高洁站在水中，环顾四周，伤心欲绝。

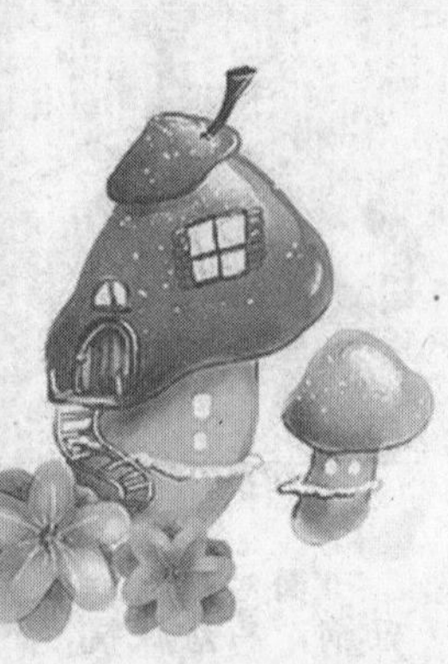

感悟 ganwu

在无情的大火面前，很多人因惊慌失措，被大火夺去了宝贵的生命。而孟娜用在学校消防安全教育课上和消防逃生演习中学会的知识带领母亲成功逃生。亲爱的朋友，如果你一觉醒来，闻到烟味，你该怎么做？

1. 沉着冷静，及时报警。

2. 火势小时，立即披上浸湿的衣服或毛毯、湿被褥冲出去。

3. 在浓烟中逃出时要放低身体或用膝、肘着地，匍匐前进，并用湿毛巾捂住嘴鼻。

4. 楼通道被火封住时，可用绳子或把被单拧成条状连起来，拴在门窗或重物上滑下。

5. 若逃生路线被火封锁，应立即退回室内，关闭门窗，堵住缝隙，并向门窗上浇水。

6. 如果楼层较高，可打开窗户挥动颜色鲜亮的衣物，或者往地面扔东西，向人求救。

夜半火起

2005 年 12 月的一天凌晨，上海某居民区 15 楼的一户居民家中突然失火。面对熊熊烈火，13 岁的女孩孟娜冷静沉着，用在学校学到的消防安全知识避险自救，保全了自己和母亲。

当天夜里，孟娜的母亲在睡梦中突然听到一阵噼噼啪啪的声音，同时闻到一股很难闻的焦煳味，起床打开房门一看，只见客厅里火光闪烁。

“不好，失火了。”母亲的脑子几乎一片空白。这时睡在同一房间的孟娜惊醒过来，她一看失火了，马上大喊：“妈，起火了，快关门，打 119 电话，叫消防队员。”

母亲这才回过神来。但是，电话怎么也打不通。

孟娜见母亲着急，忙安慰道：“别急，妈妈，快用手机报警。”孟娜从床头柜中摸出手机，递给母亲。

此时家中的火越来越大，浓烟不停地从门缝隙中钻进来。

“妈妈，快到阳台，我们躲在这里。”孟娜领着手足无措的母亲来到卧室的阳台。

烟越来越浓，母亲担心地紧紧抱着女儿，又冷又怕，浑身发抖。

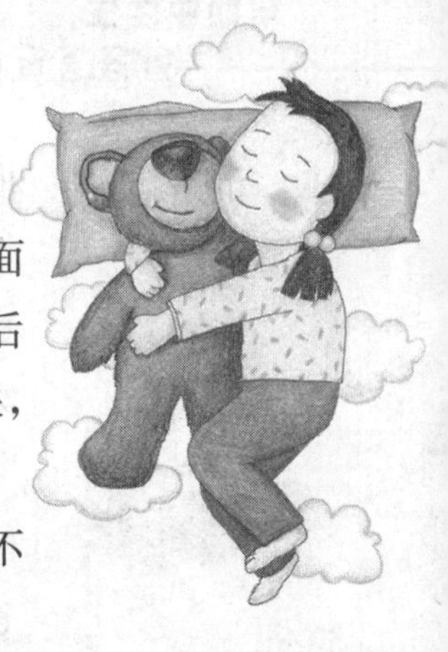

而孟娜此时出奇的镇静，她指导母亲："快蹲下来！"

孟娜看见阳台上的浇花壶，拿起来晃了晃：太好了，里面有水。她赶紧用水弄湿了自己的睡衣，捂住自己的鼻子。然后让母亲也这样做："快把睡衣弄湿，捂住鼻子，不能站起来，否则要呛死的。老师说过，火灾中大部分人是被烟熏死的。"

见母亲抖得越来越厉害，孟娜又宽慰道："妈妈，我们不会死的，你看，消防救护车快到了，不要害怕。"

几分钟后，消防队员赶到现场。孟娜急忙找出自己的红外套，一边来回挥动，一边大声呼喊"救命"。

由于家中的防盗门被大火炙烤得变了形，消防队员上到16楼，从楼上的阳台悬空而下进入孟娜家。母女二人终于平安得救。

获救后，有人问孟娜怎么会如此镇定，孟娜说："我们学校组织过消防演习，老师给我们讲了许多消防知识，所以当时我一点也不害怕。"

水漫"金山"

正在上班的刘文超爸爸一接到儿子的电话，就急忙请假往家里赶。一进家门，他就看到刘文超像只落汤鸡似的，浑身上下湿透了。

事情是这样的：现在正是暑假期间，爸爸妈妈都上班去了，家里就刘文超一个人。他写了会儿作业，感到口渴，就去厨房饮水机取水喝。一进厨房，就发现地上积了许多水。刘文超急忙查看，原来是厨房的水管一直在流水。刘文超以为是忘记关了，就拧了水龙头几下，想把它关紧，可没想到水流得更大了。

"一定是水龙头滑丝了。"刘文超想到抽屉里还有一个备用的，就找来了扳手，准备自己动手换水龙头。刚把坏的水龙头

感悟
ganwu

如果你一个人在家时，也出现了这样的情况，可千万不要像刘文超一样冒失啊！

1. 首先关闭电源。

2. 立即用抹布或软物品将漏水处堵住。

3. 迅速找到水管的阀门，把它关紧。

4. 打电话通知爸爸、妈妈，或打故障检修电话112。

5. 千万不要自作主张，把水龙头拧下来。

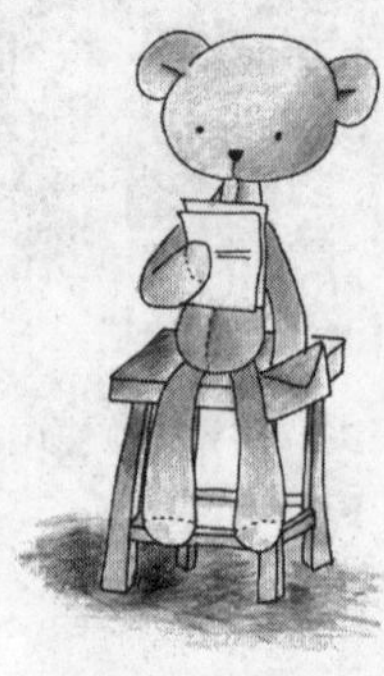

取下，一股水柱喷涌而出，浇了他一脸一身。刘文超一边擦脸上的水，一边把新水龙头往上套。水汩汩往外涌，水龙头怎么也装不上，弄得他手忙脚乱。眼看家里已经“水漫金山”了，只得打电话告诉了爸爸。

爸爸回来时，水已经流到了客厅。爸爸急忙关了家里的电闸，又找块抹布冲进厨房，把布塞进水管。水管不再流水了。爸爸这才吩咐刘文超拿拖布和脸盆清理积水，自己到一楼关掉水闸，然后更换了水龙头。

父子俩坐下来休息。爸爸对刘文超说：“遇到事情想自己解决，想法很好。但一定要量力而行。像这样的事情，就请物业管理人员来帮忙。”刘文超点点头，问爸爸：“爸爸，你为什么先关电闸呢？又不是修插座、换灯管。”

爸爸告诉刘文超：“因为水是导体，容易导电，如果盲目去检查漏水原因，是很容易发生触电事故的。”

刘文超恍然大悟：“原来生活中有这么多安全常识啊！看来我得好好学习了。”

“疲倦”的耳朵

现在正是寒假期间，苏颖却犯了头疼病。医生检查后告诉她是神经衰弱。

苏颖刚上七年级，怎么就得了这种病呢？是不是她学习太刻苦了？

原来，苏颖特别喜欢听音乐。不论是学习还是玩耍，都戴着耳机，即使骑自行车上下学的路上，也舍不得摘下耳机。一部随身听才一年时间就被苏颖听坏了。被这所重点中学录取后，爸爸问她想要什么礼物。她脱口而出：“MP3。”为了鼓励她努力学习，爸爸答应了，给她买了一个漂亮的MP3。

这下苏颖高兴坏了，天天把MP3挂在脖子上。有时晚上睡觉也不取下，一听就是一夜。爸爸妈妈和她说话都得扯着嗓子，气得妈妈说她“耳机长在了耳朵上”。

爸爸批评苏颖，苏颖理直气壮地回答：“我们的同学都这样!”

放了寒假，每天家里就苏颖一个人，苏颖越发没日没夜地听起来。有时妈妈发现她听得时间太长，就劝她摘下耳机，让耳朵歇一会儿。苏颖一听这样的话就不高兴“假期还管那么多!”依然如故。

不到半个月，苏颖开始失眠，头越来越疼。

妈妈只好带苏颖去医院。

苏颖记住了医生的话：微型录放机、电视机耳机，输出的音量一般在 85 分贝左右，这样的音量对耳神经有很大的刺激作用，听久了会造成听力下降。

现在苏颖明白了：当你戴上耳机，外耳道就被紧紧扣住，高音量直接集中到很薄的耳膜上，这样就造成了神经系统的紧张。时间一长，会引起大脑皮层的疲劳或者过度兴奋。经常戴耳机除损伤听力外，还能引起头晕、头痛、烦躁不安、精力不集中、精神紧张、失眠多梦、记忆力减退、食欲不振、消化不良等综合症。

苏颖把 MP3 收了起来，她决定让自己“疲倦”的耳朵休息一下。

感悟

ganwu

亲爱的朋友，你在欣赏音乐的同时，别忘了呵护你的耳朵啊!

1. 要选择质量佳、杂音小、音量可自由灵活调控的耳机。

2. 每听半个小时后，取下耳机休息一会儿。

3. 尽量把音量调小，以免过分刺激耳朵，影响听力。

4. 不要在睡觉时候听。

5. 感觉耳朵不适，请立即停止用耳塞聆听。

6. 经常做耳保健操。经常轻拉耳垂，轻抚耳外骨。

7. 骑车、乘车、走路时最好不戴耳机听音乐，以免造成交通事故。

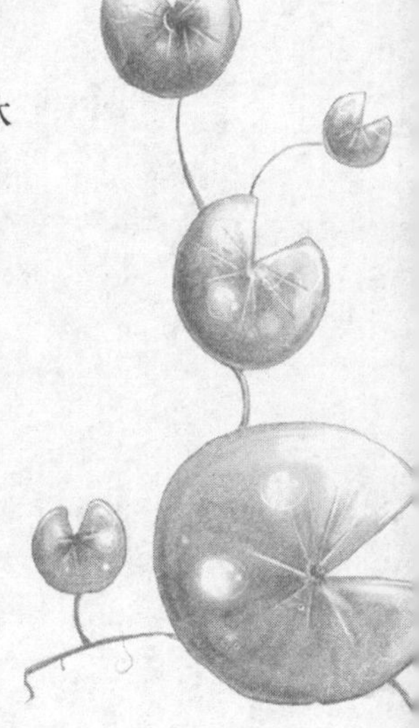

第2章 远离危险，铸就平安校园

校园是一片沃土，是我们梦想的伊甸园。这里有阳光雨露，这里有春风甘泉。可就像蔚蓝的天空偶尔会掠过乌云，这里同样也藏有危险！

■学校实验室，几个同学正在做实验，突然一股火焰腾空而起……

■做值日晚归的龚强刚走到二楼，突然被一个全校闻名的“小霸王”推到了角落……

■球场上几名健将正在奋力拼抢，刘晓看准空当，飞起一脚射门，只听见“啊”的一声，守门员陈亮紧捂双眼倒了下去……

你可知道在灾难降临的瞬间怎样保护自己的安全？用心读下面这些发生在我们身边的故事吧！它们会帮助你远离危险，会让你知道深陷险境时，如何化险为夷！

课堂烈焰

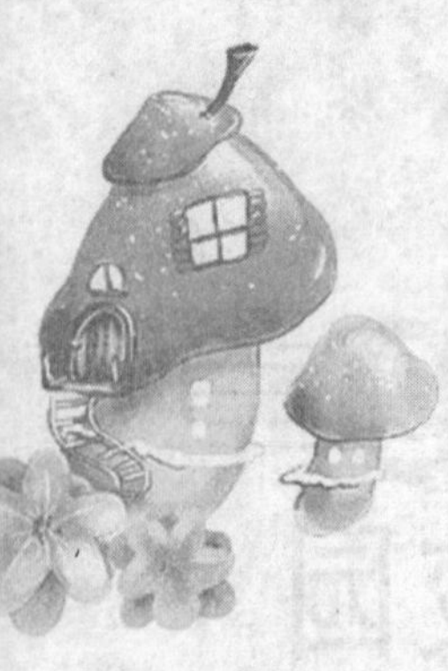

感悟
ganwu

亲爱的同学们，如果你遇到了这样的情况，你知道该如何保护自己、避免这些伤害吗？

1. 进行实验时要严格按照实验程序，遵守实验纪律。

2. 实验过程中要保持良好的秩序和平静的心态，不争不抢。

3. 注意自己的穿戴，不要戴围巾、纱巾、帽子和手套等。

4. 酒精着火时不要用水浇，最好用细沙掩埋或湿的衣物捂盖。

5. 衣服着火，应立即脱掉，或者卧倒滚动，压灭着火点。

丁丽是一名初中二年级的学生，她长得很漂亮。但是夏天的时候，不管天多热，她都穿着领子很高的衣服。为什么？不是她不怕热，而是因为——她的脖子上有一条醒目的疤痕。

那一切发生在一节生物实验课上。那天丁丽作为生物课代表，早早就来到了实验室帮助老师做准备工作。这节课同学们要亲手使用玻璃仪器、酒精灯做实验，所以同学们都格外兴奋。丁丽也特别高兴，特意在脖子上系了一条漂亮的红色尼龙围巾。丁丽把围巾撩到了背后，抄起了水盆中的一大块抹布，把每一张桌子都擦得干干净净。

上课了，老师千叮咛万嘱咐，要求大家注意安全，注意操作规程。开始做实验了。同学们看着绿叶在无色的酒精中，经过隔水加热，逐渐由绿色变成黄白色，酒精却由无色逐渐变成晶莹剔透的绿宝石色，都惊讶不已。丁丽的同桌兴奋得忘记了老师的嘱咐，伸手去拿装有碧绿碧绿酒精的小烧杯，想看个仔细。啊！好烫！只听见他大叫一声，扔掉了刚拿到的烧杯。“啪”的一声烧杯掉落在实验桌上，酒精全撒了出去，只见一股火焰腾地跃了起来——酒精燃烧了起来，课本燃烧了起来，火焰在桌子上翻滚腾跃。

同学们被这突如其来的烈焰吓呆了。“老师！老师呢？”老师出去了。火焰越来越高，实验室里这么多酒精，会出大事的。“不能再等了，必须马上救火！快打水来！”丁丽冲了上去。旁边的同学也迅速端来一盆水，泼到了桌子上。书本上的火灭了，但是桌子上燃烧的酒精却没有灭，在水的冲击下散得到处都是，飞溅到丁丽的脸上、围巾上，红色的尼龙围巾一下子就燃烧起来，就像一条火蛇紧紧缠绕在丁丽的脖子上。丁丽惨叫不已。就在这紧急关头，老师冲了过来，迅速抄起水盆里的大抹布，捂在了丁丽的脖子上，并快速将丁丽送到了附近的医院。

半个月后，丁丽的烧伤好了，却留下了永远的疤痕。

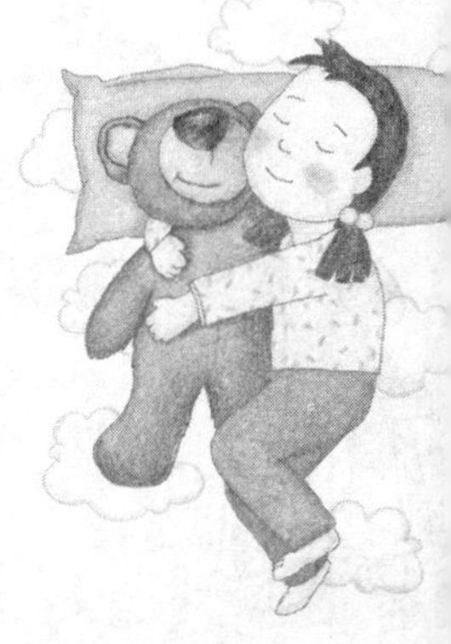

被“小霸王”盯上以后

龚强的爸爸开了一家饭店，生意很红火。因为工作太忙，没有太多的时间照顾龚强，便经常给他零花钱。龚强出手大方，经常请同学去游乐场玩、吃快餐，渐渐地，很多人都知道龚强是个“小款”。

这天下午放学后，龚强留下来做值日。等龚强准备离校时，天色已晚。龚强走到二楼拐角，感觉背后有人跟了上来，刚想回头看，一双手已经紧紧卡住了他的脖子，把他推到了角落的男厕所。“喂，哥儿们！听说你是个款儿?”卡脖子的手松开了，龚强抬起头看了看说话的人，原来是班里有名的“混世魔王”张力。

“哥儿们，借我100块钱！”张力拍打着龚强的脸，眼露凶光。龚强有些害怕了：“我没有钱。”“没有钱？没钱就回家给我拿去！明天不把钱交给我，就叫你尝尝我的厉害！”张力说着，狠狠地打了龚强一耳光，又掏出一把刀在龚强眼前晃了晃，威胁道，“不许告诉老师和家长，否则废了你。”龚强回到家，什么也不敢说，偷偷拿出自己的零用钱给了张力。

从此，张力就缠上了龚强，经常逼他从家里拿钱，如果不给钱，就对龚强拳打脚踢。终于，龚强再也忍受不了了，告诉了爸爸。爸爸沉思了一会儿说：“对待这种人，你越软弱就会越受他欺负。最好的办法首先要不怕他。我想你最好先靠自己和集体的力量。如果不行，爸爸可以考虑帮助你。”龚强认真地点了点头。

第二天，当张力又来找龚强要钱的时候，龚强鼓起勇气大

感悟 ganwu

你们学校有没有像张力这样的“小霸王”？面对这样的“小霸王”，你是忍气吞声，还是奋起反抗？你该怎样做呢？

1. 不歧视任何同学，学会与同学友好交往。

2. 尽量不与其发生正面冲突，惹不起可以先躲开。

3. 如果势力强大的“小霸王”向你要钱物，可以先给他，然后报告老师和家长。

4. 善于团结广大同学，共同谴责违反学校纪律和行为规范的行为。

5. 最关键的一点是不要过分讲究吃穿，炫耀家庭的富有，以免被居心不良的人盯上。

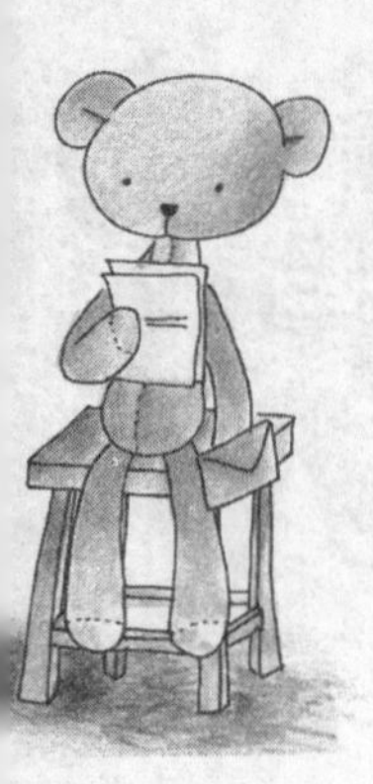

声地对他说："我又不欠你的，凭什么给你钱？你要是再这么霸道，我们就一起去老师办公室评评理！"听到龚强的声音，班里好多同学都过来支持他，一致谴责张力。张力只得放过了龚强，嘴里却还硬硬地说："好小子，等着瞧！"

龚强的爸爸也到学校反映了情况，学校严肃批评教育了张力，并通知张力的父母到校，商讨事情的处理办法。

龚强的生活又恢复了正常。

·球场横祸·

亲爱的朋友，你喜欢踢足球吗？你可知道一只旋转的足球也可以改变一个人的命运？

星期二下午第一节是体育课，和往常一样，体育老师将两个班大约 40 名男生集合在一起上课。简单的准备活动过后，老师准备让两个班的学生打比赛，陈亮当起了守门员。

当比赛进行了约 25 分钟时，陈亮所在的班首先射球入门，打破了场上的平衡。在这个进球的鼓舞下，陈亮的队友越打越勇，不一会儿又一次攻破了对手的大门。这样的比分令对手难以接受，对刘晨来说更是奇耻大辱。刘晨是全校闻名的绿茵骄子，从来是战无不胜、攻无不克的！下半场的比赛很快开始了。刘晨和队友们频频在陈亮眼前制造进球机会。可是，陈亮也不甘示弱，一次又一次化解了门前的危机。眼睁睁看着自己颇有威胁的进攻都被陈亮化为无形，进球的希望成为泡影，刘晨再也沉不住气了。他越来越急躁。

比赛终场时间快到了，这节体育课也快结束了。眼看胜利在望，守门员陈亮的心情轻松起来，他直起身子，开始欣赏起场上的比赛，忘记了自己的身份和职责……拼抢中刘晨得到了球，他晃过对方的防线，来到了距陈亮 2 米左右的地方。而陈亮毫无察觉。刘晨庆幸不已，他飞起一脚——射门。球像离弦

感悟 ganwu

足球运动是我们大家喜爱的一项运动，在这项高对抗、高风险的运动中，我们该怎样既保护自己的安全，又充分享受运动的乐趣呢？

1. 认真检查场地、器材是否安全。

2. 仔细检查自己的服装，不要携带坚硬物品。

3. 做好准备活动，把各关节活动好，降低肌肉的黏滞性。

4. 严格遵守比赛规则，尽量避免在对方没有防备的情况下做猛烈的动作。

5. 意外发生时迅速抬手和胳膊护住头脸，把伤害降到最低。

的箭旋转着射了出去，带着刘晨全身的力量，飞向陈亮把守的球门！

意外发生了！陈亮感觉一团黑糊糊的硬物破空而来，像陨石一样重重砸在自己的眼睛上，痛得他大叫一声，紧紧捂住双眼，双腿一软倒在了球门前。足球击中了陈亮的左眼！

陈亮被送进了医院，医生仔细检查陈亮的伤口后，给出的诊断结果是：眼球钝挫伤，玻璃体出血，黄斑裂孔翘起，存在视网膜随时脱落的危险，视力为 0.1。陈亮从此不能提重物，不能做剧烈运动，不能跑、跳，且存在失明可能。

躺在病床上的陈亮，现在只能流着眼泪，盼望将来有一天，自己能重新拥有明亮健康的眼睛。

零落成泥碾作尘，只有痛如故

每天放学时分，宋妈妈都会来到学校门口痴痴地等，等自己女儿苏芸芸回来。可是苏芸芸再也回不来了，她永远消失在那个漆黑的夜晚了。

那天晚上 7 点 50 分，大家下了晚自习开始下楼回宿舍。苏芸芸和好朋友杨兰边走边讨论星期六回家的事情。苏芸芸对杨兰说："星期六一定去我家看《哈利·波特》！"杨兰接受了苏芸芸的邀请，两人手拉手往二楼走去。

越来越多的学生从各个教室涌出来，楼梯越来越拥挤。刚来到二楼的楼梯口，突然有男生大喊"我是吃人魔！我是吸血怪"，然后是嗷嗷的怪叫。杨兰害怕地说："我有点害怕！"性格开朗的苏芸芸安慰朋友："没事！这是坏小子捣乱，不要害怕，有我呢！"话未落音，有同学扑倒在杨兰身上，杨兰倒在了楼梯上。

杨兰惊叫："苏芸芸！"苏芸芸急忙弯腰去拉杨兰，却被后面的人挤得跌倒在楼梯上。后面的人依旧在叫着、推着挤下楼

感悟 ganwu

鲜艳的花就这样凋落了！叹息之余，我们不由陷入沉思：在人群相对集中的场所，怎样保护自己和朋友的人身安全呢？

1. 发觉拥挤的人群向自己行走的方向拥来时，马上避到一旁，不要逆着人流前进，不要奔跑。

2. 若已陷入人群中，一定要先稳住双脚，不要采用体位前倾或者低重心的姿势，即便鞋子被踩掉，也不要弯腰提鞋或系鞋带。

3. 如有可能，抓住一样坚固牢靠的东西，例如路灯柱之类。

4. 发现自己前面有人摔倒，马上停下大声呼救，告知后面的人不要向前靠近。

5. 若被推倒，要设法靠近墙壁。面向墙壁，身体蜷成球状，双手在颈后紧扣，以保护身体最脆弱的部位。

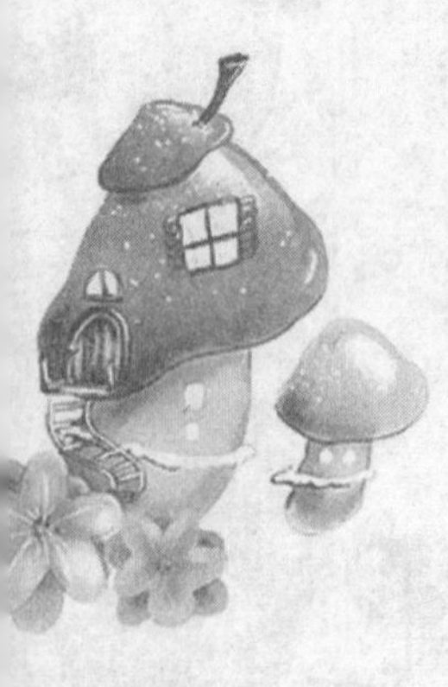

梯，一群又一群，一层又一层，好像层层叠叠垒了起来，楼梯似乎也倾斜起来了，越来越多的人倒了下去，越来越多的人叫了起来。

等闻讯的老师、家长赶来时，呈现他们面前的情景惨不忍睹。

楼梯的十多根铁护栏被连根拔起，断裂、变形的扶手让人生畏。用来固定的铁栏杆也被踩得歪七扭八的，没有铁栏杆的地方，瓷砖被踩成了碎片，到处散落着钢筋扶手、水泥块。凌乱散落的一只只鞋子仿佛在倾诉瞬间的恐怖和惊慌。昏黄的灯发出惨淡的光，照在一个又一个悲伤的、忙碌的身影上。

救护车来了，救护车走了，母亲在呼唤自己的女儿，父亲在寻找自己的儿子。杨兰被那晚的救护车送进了医院，住了整整一个月才康复出院。可去拉朋友的苏芸芸再也没有起来。

感悟 ganwu

平安就存在于细节之中，你注意到了吗？

1. 不要随身携带尖锐的针、刀、剪等物品，如果学习需要，一定多加小心，不要来回舞动。

2. 如果钢针不慎扎入肉中，不要往外生拔硬拽。因为肌肉受刺激就要收缩，每收缩一次，针就会往里前进一次。

3. 轻拍周围的肌肉，使其放松，然后轻轻往外捻。针的转动对肌肉刺激小，不会引起肌肉收缩的。

4. 拔出针后，一定要用酒精消毒伤口。

钻进肉里的钢针

卢建华和王松是同班同学，俩人平时爱打打闹闹，互相开玩笑。上星期五因为开玩笑，王松只能站着听课了。

那天下午第一节课后，卢建华拿出一根缝棉被的大钢针，对王松说："王松，李老师刚才在课堂上讲，臀大肌和三角肌块大肉厚，里边大的神经和血管相对较少，是肌肉注射的理想部位。你想不想尝试一下？看把这根钢针扎入你的臀部，痛不痛，流不流血？"

王松转过身，冲卢建华扭起来，弯下了腰。看着王松的怪样子，围观的同学都笑了起来。卢建华也装着打针的样子，拿着钢针来回比划。就在这时，一位同学风风火火跑过来，正好撞在卢建华拿针的肘臂上，钢针直刺王松的臀大肌。痛得王松一下子就叫了起来，吓得卢建华不知所措。

这时，只听一位同学说了声："快把王松裤子扒下来，拔

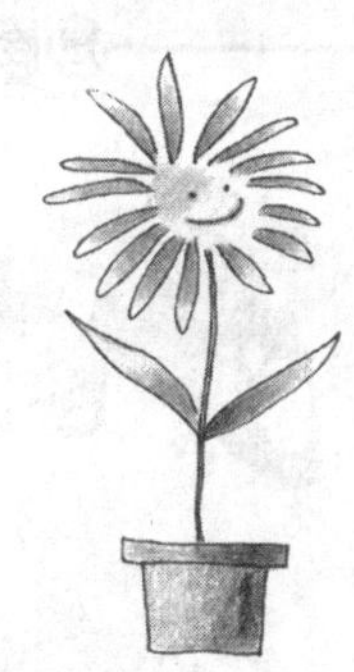

针！”几个同学不由分说就将王松的裤子扒了下来。大家一看都傻了眼，2 寸多长的大钢针插入肌肉里一半。卢建华一把抓住余下的 1 寸长的针柄就往外拔，没想到针不仅没拔下来，而且每拔一次，针就往肉里进一次。卢建华不敢用手拔了。

一位同学找来一块大磁铁，想把针吸出来。结果依然是一碰针柄，针就往肉里进。还有同学建议用铁钳子夹住，用猛劲往外拽。正在这时，教生物的李老师闻讯赶了过来。

此时大针只外露不足 1 厘米了。李老师先让同学们退出教室，然后安慰王松不必紧张，全身要放松，并一边用手轻轻抚摸针刺的周围皮肤，一边询问王松事情的经过。在王松专心叙述经过时，李老师轻轻捏住外露的针柄，慢慢捻动，肉里的钢针终于被捻了出来。李老师拿来了碘酒，为王松做了局部消毒，并嘱咐他若有不适，应立即去医院。

感悟 gǎnwù

幸福、快乐等人生所有的过程都以生命为载体，安全重于一切！没有平安，哪有幸福？没有平安，哪有快乐？

1. 遵守学校纪律，不攀高，不爬树，不摇晃、攀爬、翻越学校防护栏。

2. 不翻爬、摇动楼道栏杆，不从楼上向下扔垃圾或重物，不扶在栏杆上向下或左右看。

3. 不站在窗台上擦窗，不翻到窗外。

4. 开关窗户时身体不要探出窗台外。

随窗帘飘逝的“花朵”

圣诞节那天，史佳仪的妈妈来到了市“春蕾助学”办公室，对接待员王婧说：“我是替我的孩子来的。我带来了一万六千块钱，想以女儿的名义捐赠给‘手拉手书屋’。”

王婧又惊又喜：“我代表农村孩子谢谢你的女儿。请问你女儿上几年级了？”

“我女儿今年 14 岁，该上初中三年级。她非常爱看书，只是……她再也看不到了……”史佳仪的妈妈难过得说不下去了。

王婧惊呆了：“怎么了？她生病了吗？她的眼睛……”史佳仪的妈妈摇摇头，含泪讲述了这个令人伤心的故事：

这是 11 月的一天，做完课间操的史佳仪和同学走进教室。刚坐下，班主任王老师进来了。他环视教室，发现左侧的窗帘掉落了，就随口说道：“窗帘怎么掉下来啦，谁去挂好？”史佳仪是班里的劳动委员，觉得这是自己的事，便捡起掉落的窗

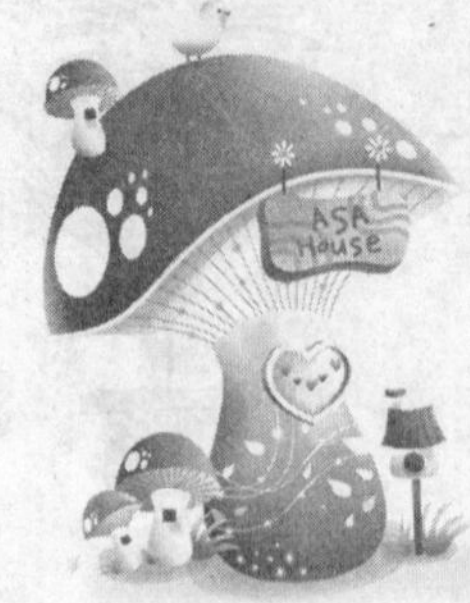

帘，然后从课桌上攀上窗台，试图挂好窗帘。但史佳仪个子矮，够不着，便一脚跨出窗外。可能窗沿太滑，又无凹口，一不小心，竟从五楼坠下……

王婧的心一下子沉下来，她仿佛看见一朵含苞待放的花，从天而降，缓缓飘落。

"今天是圣诞节，我选择今天来，是想将它作为圣诞礼物送给我在天堂的女儿，也送给那些和我女儿一样爱看书的农村孩子。"

王婧手捧着史佳仪的妈妈递过来的信封，泪水夺眶而出。

体育课上，危险悄悄来临

2004年的一天，北京市某中学初一学生在上体育课，张老师带领学生进行跳"山羊"练习。张老师先给大家讲解动作要领，然后又作了示范。之后张老师问："都听明白了吗？"同学们高声回答："听明白了。"张老师不放心，挑了几个同学进行试跳。几个同学都顺利跳了过去。于是张老师让同学们挨着跳。

前面的同学一个一个都像燕子，轻盈地从"山羊"上跳了过去。很快就轮到了女生李莉。李莉穿了双厚底鞋，助跑速度较慢，踏上踏板后腾空弹跳无力，分腿角度不够，没能越过"山羊"，小腿碰着"山羊"，被绊了一下，摔在了地上。虽然旁边的体育教师及时把她扶了起来，但她的小腿还是骨折了。

体育老师把李莉送到卫生室后，给大家讲了一个更惊险的故事。那是去年夏天，一个女同学穿着系有长条飘带的衬衫上体育课，锻炼的项目是爬绳练习。这位女同学的臂力很好，很快就爬到了顶端，然后她想快速滑下来。没想到，飘带挂在了顶端粗粗的绳钩上。就在她下滑的一瞬间，飘带死死地勒住了她的脖子。若不是体育老师手疾眼快，她会被这美丽的飘带活

感悟 ganwu

体育课上的训练内容多种多样，为了避免上体育课身体受到伤害，请你一定注意：

1. 应尽量穿校服、运动服和运动鞋，不穿高跟鞋或厚底鞋。
2. 掏出衣兜里的零碎东西，如胸针、校徽、别针、小刀等，女生要摘掉发卡、飘带、长围巾等饰物。
3. 按老师的要求做好准备活动，避免肌肉拉伤、扭伤。
4. 进行运动时，要仔细听老师的讲解，掌握好要领再开始运动。投掷运动要听口令，不能乱扔乱投。
5. 一旦受伤，不要乱动、乱揉，应马上请校医来帮助处理。

活地吊死在训练器架上。

“好险啊！”大家听后不约而同地叫了起来。

老师严肃地说：“是啊，体育课上的安全真的是不容忽视！”

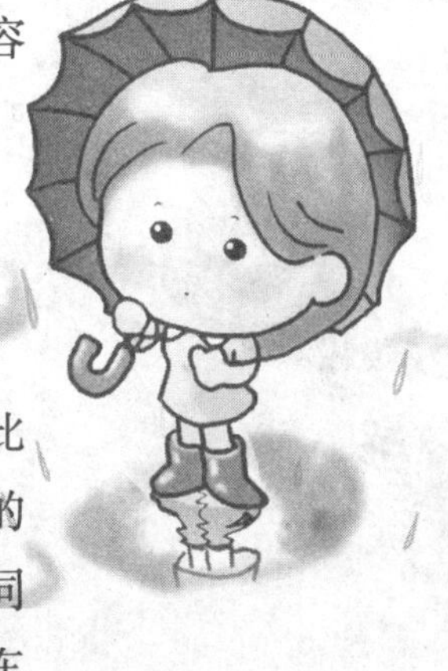

运动场上的危急时刻

某学校正在举行运动会。400米的跑道上正在进行长跑比赛，运动员们都在奋力奔跑。已经是最后一圈了，跑在前面的几名运动员开始加速，准备冲刺。就在这时，领先的那位女同学突然倒地。只见她脸色苍白，大汗淋漓，嘴唇青紫。急救车很快就赶来了。经医院检查，发现她有心脏病，可她自己却一点儿都不知道。运动会的头一天，她就感到不舒服，心慌气短。运动会的当天早上，她又没吃早饭。经过抢救，她总算清醒过来了。

就在医生忙着抢救长跑运动员的时候，实心球场地也出事了。

几名实心球运动员正在做准备活动。比赛很快就要开始了，一名运动员举起了铅球，来回试了试。裁判老师挥旗示意：比赛开始！这名运动员挥臂投掷，铅球脱手飞出。就在这时，一名学生边喊边跑过来，大概是想看长跑冲刺。旁边的老师急忙呼喊着阻止，但是已经晚了。2千克重的实心球，正好砸在他的背上，他一下子就栽倒在地。大家吓得脸色惨白：幸亏没砸在脑袋上。他也被急救车送进了医院。

险象环生的学校运动会总算要结束了。这个学校运动会的闭幕仪式就是进行拔河比赛，这是他们的老传统。三班和五班正在进行比赛。这两个班势均力敌，一直处于胶着状态。僵持了好长时间，五班才在震天的“加油”声中取得了胜利。就在这欢呼声中，大家听到一声撕心裂肺的惨叫。原来五班的曲利

感悟 ganwu

运动会作为全校性的大型室外活动，颇受我们学生的欢迎。但是，因为运动会上竞赛项目多，运动强度大，大家活动分散，存在许多安全问题。亲爱的朋友，当你高高兴兴参加运动会时，你注意到这些安全事项了吗？

1. 有病的同学，特别是心脏病、结核病、血液病的患者，不能参加任何比赛项目。

2. 不要空腹参加比赛，但也不要吃得太饱或喝太多的水。

3. 要遵守赛场纪律，按老师的要求、号令行动，不能擅自行事。没有比赛项目的同学不要在赛场中穿行、玩耍。

4. 剧烈运动以后，不要马上大量饮水、吃冷饮，也不要立即洗冷水澡。

为了使上劲，把绳子缠绕在胳膊上，结果被勒得尺桡骨双骨折。

运动会本来是展现个人风采和魅力的光辉时刻，却因为这些突发的安全事件，笼罩上浓浓的阴影。

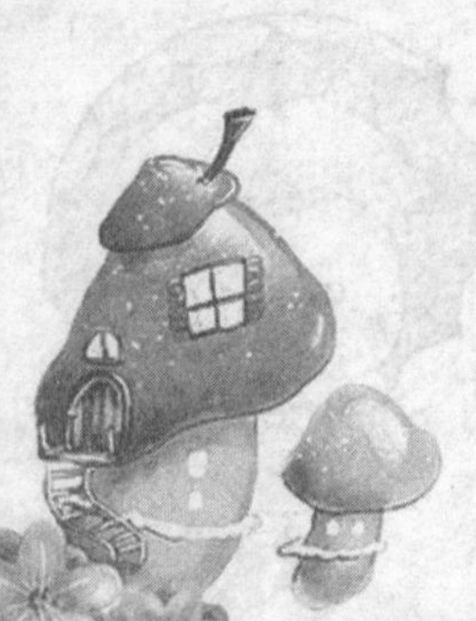

·小心你的眼镜·

全校有名的篮球“明星”亮亮受伤住进了医院。大家听到这个消息，都忍不住问道：“他怎么住院了呢?”

亮亮从小就酷爱篮球，练得一身的好球技，因此他成为了学校的“篮球王子”，亮亮所在的校篮球队在全市的篮球比赛中拿到了很好的名次，而且，仅亮亮一个人就拿到了20分的高分。但也就是在那次篮球比赛中，亮亮受了重伤，差点失去了再次在篮球场上飞跃的机会。

传球、接球、起跳、扣篮，亮亮跳了起来，正准备完成他漂亮的一系列篮球绝技时，对方的一名队员横冲直撞而来，以迅雷不及掩耳之势将亮亮手中的球拍了下来，对方队员的手肘正好打在了亮亮的眼眶处，随着亮亮重重地摔在地上，他的眼镜也碎了一地。顿时，亮亮的眼睛就开始往外流血。

这可吓坏了在球场观看比赛的观众，大家都想，这下完了，一定是镜片扎到眼睛了，这对于酷爱篮球的亮亮来说，简直如晴天霹雳。

亮亮一直用手捂着眼睛，被同学们送到了医院，经过医生检查，亮亮只是被碎镜片划伤了外眼眶，并没有伤及眼球，这下大家和亮亮都长长地舒了一口气。事后，那名横冲直撞的球员被给予严重警告，并向亮亮当面道歉。真是一场不小的风波啊！

感悟 ganwu

随着在校学生压力的增大、电脑等电子产品的普及，学生的视力下降得很快，因此，很多学生戴上了眼镜。眼镜帮助了近视的同学，但佩戴眼镜也存在一定的危险，所以，戴眼镜的同学一定要注意以下几个事项：

1. 下课期间，不要和同学厮打疯闹。

2. 打篮球或者踢球时，尽量不要佩戴眼镜，以免镜片破碎，伤及眼睛。

3. 在校园自由活动时间，尽量不要靠近球场边，如从球场边走过，则要注意观察，以免被飞来之球砸伤。

容易受伤的化学实验课

化学实验室，老师正带领学生做实验。大家都安静地做着实验。突然大家听见谢锋“哎哟”大叫一声。大家抬头看去，谢锋用手紧紧捂着眼睛说：“药品溅到眼睛里了，好疼啊！”大家一听都慌了。化学老师立即让班长把校医请来。经过校医的一番处理，谢锋的眼睛好多了。

受伤的不只是谢锋。这天化学课上，老师把学生分组进行实验。李辉一组成功地完成了实验后，有同学提议：拿块大点儿的钠试试，看实验现象是不是更明显。于是李辉把一块比老师规定的大得多的钠放进了烧杯。大家紧紧靠近烧杯，欣喜地等着。刚把钠放入水中，马上就看见钠熔化成一个银白色的小球，表面产生许多气泡，小球四处游动，绽出了火花。大家正在高兴，就听见“砰”的一声爆炸了，几人同时感到脸上有灼烧一样的刺痛……

最不应该受伤的是孙旭刚。孙旭刚的成绩和行为习惯都挺好，是老师非常喜欢的学生。有一次分组实验——硫化氢的制取与性质实验——孙旭刚因生病在家没有做成，于是他向老师提出补做实验的要求，老师答应了。但老师有事不能陪他去实验室，就把钥匙给了他。孙旭刚的实验做得很成功，但他忘了一件重要的事——尾气处理。而硫化氢有剧毒。他先闻到一点气味，后来便感到头痛、恶心，他以为是自己感冒还未痊愈所致，也没在意。等老师办完事赶到实验室的时候，孙旭刚已经昏迷在地。经过抢救，孙旭刚总算醒了过来。

感悟 ganwu

实验课上，我们既可以近距离领略科学的魅力，也可以亲自动手，“玩”科学于掌中。但是，奇妙的科学实验也隐藏着许多危险，所以在上实验课时，请你小心一点，别让自己成为实验课上容易受伤的人。

1. 上实验课穿戴简单。

2. 严格按照操作规程去做。

3. 安全使用易爆物品，严格遵守实验纪律。

4. 做有毒气体的实验时，一定要安装尾气处理装置。

5. 如果不小心被实验室里的仪器或玻璃划伤，应立即报告老师，不要用水洗涤，要用双氧水或硼酸水洗涤伤口，或涂上万花油。

6. 如果出现意外，不要乱动，一切听从老师指挥。

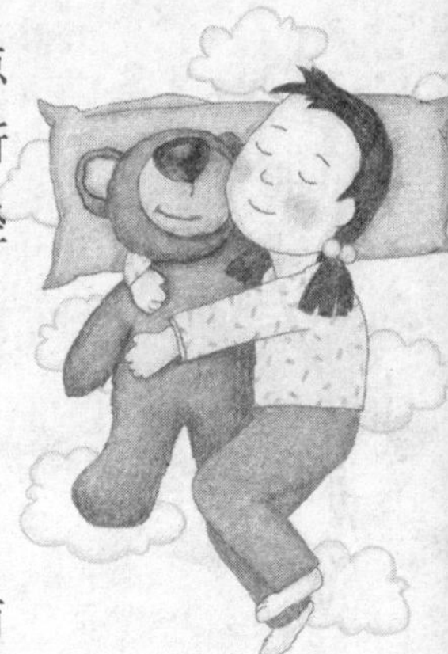

天上掉下个热水瓶

七年级的马鸣从一座教学楼前经过时，一个热水瓶从天而降，全部泼洒在他的头上，让他感到痛苦不堪。

这天上午第三节课后，马鸣和同学一起去操场上体育课。马鸣是个活泼好动的男孩，走路从来都是连跑带跳，一点也不安分。这不，走在同学中间的他，摸这个一下，碰那个一下，不停地打闹。终于惹急了同学刘鹏，朝他追了过来。

马鸣无路可逃，情急之下跳进了教学楼下的绿化带中，然后冲着刘鹏挤眉弄眼，好不得意。就在这时，楼上的一扇窗户突然打开，一个瓶子应声而落，径直朝马鸣飞来，不偏不倚砸在了马鸣的头上。马鸣惨叫一声，抱着头就倒在了地上。

同学们吓了一跳，急忙奔了过去。马鸣头破血流，脸上通红通红的，还起了水泡。

“呀，是热水!”“热水瓶碎了!”“快叫老师!”

有同学飞跑着去喊老师，其他人赶紧扶起了马鸣。

马鸣被紧急护送进了医院。

从四楼掉下的这个热水瓶是五班陈琛的。这两天陈琛得了感冒，医生叮嘱要他多喝热水，于是他就把家里的大玻璃瓶带到了学校。这节课后，陈琛接了满满一瓶热水，刚放在桌上，前面的同学就催他交作业。陈琛低下头去书桌里找作业，嫌水瓶碍事，就顺手搁在窗台上。

虽然已是春天，但天气依然很冷，于是陈琛的同桌把水瓶挪到窗户外边，并随手关上了窗。

陈琛交了作业，正要坐下去，有同学喊道：“陈琛，打开窗户!”

陈琛一看他手里拿着一团纸，知道他想把纸扔到窗外，伸手就去推窗……

等陈琛听到惊叫声时，一切已经太晚了。幸好，两家人都通情达理，很快达成了补偿协议，也算不幸中的幸事。

而马鸣康复出院，已经是两个月以后的事了。

感悟 ganwu

陈琛没有想到一瓶水会给同学带来这么大的痛苦，马鸣也亲身体会到了什么是“祸从天降”。现在我们周围到处是高楼大厦，当我们身居高楼时，你知道怎样做一个文明的居民吗？当我们行走在楼台窗下时，你知道怎样保护自己的安全吗？

1. 最好在阳台和窗台上装上防护栏。

2. 如果没有装防护栏，不要在窗台上摆放物品。

3. 养成良好的卫生习惯，不要随手往窗外扔东西。

4. 注意行走安全，不要离楼太近，更不要走在窗台底下。

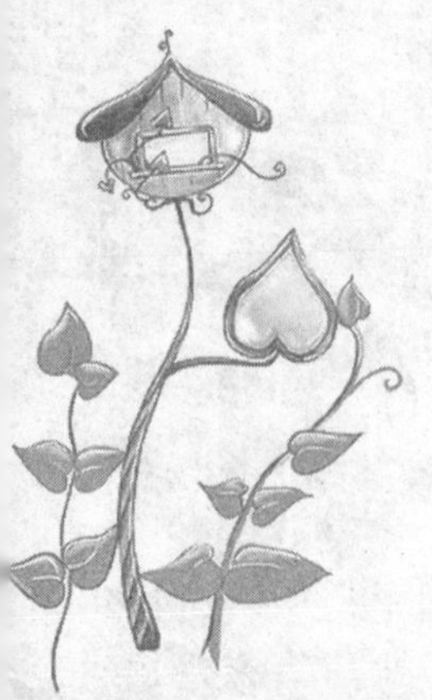

·旋转的飞镖·

沉默寡言的霍庆雷在班里一直默默无闻，要好的朋友没几个。但这两天他像变了一个人似的，无论是课间还是放学路上，他总是被一群男孩前呼后拥着。

原来，在省会打工的父亲回家探亲，给霍庆雷捎回一个新鲜玩意——火影忍者镖。这个看起来像风车一样的飞镖是铁制的，由四个薄薄的刀片组成，侧面有多个弯钩，尖锐锋利，寒光闪闪，这是动画片《火影忍者》中的主角使用的武器。霍庆雷喜出望外。父亲叮嘱他："注意安全，不要划伤自己，更不要带到学校去。""好咧！"霍庆雷嘴上答应了，却仍偷偷将飞镖带到了学校。

霍庆雷是班里的中等生，不善言谈，家境也一般，从来没有引起过老师和同学的注意，无论好事还是坏事，大家都想不起他。霍庆雷对此耿耿于怀，一直盼望着有机会一鸣惊人，让大家重新认识他。

机会终于来了！霍庆雷偷偷把飞镖装进书包，带到了学校。课间，他悄悄拿出来，展示给同桌。同桌马上惊呼起来："哇，太酷了！"大家闻声呼啦围了过来，争先恐后地伸出手喊："霍庆雷，让我玩一下！"霍庆雷兴奋得脸都红了，忙不迭地回答："等放学，放学后再玩吧。"

放学的铃声刚落，几个男同学就冲到霍庆雷身边，簇拥着他来到学校的操场。霍庆雷小心翼翼地取出飞镖："小心，这镖很厉害的。"霍庆雷边比划边说，"'火影忍者镖'可以折叠，能从四叶变成两叶。"然后很大方地让每个同学试了试。

天黑了，同学恋恋不舍地对霍庆雷说："明天一定带来，咱们再接着玩。"

就这样，霍庆雷瞒着家人，每天都带着飞镖上学。放学后

感悟
ganwu

不会休息的人是不会工作的，劳逸结合才是学好功课的前提和保障。但是，玩耍中也潜伏着意料不到的危险。如何让我们的课余生活过得快乐有趣、健康安全呢？

1. 尽量不玩刀、枪、飞镖之类的危险玩具，更不要带进校园。

2. 如果几个人同玩，不要朝着人射击或投掷。

3. 一旦出现状况，马上通知家长或老师，及时救治。

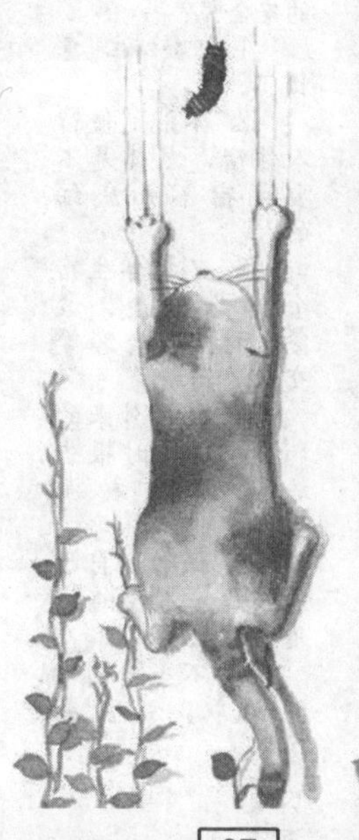

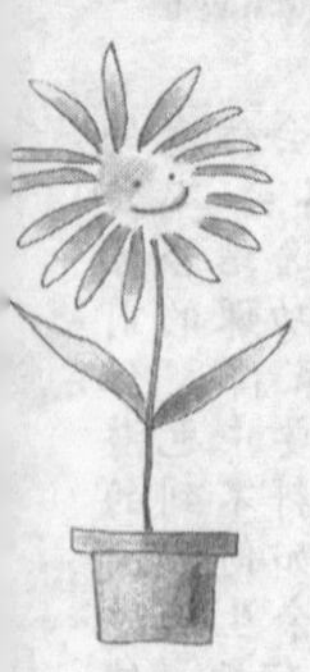

几个同学直奔操场，进行投掷比赛。他们开始对着操场墙进行投掷练习，慢慢胆子越来越大，直接对着同学扔来扔去。危险离他们越来越近。

这天，霍庆雷和他的同学分成两组互相攻击，他们追逐奔跑。霍庆雷有点累了，就往旁边一闪。这时，有人喊了一声："霍庆雷，接镖！"

眼前寒光一闪，霍庆雷赶紧躲闪，可是已经来不及，飞镖一下子就扎进了他的大腿，鲜血汩汩流了出来……

霍庆雷腿上缝了十几针，自己挨了疼不说，还受到了老师的批评。

唉！这下可好，一向默默无名的七年级学生霍庆雷全校"闻名"了。

不翼而飞的钱包

卢笛在离家20多公里的镇初中上学，一个月回家一次，每次带足一个月的生活费。卢笛是个节省的姑娘，每月都略有剩余。可是，上个月，她打电话让妈妈快点给她送些钱来，她没有生活费了。

这是怎么回事呢？原来卢笛的生活费被偷了。

那天卢笛正在教室学习，同学进来告诉她：有人找，在大门口。卢笛急急忙忙跑过去。门口站着一个衣着时髦的女子，仔细看看，却不认识。那女子盯着卢笛看了看，露出了一脸的笑容，亲热地说："你是卢笛吧？越长越漂亮了。"卢笛不好意思地问道："你是谁呀？我怎么不认识你？"

女子一把挽住卢笛的胳膊，略带责备地说："真是贵人多忘事！还没考上大学呢，就不认表姐了？"卢笛更不好意思了。女子就自我介绍，说卢笛妈妈是自己的远房表姑，并且自己的妹妹还曾是卢笛的小学同学，只不过才在卢笛的小学待了几天

感悟
gǎnwù

学生宿舍不仅是休息、生活和学习的场所，也是自己的家。那么，我们该怎样保护"家"的安全呢？

1. 要注意锁门。

2. 不能随便留人住宿，尤其是不要留宿不知底细的人。

3. 不把学生宿舍作为聚会、聚餐、打牌、会客等交际的场所。

4. 警惕外来的陌生人，及时报告给保卫处或派出所。

5. 保管好自己的钥匙，不要随便借给他人。

6. 不当着同学的面取、放大量现金。

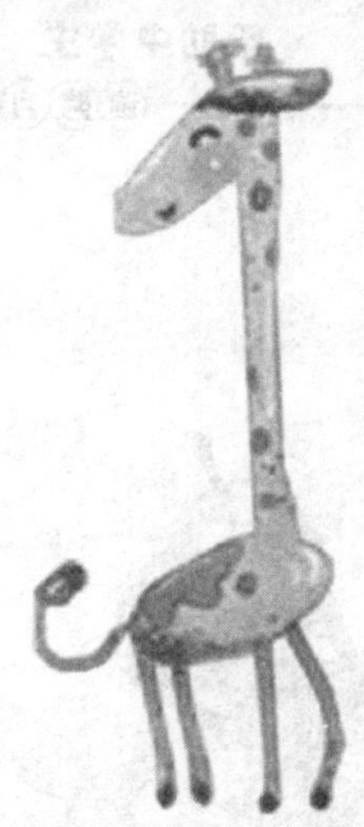

而已。女子不停地说着，最后告诉卢笛自己有事耽搁了，想在卢笛宿舍住几天。

卢笛正暗自懊恼自己不认识熟人，一听要借宿，就毫不犹豫地答应了。卢笛把这个女子带进宿舍，让她睡在自己的床上，自己则和同学挤在一起。

第二天一早，女子向卢笛借了十元钱，说坐车用，好去银行取钱。卢笛就当着她的面从抽屉里取出自己的钱包，抽出钱递给她后，又放了回去。然后告诉女子，自己上课去了，请她离开的时候一定记着锁门。

等卢笛和同学下课回来取饭票吃饭时，才发现自己的钱包不翼而飞了。还有几个同学也丢了钱包和衣物，大家都埋怨卢笛"引狼入室"，并急忙报告了学校。

卢笛后悔不已。

站好了，别趴下！

2005年6月的一天上午，某中学一间教室，语文教师徐老师下课后，没有离开教室，坐在讲台上批改学生们的作业。学生刘勇到讲台交完作业本后，回到自己的座位。他刚要落座，身后的同学王振亚突然伸脚，勾动刘勇的凳子，猛地往后一拉，刘勇一屁股坐到凳子角上。刘勇疼得又咧嘴又吸气的，感到臀部又疼又麻。王振亚和周围的同学觉得好玩，都哈哈笑了起来。刘勇用手揉了揉，什么也没说。

晚上回到家，刘勇感到疼痛难忍，告诉了爸爸妈妈。爸爸妈妈马上带他到医院检查。医生检查后告诉爸爸妈妈：刘勇的尾椎骨"粉碎性骨折"。

郑铮的遭遇更令人叹息。课间操，郑铮和几个男同学在操场追着玩。郑铮正跑着，突然一个同学伸出脚绊了他一下，郑铮收不住脚，一下子摔翻在地，头部正好磕在一块石头上。同

感悟 ganwu

亲爱的朋友，为了和同学愉快相处，平安快乐地过好校园生活，请你不要和同学做这些禁忌游戏噢！

1. 不玩"卡脖子"。

2. 不要"下马绊"。这样很容易伤着尾骨或后脑部。

3. 不要突然抽空椅子。这样做，摔倒者很容易磕在硬物硬角上造成严重伤害。

学们把他送到医疗室，校医见没有出血，就告诉他们没事，让他们把郑铮送回家休息。

等到郑铮的爸爸妈妈下班回家，郑铮已经永远睡着了。医生说是“颅内大出血”。

郑铮的父母悲痛欲绝，把学校和肇事学生都告上了法庭。

几个家庭的幸福就这样被毁掉了，而罪魁祸首竟然是学生间常见的打闹嬉戏。

私了，没完没了

郭颂的父母离异后，郭颂和体弱多病的姥姥住在一起，祖孙俩过着艰难的生活。

这一天，郭颂在学校不小心弄坏了同桌的随身听。同桌要报告老师，被郭颂拦住了，提出“私了”，允诺给同桌买个新的。郭颂想向姥姥要钱，可怎么也张不开口。爸爸妈妈整年连个人影都见不到，更别说要钱了。

眼看同桌催得越来越紧，郭颂愁坏了。一天下午体育课中间，郭颂回教室喝水。一眼看见了程珊的书包。程珊家里很有钱，穿的、用的都是班里最好的。也许她的书包里有钱……郭颂这样想着，把手伸向了程珊的书包。

“干吗呢？这不是偷吗？”这时从背后传来阴阳怪气的说话声。

郭颂吃了一惊，回头一看，原来是同学冯志。冯志很少和同学来往，听说在外面有一帮哥儿们，大家都对他敬而远之。郭颂也很少和他来往。

冯志一把夺去郭颂手里的钱包，大声对郭颂说：“走，和我去老师办公室。”

郭颂吓坏了，哀求冯志：“我是第一次，我再也不敢了。我把钱包放回去，我没动里面的东西。我……”冯志似乎被打

感悟
ganwu

同学之间的磕磕碰碰难以避免，损坏东西的事情时有发生。为了逃避家长的责备和老师的批评，有些同学采取了自己的解决方法：私了。但是“私了”往往给你带来没完没了的麻烦、烦恼甚至危险。

1. 遇事要冷静，绝对不能用“私了”的方法来解决问题。

2. 如果你拿了别人的东西，应光明正大地认错，不要被人所制。

3. 如果损坏或丢失了同学的东西，应及时告知家长，并进行赔偿。

4. 如果遇到不知所措的事，要马上告诉家长或老师，请他们帮助出主意、想办法。

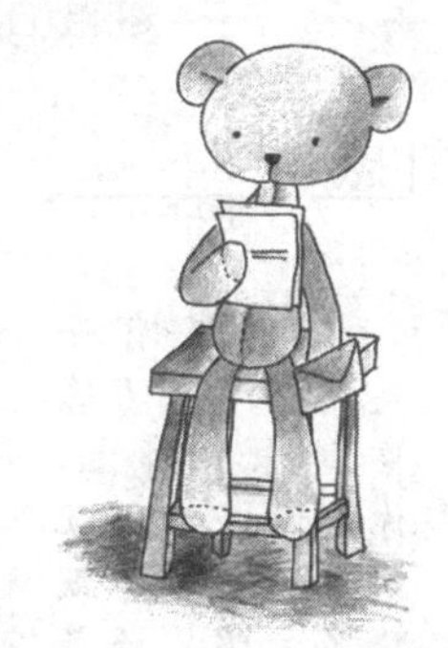

动了，他想了想说："既然这样，我可以考虑替你保密。但是你必须听我的话，否则……"冯志摇摇手里的钱包，冷笑了一下。

郭颂赶紧答应了。冯志把钱包往自己口袋里一塞，拍拍郭颂的肩膀，转身走了出去。

从那天起，冯志整天来找郭颂，一会儿让他和自己去跟别人打架，一会儿让他和自己去偷东西。郭颂稍一犹豫，冯志就威胁他，对他拳打脚踢的。郭颂既不敢告诉老师，更不愿意告诉年迈的姥姥。原本学习很好的郭颂成绩越来越差，想起上学就感到害怕。终于有一天，郭颂离家出走，再也没有回来。

我是该安静地走开，还是留下来？

那天晚上下了晚自习，赵阳锁上教室门要走时，忽然看见同班同学安奇靠在教师办公室的墙上。

赵阳问他："你在这儿干吗？"

"嘘……小声点儿。"安奇四下里看看，小声对他说，"他们几个跳窗进去了。他们非要我给他们看着，别让人发现了……"

"是咱同班同学？他们要偷……"

"嘘！"

"这是犯法！咱俩快点阻止他们。走！"

于是，安奇和赵阳也跳进办公室，对正在偷东西的同学说："你们这是'偷'，是犯法的，赶紧停下来，快回家吧！"

可几个同学根本不听，还引诱安奇和赵阳，说如果帮他们望风就给他俩一定的好处。赵阳不听，坚决阻止他们，并说要告诉老师，这下惹恼了他们。为首的同学一使眼色，几个人一拥而上，对赵阳拳打脚踢。临走时威胁道："不许告诉别人。否则……"

夜色迷蒙，安奇搀着一瘸一拐的赵阳慢慢往家走去。

感悟 ganwu

如果你看到同学偷东西，是像赵阳这样勇敢地冲上去，还是像安奇一样，拿不定主意呢？你该怎样既保护自己，又维护公共财产的安全？

1. 要坚定信念，不要被他们诱惑或威胁，自己千万不要参与其中。

2. 对同学进行规劝，告诉他们这么做是违法的，是要受到法律制裁的。

3. 如果劝阻不了，可离开现场告诉老师或家长，不要硬来。

感悟
ganwu

如果有一天，校园暴力降临到你的身上，你是做一只“沉默的羔羊”，默默忍受呢，还是积极寻求保护自己的途径？你了解这些保护自己的方法和途径吗？

1. 及时告诉家长，寻求有效保护。

2. 告诉学校和老师，争取支持和帮助。

3. 团结同学，建立学生互助组织，共同反抗校园暴力。

4. 上下学路上要和同学结伴而行。

5. 如果情节严重，要及时报警。

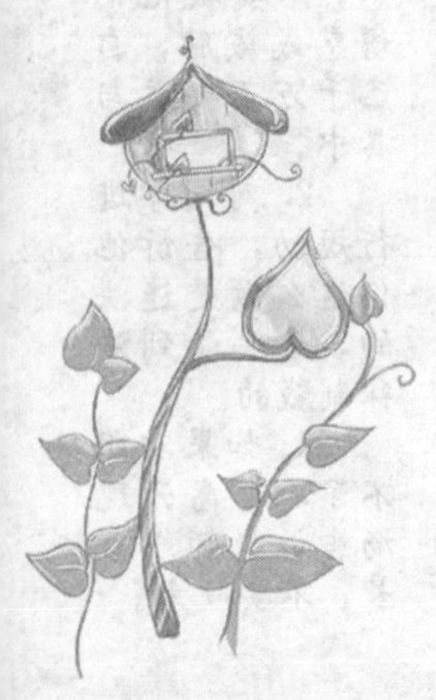

不做“沉默的羔羊”

莫慧妍住进了医院。在医院的病床上，她讲述了自己这一年来被两名同班男生殴打虐待的痛苦遭遇。

莫慧妍是一个文静内向的女孩子，她学习成绩优秀，每年都被评为班里的“三好学生”。在家里也很懂事，经常帮忙做家务，是妈妈的好帮手。自从2005年她考入镇初中，遇到了赖强和孙元，她的噩梦就开始了。

赖强身高体壮，才初中一年级，就有将近170斤的体重；孙元则是被赖强收服的小喽啰，赖强打谁他就跟着打谁。他们一个坐在莫慧妍身后，一个是莫慧妍的同桌。他们整天在教室晃荡，看谁不顺眼就打谁。有一次考试，赖强让莫慧妍给他传纸条。被莫慧妍拒绝了。赖强就恼了，挥拳照着莫慧妍的头就是一下。开始用手打，后来喜欢拿着又厚又重的语文书打，有时候还拿凳子打。他常常一边打一边说：“谁叫你成绩那么好，就是要打你的头，把你打成傻子。”常常是赖强在后面打，孙元在旁边打。

第一次挨打后，莫慧妍告诉了班主任老师，结果在放学的路上遭到了赖强和孙元更厉害的殴打。因为怕父母担心，莫慧妍从来不把自己挨打的事情告诉家里，只有在日记里倾诉：“我坐在他前面，是最悲哀的，常常挨打”“他出手很重……以前，我坚持不哭，后来总是被打，想到今后的日子也要被打，就哭出来了”“他像往常一样，打了我的背……用脚踢了我的腰……上课后我擦干眼泪，没想到，一下课他又来了……”“我很不想让自己的父母担心……而且我胆小如鼠”“我是多么希望这漫长的岁月能够赶快过去，使我不再痛苦……”。

听了莫慧妍的讲述，爸爸妈妈心痛地掉下了眼泪，医生也愤慨不已。他们鼓励莫慧妍不再沉默，勇敢地站起来，保护自己的安全，行使自己的权利。

课间，让打闹走开

黄小明和部伟都是某中学初二年级的学生。2005 年 6 月某日上午在课间休息时，两人和另外三个同学一起玩捉迷藏。几个人从上课的教学楼跑向旁边的高中教学楼。黄小明第一个跑进高中教学楼，躲进了旁边的卫生间。当时教学楼的铝合金玻璃门敞开着，黄小明跑过时碰了一下，门就自动关上了。紧跟其后的部伟收不住脚步，一下子将玻璃门撞碎，鲜血直流。部伟的头被撞破，右手被划伤。经医院诊断部伟的右手指肌腱断裂，不得不住院治疗。

和部伟住同一病房的是一个骨折的男孩。这个男孩叫李睿，是一名刚上初中的学生。一天下课，李睿和同学在楼道上打闹。当他跑到 3 楼的楼梯口时，后面的同学推了他一把，他从扶手上翻了下去，滚到了 2 楼……等他醒来时，就发现自己躺在医院里了。医生告诉李睿：他的脸部擦伤，右腿大腿骨骨折，幸运的是没伤到大脑。

更惨的是女生王蒙。王蒙是南京市某中学初二学生。2004 年 10 月的一天中午，课间休息时，王蒙回教室，班上两名男生正在教室中打闹。其中一名男生把另外一名男生推到王蒙身上，那名男生便顺手勾住王蒙的脖子，王蒙站立不稳，朝后倒了下去。王蒙倒下时，头正好撞到了课桌上，当场就呕吐不止。两名男生吓坏了，急忙叫来了老师。后经医院诊断，王蒙因脑外伤导致脑震荡。

感悟 ganwu

课间是我们消除学习疲劳、活跃身心的时间。在这短短的十分钟的课间，回荡的应该是欢歌笑语，然而有时却因为我们的不慎，发生了一起又一起事故，留下了许多血和泪的教训。课间，要轻松，更要安全！

1. 课间活动文明游戏，不玩危险性游戏。

2. 不随便进入专用教室或活动范围外进行活动。

3. 在教室里要轻轻走，走廊上要慢慢走，上下楼梯靠右走。

4. 课间不在教室、走廊、厕所、操场等处打闹、追逐、乱跑，不趴在走廊或楼梯的扶栏上，更不要把楼梯扶手当滑梯滑行。

5. 不在教学楼走廊及教室内玩足球、篮球、排球等。

晨火中成功逃生

2005 年 3 月某日凌晨，东北某省一所初中寄宿学校的宿舍楼突发大火，近百名学生在睡眼蒙眬中开始火中逃生，所幸

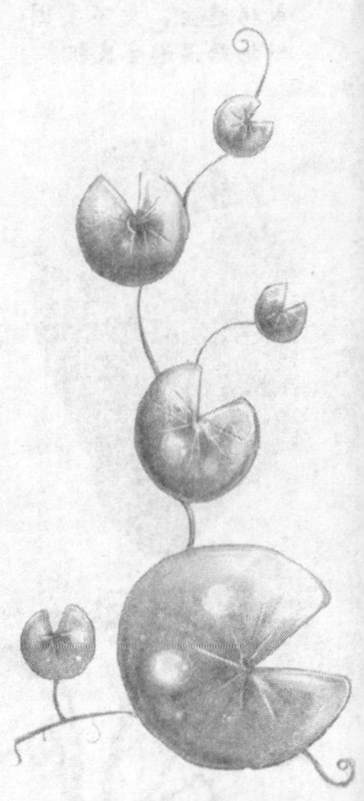

无一人伤亡。

前天晚上某宿舍的住校生陈晨用“热得快”烧开水后，忘了拔掉电源，就去好朋友那里借宿。凌晨5时，通电后扔在床上的“热得快”引燃被褥，引发火灾。住在3楼的梁萍被浓烟呛醒了，她马上下床，想查看原因。刚推开房门，就被一阵呛人的烟雾赶了回来。“着火了！”梁萍急忙把屋里的人都叫了起来，几个人跑到走廊。开始他们还想灭火呢，可到处都浓烟滚滚，什么也看不清。几个人只好退回宿舍，急忙扯下床单，撕成布条，把门缝堵得严严实实。

就在梁萍他们紧张有序地自救的时候，离楼梯最近的203宿舍的同学也被惊醒了。他们出门一看，只见浓烟弥漫，一阵阵热浪似乎也涌了过来。宿舍长王涛判断说：“这是楼上起的火，我们快下楼。”于是组织大家弄湿手绢、毛巾，捂着鼻子，哈着腰摸索到楼梯口，贴着楼梯墙就下来了。他们下楼后发现宿舍楼下已逃出了几十名学生。

很快，几辆消防车呼啸着先后赶到了现场。这时，楼梯口一直有学生向外逃离。消防队的官兵们一边用扩音喇叭向疏散的学生喊话，一边身背空气呼吸器冲进浓烟滚滚的楼内，疏散被困学生，引导学生有序逃离，并实施灭火。

引发火灾的陈晨的宿舍在大火中化为灰烬，幸亏当时宿舍无人住宿，火灾没有造成人员伤亡。

感悟
ganwu

火灾，总是瞬间发生，然后迅速蔓延。一场场燃烧的大火一次又一次给我们敲响了警钟：我们虽然不能控制火灾的发生，但是我们可以用知识保护自己。

1. 沉着冷静：根据火势实情选择最佳的自救方案，千万不要慌乱。

2. 防烟堵火：要紧闭门窗，用浸湿的棉被堵塞孔隙，并不断浇水，并用湿毛巾捂住口鼻。

3. 设法脱离险境：如果楼梯没有起火或火势不大，可以裹上浸湿的毯子、棉被等，从楼梯冲下去，也可用墙外排水管、绳子下滑。二、三楼的人可将棉被、床垫等扔到窗外，然后跳在这些垫子上。跳时要保持头朝上体位。

4. 千万不能乘坐电梯逃生，更不要因财物贻误逃生良机。

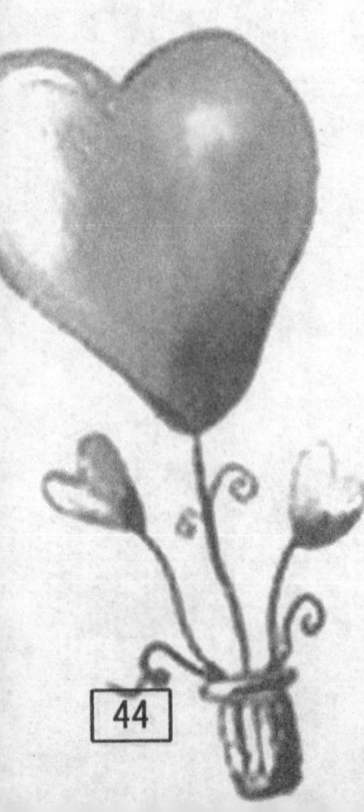

书包里的健康“杀手”

这天大清早，李明像往常一样洗脸、吃早餐，准备搭乘爸爸的车上学。可刚坐在餐桌前，李明就感到一阵头晕恶心，眼睛酸疼，吃不下饭。

爸爸纳闷不已：小明的身体一直都很健康，可最近一个月，他经常说眼睛酸疼、头昏头痛。这到底是怎么回事儿？爸爸马上带李明来到医院。经过医生的认真检查、仔细询问，最后确认罪魁祸首是李明天天装在书包里的涂改液。

原来，李明是时髦文具的忠实“粉丝”，尤其喜欢涂改液。每当看见有同学使用新品牌的涂改液时，他总要追问出售的地点，然后想方设法买来。

一听说是涂改液惹的祸，李明有点不相信。医生告诉李明：“涂改液含有的化学成分，对眼睛有很明显的刺激，经常使用会造成流眼泪、眼睛发红、恶心、呕吐等，还会对肝脏、肾脏等造成危害，甚至引起白血病等。”

“干得快是涂改液的一个优点，因为它里面含有挥发性很强的有机烃类物质，也正因为如此，它对孩子的五官会造成更加明显的损害，加强了它的毒性渗透。”

李明疑惑地问医生：“那环保型的涂改液也不能使用吗?”

“环保型的涂改液有一部分确实是真正做得比较好的，但即使是这样的涂改液，它里头的有毒成分还是存在的，所以应该说使用涂改液不可避免地都会造成一定程度的危害。并且涂改液用久了可能会产生依赖心理，远离涂改液有利于我们从小养成认真仔细的良好习惯。”

李明听从医生的话，不再使用涂改液。调理了一段时间，他又恢复了健康。你看，操场上正飞身投篮的就是李明。

感悟 gǎnwù

你的书包里是否也有涂改液这个健康“杀手”呢？看了这个故事，你知道该怎么保护自己了吧？

1. 养成认真仔细的学习习惯，尽量少出错误。

2. 尽量使用橡皮，或者学会使用修改符号。

3. 必须使用时，一定购买质量可靠的环保型涂改液，并减少使用机会。

4. 避免涂改液的液体接触自己的皮肤。如果不慎接触了皮肤，马上用清水洗净。

·陨落的“未来之星”·

2013 年 4 月 1 日，复旦一名 2010 级在读医科研究生黄洋因身体不适，当晚被送至该校附属中山医院就诊。入院后，他的病情急剧恶化，先后出现昏迷、肝功能衰竭等症状。经过医院和警方的努力，最终确定黄洋是中了毒。这则消息也让我们关注起了事件中的主人公黄洋，究竟他是怎样一个人？又为什么会突然中毒呢？

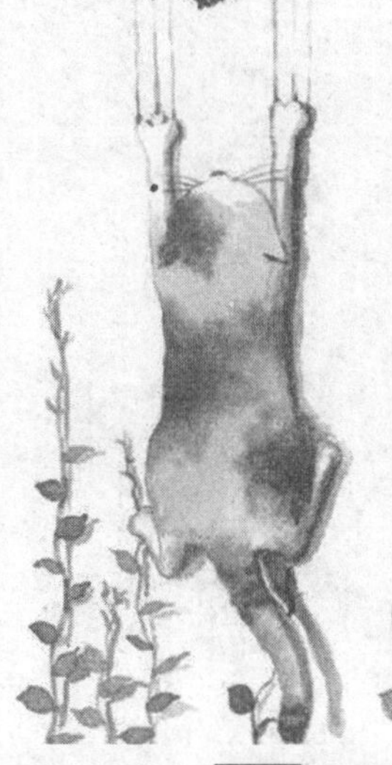

感悟
ganwu

在自己所学的专业领域都取得优秀成绩、前途一片光明的两颗“未来之星”就这样陨落了，确实令人叹息。作为学生，除了要掌握扎实的科学文化知识外，更应该注意自己的心理健康。据心理学家分析，林某虽然表面看起来是很积极乐观的优秀学生，但他性格中自尊、上进、好强、善良的一半，始终没有停止与苦闷、自责、充满挫败感的那一半的战争。长期的积郁，又没有足够的空间来释放，是他走向悲剧结局的主要原因。

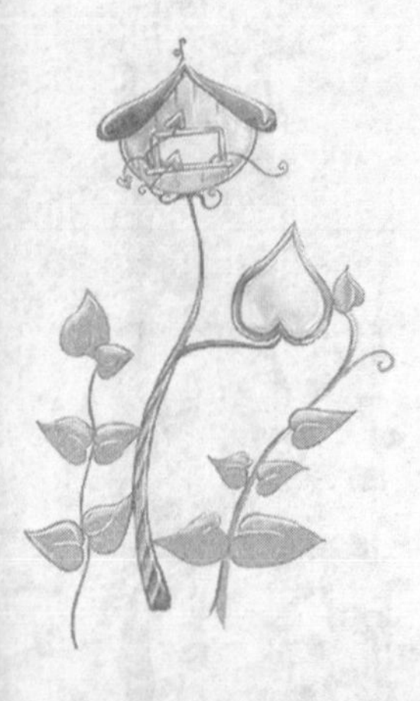

黄洋，生于1985年，四川自贡人，是复旦大学医学院2010级硕士研究生。据悉，黄洋不久前刚获得直升博士生的机会，在考博过程中其成绩位于耳鼻喉科的第一名。黄洋家住四川荣县北街农贸市场，属于“双下岗职工”家庭，生活困难。母校自贡荣县中学的班主任刘应华说，初中时期的黄洋性格开朗，因为他当了三年班长，被同学们亲切地称作“老班长”。2004年，黄洋第一次高考取得590多分，足够上重点大学，但因为想上北京大学，他选择了复读。2005年第二次高考，黄洋取得690分的高分，超出北大分数线十多分，但他最终填报了复旦大学，学习医学。黄洋弃北大而学医，很大一部分原因就是为了病重的母亲。进入大学后，母亲因为肝脏生病做过大型手术，基本都是他用奖学金和勤工俭学的收入来偿还借债的。本科和研究生期间，黄洋从未向家里要过钱。

2010年即将本科毕业时，黄洋在一个助学金发放仪式上发言：“5年前，当我手里接过复旦大学的录取通知书时，面对着非常困难的家庭经济条件，我就下定决心：从此，我要自己养活自己，而且还要把学业完成好。”黄洋在就读本科5年的时间中参加了不少志愿者工作，包括两次支教，“在服务于人的工作里感到很快乐”。平日里他与同学们的关系都非常融洽，是同学们眼中的好学生。既然他为人友善，那么中毒的原因就更让人匪夷所思了。

不久，介入案件调查的上海警方通报，在黄洋寝室的饮水机残留水中检测出某种有毒化合物成分，基本认定同寝室同学林某存在嫌疑。林某随即被警方带走。

林某也是复旦大学2010级医学院的硕士研究生，与黄洋是同学，但二人并不同科，而且，林某也是一位同样优秀的学生。医学硕士毕业后，林某并不打算继续读博士，而是在学校的相关医院的超声科做实习医生。在同学与朋友的回忆中，林某曾是本科学生会学术部部长，科研能力惊人，论文发表数远

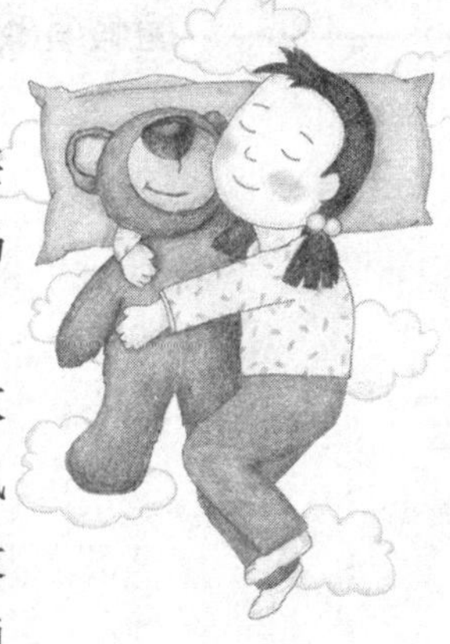

超一般学生，他热心同乡会的活动，爱打篮球、玩三国杀，甚至擅长讲冷笑话。他们看到的是一个积极规划人生、在公开场合略带羞怯，但在自己的圈子里擅长沟通合作的瘦高个男生。

这么优秀的两位“未来之星”为何有如此深仇大恨，导致林某要采取杀害对方性命这种极端的方式呢？根据警方的审讯得知，林某自从搬进了黄洋的宿舍，二人经常因为生活琐事发生口角，并且已经在自己的QQ号中将对方删除，林某曾想通过学业上的努力，超过黄洋，以此来平衡自己的心理，却始终没能实现。后来二人曾经因为平摊买桶装纯净水的水费问题发生争执，最终以林某自己买水喝而终结此事。

长期生活琐事上的积怨，加上不够畅快的沟通和交流，而作为学生本身也很少去关注自己的心理健康状况，让林某没有足够的空间释放心理的压力，从而导致了这幕惨剧。

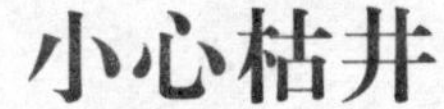

下午放学后，夕阳的余晖给大地披上了一层柔和的金纱，正在读初一的燕燕、同同和娜娜三个人在校园里奔跑嬉戏着。远远望去，真是一道美丽的风景。

不知过了多久，淘气的同同觉得这样玩下去没意思，便提议玩捉迷藏。游戏开始了，同同被蒙上眼睛，大声喊着“1——2——3——木头人！”睁开眼睛时，燕燕和娜娜早已不知踪影，她转了好几个角落，都没有找到燕燕和娜娜，于是，她便向更远的地方走去。由于刚上初一没多久，所以同同对这个校园还不是很熟悉，她想燕燕和娜娜肯定也是这么想的，她们想找个大家都不熟的地方藏起来。走着走着，同同突然看见一个大坑，好奇的她捡起一块石头，向坑里扔去，“咚——”坑里没水。随后她又找到一根树枝，来到坑边，蹲在那里试探着把树枝伸到坑里，她本想伸头向里张望一下，看看燕燕和娜

感悟 ganwu

多种多样、丰富多彩的课外活动，能使同学们的身心得到适当的放松，做到劳逸结合。但活动时应当注意以下几方面：

1. 不要远离教室，不要去无人涉足的地方。

2. 活动的强度要适当，不要做剧烈的活动，以保证继续上课时不疲劳、精力集中、精神饱满。

3. 活动时要注意安全，要避免发生扭伤、碰伤等危险。

娜两人有没有躲在坑里。突然她脚下一滑，身体向前扑去，迎头栽进坑中。她爬起来，脚下是黑黑的、臭臭的、深深的井底，急得她大声哭喊。

没被找到的燕燕和娜娜听见同同的哭喊，吓得吃了一惊，她们循着声音来到坑边，见同同已经是一个土人了。“别哭了，我们来救你了!”娜娜安慰她。“娜娜，你在这陪着同同，我去找老师!”燕燕说完，飞快地跑去求救。

同同被救出后，送到医院进行诊治。除了几处皮外伤，左臂骨折。

同同不慎落入枯井，幸亏另外两个小朋友及时找到老师，才使同同得救。

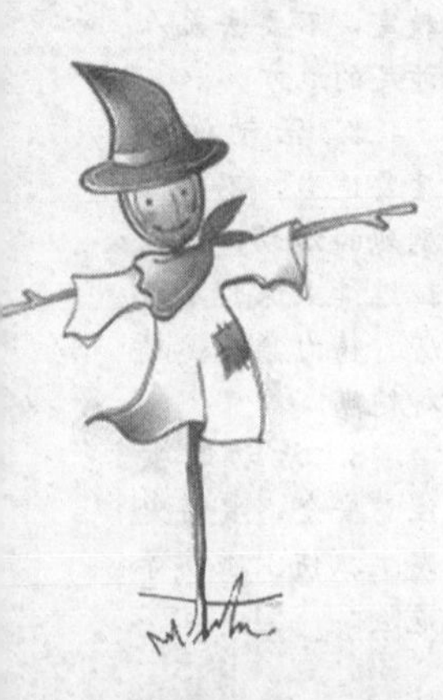

第3章

外面的世界，做自己的保护神

亲爱的朋友，我们走出菁菁校园和温馨的家，来到精彩的“外面世界”。当我们欣喜地注视着大千世界的时候，你可知道这世界就像一条奔腾不息的河流，有美丽的风景，更有咆哮的激流、危险的旋涡：

■ 清晨，几个男生骑着自行车说说笑笑上学去，突然，一辆白色面包车急冲过来，从车里伸出一只大手，抓住一辆自行车后座上的一个孩子，疾驰而去……

■ 董建军在田野放着风筝，突然他的“大蜈蚣”摇摇晃晃，像个醉汉似的，往下坠落，坠落，挂在了高压线上，只听“砰”的一声巨响，董建军躺倒在铁路边……

■ 江雪和吴敌在站牌处等车回家，突然，一个较胖小伙子将手伸进一个男乘客的外衣口袋……江雪正要张口喊叫，身旁的吴敌一下捂住了她的嘴巴……

当我们的身边没有老师和家长的呵护时，在危险降临的一瞬间，能救我们生命的人只有我们自己！亲爱的朋友，为了我们的平安，请用知识和智慧武装自己，学会做自己的保护神吧。

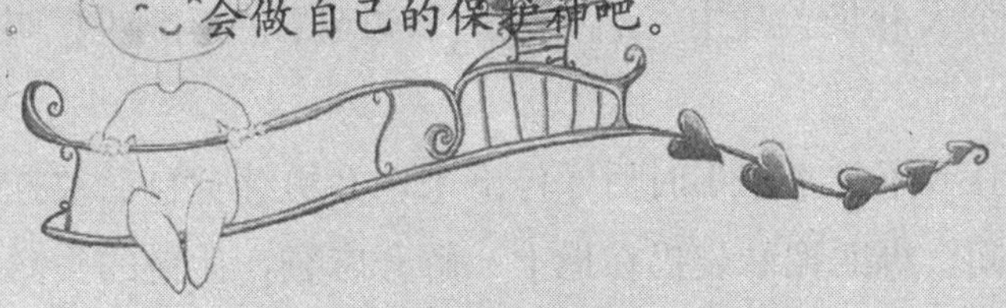

“魔窟”脱险

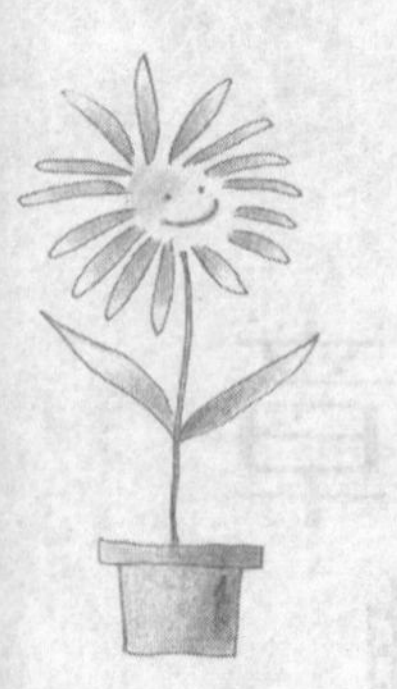

感悟
ganwu

机智勇敢的乔勇依靠自救知识成功脱险，我们赞叹之余，是否该反躬自问：我储备了足够的自救知识了吗？一旦身处险境，我能以最快的速度脱离险境吗？

1. 衡量是否有能力逃跑，再运用随身携带物品自卫。

2. 若无充分把握，不要用言语或动作刺激绑匪，以免遭不测。

3. 如周围有人，可乘机呼救引人注意，伺机逃脱。

4. 伺机留下求救讯号，如：眼神、手势、私人物品、字条等。

5. 一旦“羊入虎口”，应凡事顺从，采取低姿态，以降低绑匪戒心。

6. 可适当告知绑匪自己的姓名、电话、地址等，但不要透露家里的经济状况。

7. 等待时机设法潜逃，并立即以电话向家人、亲友或公安机关求助。

8. 熟记绑匪容貌、口音、交通工具及周遭环境特征（特殊声音、气味）。

9. 回忆事件的细节，协助警方破案。

在山东莱芜的一所中学，14 岁的乔勇成了大家心目中的英雄。他遇险不惊、成功自救的神奇故事传遍了整个校园、整个家乡。

故事发生在 2004 年 3 月的一天。那天清晨 6 点多，乔勇坐在同学陈志强的自行车后座上，两个人一起去上学，身后还跟着几名骑车的女同学。他们一边骑车，一边聊天。当他们行至远离村庄的路段时，突然从他们后面冲出一辆白色面包车，径直朝他们驶过来。几个人慌忙躲闪。可这辆面包车来了个急刹车，在他们身边停了一下，然后才急驰而去。

骑车的陈志强吓出了一身冷汗，他回头对乔勇说：“好险！这人怎么开的车啊？”这一看不要紧，陈志强大吃一惊：“天啊！乔勇没了！乔勇哪儿去了？”

“乔勇被那辆面包车抢走了！肯定遇到绑匪了！”跟在后面的几个女同学七嘴八舌地说，她们看见那辆面包车逼近陈志强他们后，从面包车里突然伸出一只大手，瞬间便把乔勇掠走了。

大惊失色的同学们迅速赶到约一公里外的学校，将这事告诉了老师，老师们立即报警，并通知了乔勇的父母。

就在乔勇一家和学校师生心急如焚的时候，乔勇正经历着地狱般的恐惧。乔勇被抓进车里后，看见车里有 3 名绑匪，全戴着白色蒙面罩和手套。飞驰中绑匪们迅速用一件衬衫蒙住他的双眼，又用绳子反捆他的双手，用胶布封住他的嘴巴，接着把他装进一个大麻袋。其中一名绑匪边绑边吼：“不准叫！叫就打死你！”

面包车狂奔了约半个小时后才停下来，乔勇感觉自己被扛进了一个房间。绑匪把麻袋扔在地上，解开麻袋，让他的头露

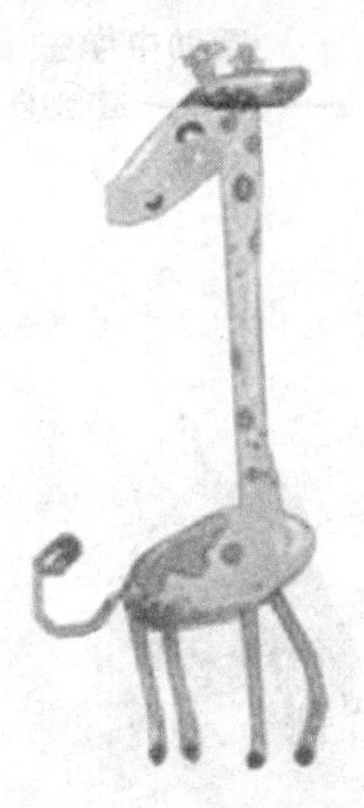

出来，然后撕掉封嘴的胶布，威胁道："想活命的话，就快把你爸爸的手机号码说出来！"

乔勇一听就明白自己被绑架了，他们是冲着爸爸的钱来的。乔勇的爸爸是一名包工头，是方圆百里有名的"能人、富人"。乔勇琢磨着不能让他们的阴谋得逞，就说不知道。绑匪气坏了，对他拳打脚踢。乔勇被装在麻袋里，想躲也躲不开。"他们会打死我的！好汉不吃眼前亏，先胡乱告诉他们一个号码再说。"乔勇想了想，就故意大叫口渴、眼疼，让他们拿水喝，否则就不告诉他们。一个绑匪松开了蒙住乔勇眼睛的衬衫，乔勇见这个绑匪摘下了面罩去拿水，就盯着他看了又看，暗暗记住了他的长相。"妈的，看什么？不想活了？"绑匪呵斥道。"快说号码！"另一个绑匪恶狠狠地踢了乔勇一脚。乔勇就胡编了一个电话号码告诉他们。乔勇很快又被装进了麻袋，他感觉自己被人用绳索吊到了一个很深的地方，接着一阵杂乱的脚步声，一切又回归平静。

"我一定要活着逃出去！"乔勇逐渐镇定下来，开始想办法。突然他想起在一节安全课上，老师曾经教过的遇险自救的方法。乔勇心里一亮，开始吐口水，将嘴上的胶布濡湿、弄脱，然后用牙齿一点点咬断捆住双手和双脚的粗绳，咬得满嘴是血，简直把牙齿都要咬脱了，才将绳索咬断。乔勇感到一阵欣喜，可是麻袋口也被紧紧地捆死。为了从麻袋里脱身，尽管乔勇的牙齿在不断流血，他仍然用牙齿艰难地咬麻袋丝。咬着咬着，他突然想起来：背上的书包里有一把削铅笔用的小刀！他喜出望外地摸出小刀，一点点割烂麻袋，然后从割开的口子处伸出双手……

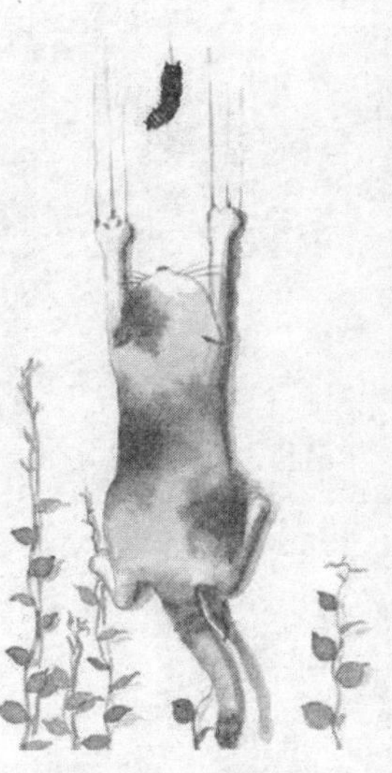

终于从麻袋里"解放"出来，可乔勇看到的依然是一片黑暗。他伸手摸了摸，四周都是光光的、滑滑的，像是陡壁，感觉像是一口深井。乔勇用手摸来摸去，发现井壁上有凸出来的石块，便试着用两只手和两只脚分别撑在井壁上，像蛙跳一样往上弹跳。攀爬了大半个小时，井中终于出现一点点亮光。乔勇欣喜若狂，可马上又陷入绝望的深渊：井盖正牢牢地盖着井口！

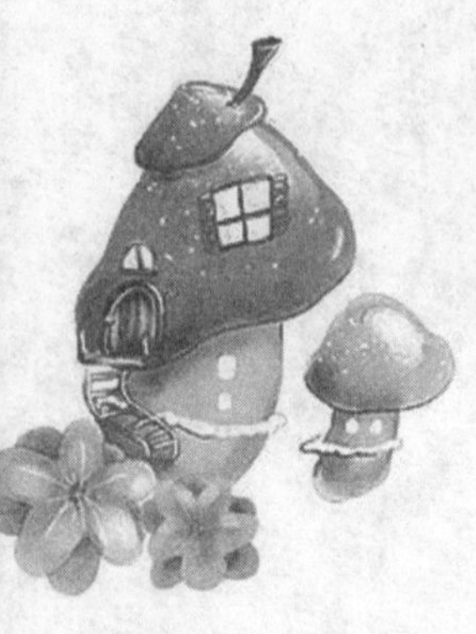

此时的乔勇已经累得快虚脱了，他艰难攀抓着井壁，不停地喘着粗气。他暗暗鼓励自己：我不能放弃，爸爸、妈妈、老师和同学都在等着我呢，我不能就这样死了！与其等死，还不如拼死算了！于是乔勇绷紧头皮紧闭双眼，用头猛顶井盖，一次，两次……不知顶了多少次，只听“嘣”的一声，井盖竟然被顶开了。

乔勇逃出深井后发现院子里静静的，空无一人。于是他迅速逃离危险地，又担心绑匪发现，会分头追来，便机智地借助树林和庄稼的掩护，背着书包朝山野跑……

经历近 4 小时的噩梦，乔勇终于归来，见到了自己的父母、老师和同学。乔勇的头部因撞击井盖多处血肿和流血，并掉落不少头发，大家急忙把他送进了医院。

根据乔勇对绑匪相貌的描述，派出所很快锁定了嫌疑犯，不久就将绑匪抓捕归案了。

·风筝飞满天·

冬去春来，雪融花开，又到了风筝飞满天的“三月三”。

董建军的家乡有放风筝的习俗。每到春秋两季，尤其是农历三月三，他们家乡的天空显得特别美：种类繁多的风筝在蓝天下尽情显示飘逸身姿，嘹亮的哨声在白云间婉转流泻。不仅孩子们整天痴痴地望着天空，就连大人也抢过孩子的线轴，跟着风筝奔跑呼叫。

董建军是一个超级风筝迷，自然不会错过这个好时节，每到星期天他都叫上自己的好朋友路斌，两个人一块骑自行车去郊外放风筝。

董建军家附近就有一个很大的广场，他为什么不在那里放风筝呢？路斌就曾问过董建军这个问题，董建军不屑地说："那么小的地方，挤了那么多的人、那么多的风筝，哪是'放风筝'啊，简直是'遛风筝'!"

很快，两个人就来到了国道旁的田野。董建军取出自己扎的大风筝"大蜈蚣"，放在地上整理好，然后把线轴交给路斌，自己高高举起风筝，逆风奔跑起来。风筝越来越轻，似乎要带着董建军飞上云层。董建军赶紧松手，"哗"的一声"大蜈蚣"就跃到空中，翩翩起舞。"快放线，放线!"董建军又喊又比画，路斌急忙拿着线轴跑起来，一边跑，一边放线。他们的"大蜈蚣"越飞越高。

路斌只顾放风筝，不留心被麦地的田垄绊了一下，"扑通"一声就摔翻在地。董建军跑来扶起他："让我来吧。"董建军接过线轴，一边后退，一边松线，风筝飞得越来越高。董建军美滋滋地对路斌说："我们的'大蜈蚣'就像云里的龙，飞得多棒啊!"路斌佩服地点点头。

他们沿着田野向东，不知不觉随着飘飞的风筝来到了铁道线旁。风越来越小，庞大的风筝逐渐下落。而董建军只顾和路斌闲聊，一点也没有发现，他们已经来到了铁道上的高压线下。

风筝摇摇晃晃，像个醉汉似的，往下坠落，挂在了高压线上，只听"砰"的一声巨响，董建军躺倒在铁路边，衣服几乎被烧光了，他翻了下身，就一动也不动了。路斌吓得脸都白了，呆呆站着，不知道该怎么办。

不远处有几名铁路工人在维修铁路，他们急忙跑了过来，用铁锹拨开董建军手里的线轴，把董建军抬下铁道，紧急送到了附近的铁路医院。

经过抢救，董建军虽然保住了命，但却落下了终生的残疾。

感悟 ganwu

放风筝是深受大家喜爱的娱乐活动，对同学们来说，更是难得的放松时刻、亲近大自然的良好机会。但是再好的活动项目，如果选错了方法和地点，也会引出许多麻烦，甚至为你或他人带来不幸。亲爱的朋友，你说呢？

1. 注意不要将导电的金属线和材料用在风筝的制作和放飞过程中。

2. 要选择空旷地带，远离高压电线和公路等。

3. 要看清空中，注意观察上空是否有电线，防止因风筝与电线接触而发生事故。

3. 要留意天气，根据天气变化作好皮肤和身体各器官的保护，尤其要防止太阳光反射对眼睛造成的伤害。

4. 如果风筝挂在电线上，不要贸然去取，防止触电和摔伤。

5. 风筝线断掉之后，要将断线全部收回。

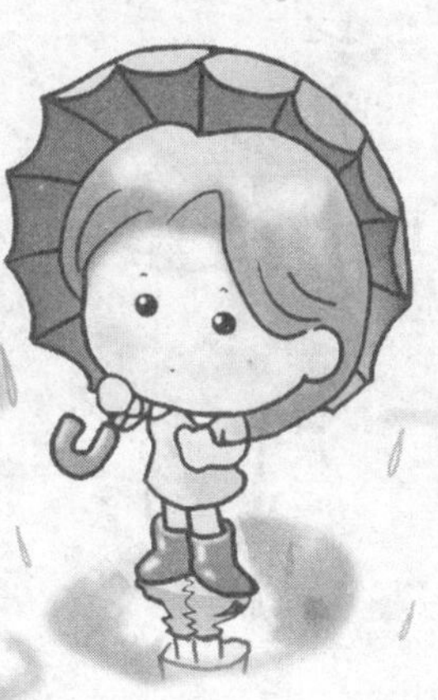

感悟
ganwu

现在，在我们周围，安放有很多健身器材，像李杰这样"健身不成反伤身"的事情时有发生。亲爱的朋友，你会安全使用这些健身器材吗？你知道怎样才能避免不必要的伤害吗？

1. 避免单独从事器械式的重量训练，应结伴锻炼。

2. 使用器材前先了解使用方法，检查器材的安全性。

3. 进行蹲举、仰卧推举或其他危险性的动作时，要请人协助，避免意外伤害发生。

4. 在指定的活动范围内从事重量训练或有关的活动。

5. 依照器材设计的方式从事训练，否则容易造成伤害。

6. 使用后的重量器材马上归位，以免造成伤害。

7. 选择力所能及的项目健身，不争强好胜，不作超出自己能力的练习。

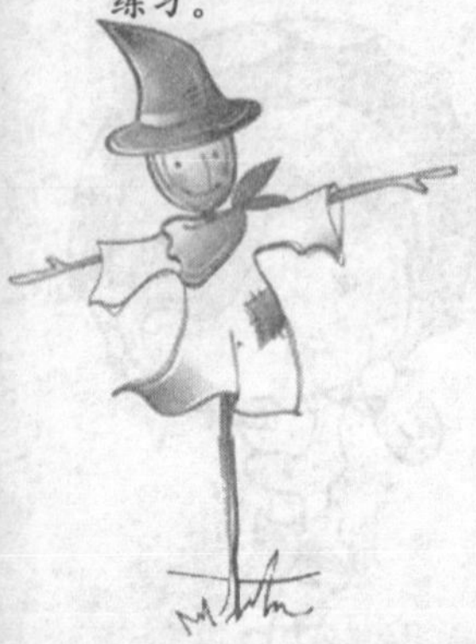

健身场上的紧急抢救

15岁的李杰是内蒙古赤峰一所中学的学生，去年暑假来到北京，不想发生了一场意外，险些失去他年轻的生命。

李杰的父亲在北京一家建筑公司做电工，因为工作繁忙，已经两年没有回老家了。李杰非常想念父亲，一放暑假他就告别妈妈，一个人从家乡来到北京看望父亲。李杰父亲看到儿子又惊又喜，为了陪儿子玩，特意请了几天假。

这天上午大约10点钟，李杰的父亲带着李杰来到一处室外娱乐场。李杰新奇而兴奋地张望着，他从来没见过这么多的游乐设施。李杰的父亲告诉他：这是免费的，可以随便玩。李杰一听更高兴了，开心地玩了起来。父亲看儿子玩得高兴，也放心地在娱乐场内溜达起来。几个老人在远处的树荫下下象棋，李杰的父亲就踱过去，专注地看了起来。

正值中午，天气炎热，娱乐场的游人很少，大部分的器械都没有人玩，李杰玩得特别开心。他玩了一会儿跑步机，又来到一处铁杠下面。刚才有个小伙子一直在作举杠练习，看他举得那么轻松，李杰的心早就动了。小伙子刚走开，李杰就迫不及待地躺在那儿。李杰用力举起了铁杠，一次，两次……李杰不断向上做挺举的动作。不一会儿，他就感到铁杠越来越重，手腕开始发软，胳膊开始发颤。他想喊父亲来帮忙，可是"爸爸"俩字还没出口，他的胳膊已经支撑不住了。手腕粗的铁杠失去了控制，向李杰的胸部狠狠地砸了过去！"哎呀！"李杰惨叫一声，便昏死过去。

而观棋的李杰父亲还一无所知。1分钟、2分钟……10分钟后，李杰的父亲偶然一回头，才发现李杰正仰面躺在铁杠的缝隙处，一动不动。李杰的父亲不顾一切地冲了过去，把手放在儿子的鼻子上一摸，心马上就沉了下去：李杰已经没有呼吸了！

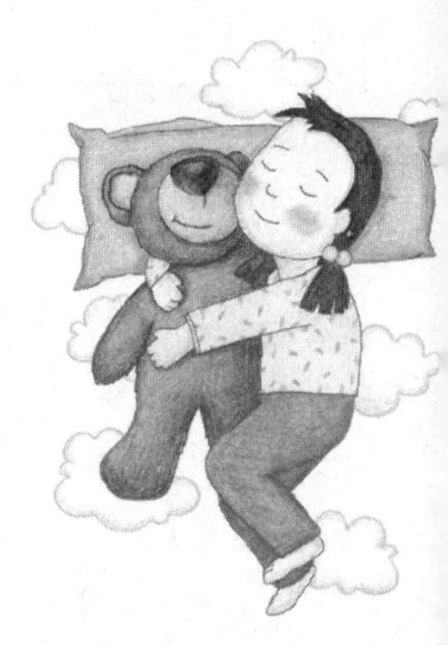

下棋的老人也跑了过来，其中一位老大爷拿出手机拨打了120急救电话，另外几个老人帮着李杰的父亲把李杰平放在草地上。李杰的父亲是一名职业电工，积累了很多急救常识。他按住李杰的鼻子，进行人工呼吸。可是经过十几次的人工呼吸后，李杰仍然紧闭双眼、呼吸停止。李杰父亲急得大汗淋漓，也顾不上擦一把。眼看人工呼吸无效，他又将双手放在李杰胸前，进行心脏按压。3分钟以后，李杰终于出现微弱的呼吸！

就在这时，救护车赶到了事发现场。很快，四肢冰冷、脉搏微弱的李杰被送入医院急诊室。经过初步诊断，李杰肺部挫裂伤，肺部大面积渗血。经过紧急抢救，李杰终于恢复了正常的自主呼吸。两天后，李杰脱离了生命危险。

就这样，李杰终于与死神擦肩而过。

·智擒八贼·

在成都流传着这样一个故事：两名女中学生一举擒获8名小偷，自己却毫发无损！

刚听到这个故事的人无一例外，都瞪大了双眼："肯定是瞎编的，现在的记者就会胡写！"这两名女中学生一个叫江雪，一个叫吴敬，两人不仅是好朋友，还是对门邻居。

2004年11月的一天下午5点，江雪和吴敬放学后，像往常一样来到325站牌处等车回家。等车的人不是太多，大家站得散散的。江雪和吴敬靠车牌站着，开心地聊着学校的趣事。这时，从江雪身后走来一个小伙子，他的衣服敞开着，左胳膊上搭着一件外套。江雪急忙给他让路，可小伙子硬是从江雪和吴敬中间挤了过去。吴敬对江雪说："大冷的天，有衣服拿着不穿，真怪！"江雪转头看去，发现还有几个小伙子在人中间不停地挤来挤去，眼睛始终不离候车人的包。

江雪起了疑心，低声对吴敬说："你看那几个人总是盯着别人的包看，衣着打扮也怪怪的，像是小偷。我们小心点，等这几个人上车后再上车。"吴敬点点头。

公共汽车来了，这几个小伙子一拥而上。江雪和吴敬故意走在最后面，目不转睛地看着那几个人。突然，一个较胖的小伙子在同伙身体的掩护下，将手伸进一个男乘客的外衣口袋，摸出一部手机，迅速揣进了自己的裤兜。心直口快的江雪正要张口喊叫，身旁的吴敬一下捂住了她的嘴巴："嘘！再看看！"狡猾的胖小伙得手后，从后门跳下车，挥手拦住一部出租车，一头就钻了进去。

怎么办？江雪和吴敬来不及上车找失主，也赶紧拦下一辆出租车。

"上哪去呀，小妹妹？"开车的师傅和善地问。

"师傅，前面那辆出租车上坐着一个小偷，跟上它！"

"他们偷了你们的钱包？"师傅惊奇地问。

"不是偷我们的，是偷了别人的。"于是两个人简单讲了事情的来龙去脉。

师傅被感动了："放心，他们跑不掉的！"说着脚下一踩油门，车子风驰电掣般追了上去。师傅还让江雪用他的手机报了警。

他们的车紧紧"咬着"前面的车子，而前面的车子毫无察觉。

就这样跟踪追击到了偏僻的人民西路，小偷乘坐的出租车停了下来。很快，他的同伙也陆陆续续汇集过来。他们会合后装作若无其事的样子，一路谈笑风生，向人民公园附近走去。

江雪和吴敬也赶紧下车，悄悄跟在他们的后面。江雪和吴敬数了数，一共是8个小偷。这8个小偷在公园门口盘桓了一会儿，低语了一阵儿，就扭头往回走。

江雪和吴敬着急了：怎么警车还没到呢？小偷要跑了怎么

感悟 ganwu

亲爱的朋友，当你遇见小偷时，你会怎么做呢？

1. 沉着冷静，千万不要表现出惊讶，更不要大喊。

2. 注意观察周围是否有同伙。

3. 巧妙提醒事主，可以撞一下小偷准备下手的部位，引起事主的警惕。

4. 向周围人寻求帮助。

5. 打110报警电话。

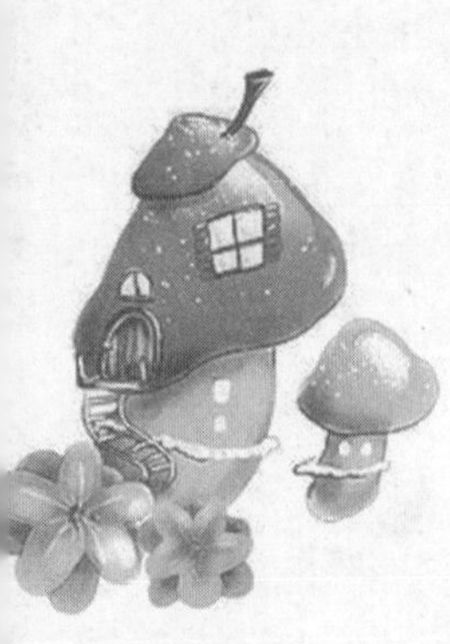

办？哎呀，他们已经上了一辆公交车，车在缓缓启动，要开了……

江雪和吴敬急得简直要跳起来了，突然看见不远处有名交警，两人急忙跑过去……

公交车被拦了下来！车前停着一辆出租车，站着一名威武的交警，还有两个稚气的小姑娘！

令人宽慰的警笛声越来越近，越来越清晰。

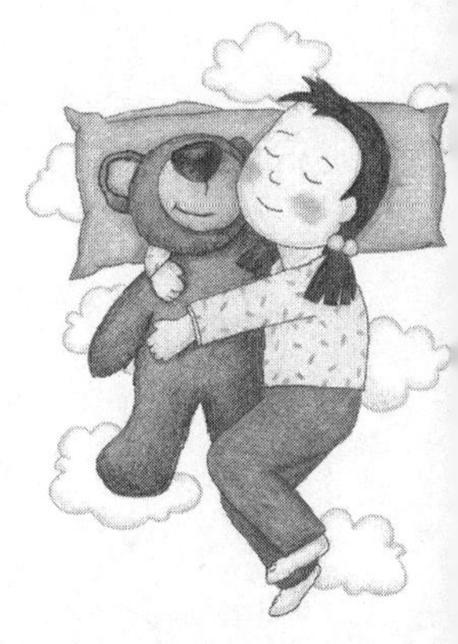

水乡英雄

2005 年 8 月的一个星期天，难得拥有一个不用补课的周末，湖北省某中学的学生黎志西早早就起了床，他翻出自制的钓鱼竿，然后拎着一个小塑料桶来到了村后的水塘边。

这个天然而成的水塘不算很大，但也近 3000 平方米。水塘里的水总是满满的，一阵清风吹过，水面上就会静静地漾起细细的波纹来。水塘四周是高大的槐树和袅娜的柳树，像一堵绿色的墙，把水塘给严严实实围了起来。近水处是一人多高的芦苇，密密实实，藏了许多水鸟和青蛙。这里是孩子们的天堂，也是最让大人担心的地方。

黎志西在水塘边弯弯腰，踢踢腿，然后绕着水塘跑步，之后选中一块地方，放下小桶和渔竿，静静地等着鱼儿上钩。太阳越升越高，已经越过树梢，直直地照射着水面。“快 10 点了吧？该回去了。”黎志西看看小桶里已经钓到了不少的鱼，决定收拾东西回家。

这时跑来两个十来岁的孩子，大点的女孩对小男孩说：“我去这边，你去那边，比比谁捡的多。”两个孩子说着、笑着跑开了。黎志西知道他们在捡鸟蛋，自己小时候也经常干这样的事情。黎志西收好渔竿和桶正要离开，忽然听见“啊”的一声惊叫，接着又“咚”的一声，好像落水的声音。黎志西急忙

感悟 ganwu

亲爱的朋友，如果你遇到了这种情况，应该怎么做呢？

1. 立即清除溺水者口、鼻内的泥沙或呕吐物等，松解衣领、纽扣、腰带、背带等，保持呼吸的顺畅。

2. 垫高溺水者的腹部、胸部，使头下垂，按压以控水。

3. 进行人工呼吸，以恢复溺水者的呼吸。

4. 溺水者苏醒后要禁食，用抗生素防感染。

往水面看，对面有人在水里挣扎。“有人落水了！”黎志西大吃一惊，边喊边跑了过去。女孩闻声钻出芦苇，拼命喊起来：“余超，超超，小弟……”喊声中夹杂着哭声。

黎志西边跑边甩下脚上的鞋、衣服，飞奔到男孩落水的地方，一跃而下。男孩双手无力地挥动着，已经快要沉到水底了。黎志西从侧面绕到男孩的身后，左手从他的左臂下穿过，抓住他的右手，拖着他往岸上游去。水塘边布满厚厚的绿苔、绿绿的水草，又黏又滑，黎志西怎么也爬不上岸。幸好，女孩赶过来，用劲拽着黎志西，经过一番挣扎，终于上了岸。

女孩一见弟弟肚子鼓鼓的，眼睛紧闭，嘴唇发紫，就大哭起来。此时的黎志西却沉着老练，果断地把男孩放到地上，让女孩抬高男孩的脚，把塑料桶垫在男孩的身下，自己开始用手挤压男孩肚子里的水。水流出以后，黎志西俯下身子，对男孩实施人工呼吸。

约20分钟后，男孩的呼吸逐渐恢复，慢慢睁开了双眼。黎志西把男孩背到大路上，几个村民正好经过，闻讯急忙将男孩送往医院。经过治疗，男孩很快脱离了危险。医生说，多亏抢救及时，急救措施得当，这个孩子才能从死神手里逃脱。

黎志西的事迹很快就传遍了家乡。有人问他怎么会人工呼吸，他说：“我们在学校学过，老师让我们练过。”

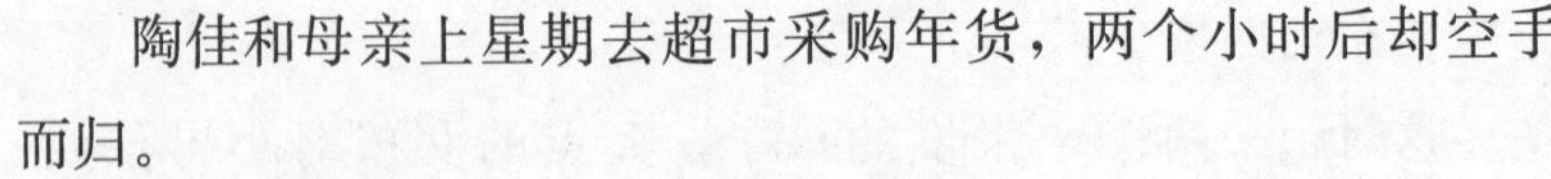

超市里的贼影

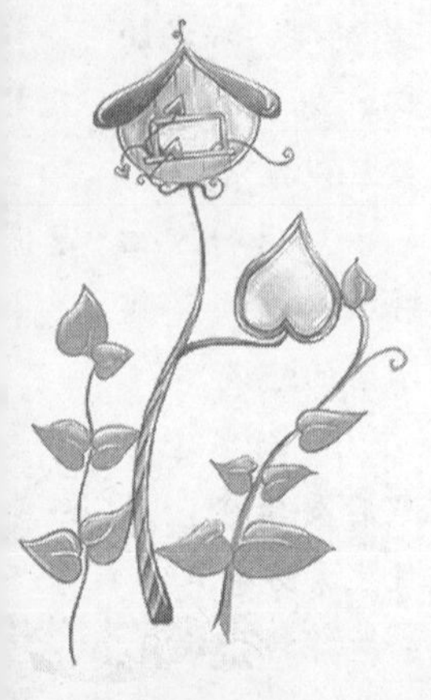

陶佳和母亲上星期去超市采购年货，两个小时后却空手而归。

原来她们遇到了可恶的小偷，不仅偷去了她们的钱包，甚至连陶佳母亲的羊绒大衣也偷走了。一提起这件事情，陶佳就气不打一处来。

因为是春节前的最后一个周末，超市里的人摩肩接踵，一不小心就可能踩着别人的脚。陶佳推着购物手推车，跟在母亲身后艰难地在人流中穿梭，不一会儿，就出了满身的汗。于是陶佳脱下外套，连同母亲的大衣一块放在手推车里。

陶佳和母亲都没有注意到，几名男子一直在她们身后挤来挤去，对超市里的商品看也不看，好像一点儿也不感兴趣。只有别人注意到他们的时候，他们才会拿起商品装模作样地看看。即使他们在看商品的时候，仍然用眼角余光不停地在其他顾客身上扫来扫去。

陶佳母亲选中一样商品后，就举起来让陶佳看一看，征求陶佳的意见，陶佳也兴致勃勃地挑来选去，渐渐忘记了手推车里的衣物。

这样一路走一路选，母女俩来到了鲜肉区。这里的人更多了，每个窗口都排了长长的队伍。母亲让陶佳去排队，自己则去旁边的冷柜选购冷食。

跟在她们身后的几个人耳语了几句，很快散开了。其中一个穿着黑色上衣的人排在陶佳身后，另一个穿着绿色羽绒服的人紧紧贴着陶佳站在旁边。陶佳不满地看了他一眼，往一边挪了挪。

此时另外三个男子已经围上了陶佳的母亲，其中一人把手伸向了陶佳母亲的口袋……

很快，这几个小偷就得手了，他们一打眼风，一眨眼就消失在人群中。

陶佳和母亲还一无所知，母女俩推着满满一车年货，边说边笑来到了收款台。

母亲一摸口袋，顿时大惊失色："钱包没了！"

旁边有人摇着头说："肯定被偷走了。快过年了，小偷特多。"

母女俩沮丧地放下手推车，准备离开超市时，才发现车里的大衣和外套竟然也被偷去了！

感悟
ganwu

购物本来是一件快乐的事情，可一旦像陶佳母女俩一样被小偷盗取钱物，恐怕心情一下子就糟透了。那么如果我们到超市或商店买东西时，怎样做才能防止钱物被盗呢？

1. 要提高警惕，不能麻痹大意。

2. 随时留心自己的钱包，时刻注意你周围的人。

3. 千万不要把衣物和提包放在手推车里，最好放在存包处。

4. 挑选商品或试穿新衣时，不要随便把包交给别人，对周围人保持足够的警惕，尤其是那些在你身边挤来挤去的人。

5. 一旦发现自己的财物被窃，立即向附近派出所报案。

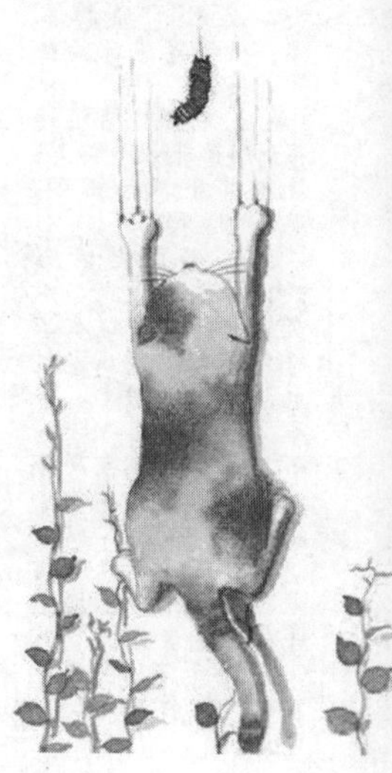

·漂亮的花裙子，旋转的安全伞·

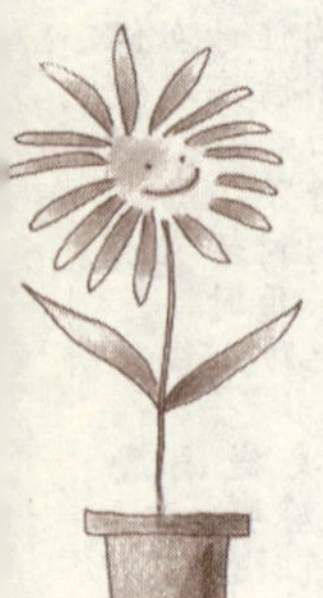

感悟 ganwu

我们生活中常常发生让人始料不及的意外情况，尤其在面对“电老虎”时，如果不能用智慧救人，反而可能会白白搭上自己的性命。郁征用智慧和知识既保全了自己的生命又帮助了别人。亲爱的朋友，如果你发现有人触电，你知道正确的做法吗？

1. 应立即关闭电源开关或拔掉电源插头，或用干燥的木棒、竹竿等绝缘物挑开电线。

2. 将触电者迅速移到通风干燥处仰卧，放松其上衣和裤带，观察呼吸和脉搏。

3. 若触电者呼吸、心跳均停止，应交替进行口对口人工呼吸和心脏按压，打电话呼叫救护车，并尽快送往医院。

4. 千万不要用潮湿的工具或金属物去拨电线。

5. 触电者未脱离电源前，千万不要用手碰触电者。

6. 千万不要用潮湿的物件搬动触电者。

一件漂亮的花裙子竟然救了五名触电男生，你听说过这个故事吗？

那天下午放学后，新疆某中学女生郁征背着书包往家走。在她前面，有五个男生正打打闹闹。他们中的一个人抓着一根细绳，另一个人去抓他，大叫一声。闻声跑来的两个男生也去抓他。他们抓住后都不松手。郁征看见了这一切，忍不住笑起来：男孩子就是爱瞎闹。

看着看着，郁征突然觉得有点儿不对劲儿。她发现这五个男生脸色都很难看，显得十分恐惧、十分惊慌。郁征顺着他们的身体向前探望，发现他们抓的竟然是一根断了的电线。糟糕！他们准是触电了！

想到这一点，郁征并没有惊慌失措，也没有贸然跑上去拉那几个男生。她知道，如果自己就这样去接触那些男生，是很危险的。只有自己戴上不导电的手套去拉触电的人，才会安全。

可是，到哪里去寻找绝缘的手套呢？郁征环顾四周，急得满头大汗：再拖，他们会有生命危险的！

就在这紧急时刻，她一低头发现了自己身上穿的裙子：尼龙裙子！对了，记得老师曾讲过，橡胶、尼龙、木头等东西是不导电的，尼龙裙子不是可以用来救人吗？

郁征马上脱了裙子。长这么大，她可从来没在男生面前脱过裙子，也没有在大马路上脱过裙子。可是现在她却顾不上这些了。为了救人，也只有这么办。郁征将裙子叠成一团儿，垫在手里，伸手试探着去拉一位男生。

没有触电！郁征心里有了底儿，动作也大胆起来。

郁征用劲去拉那位男生。但是郁征感到对面好像站着一个隐形的巨人，在和她争夺那位男生，郁征也快被他拉了过去。郁征的脸

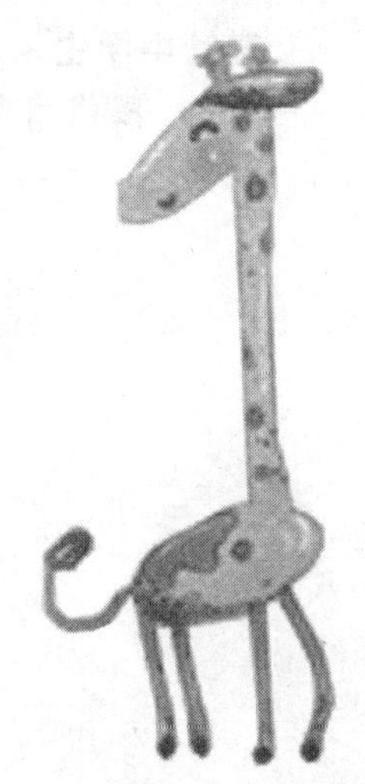

涨得通红，她不得不往后撤着身子，用尽了全身的力气。终于，那位男生被拉下来了！他跌倒在地，脸色苍白，慢慢眨着眼睛。

郁征经过努力，又拉下了一位男生。这时，她突然灵机一动：我应该把电线拽开，那样几位男生不就都得救了吗？这样一个一个往下拉，不是既费时间又费劲儿吗？

想到这儿，郁征团了团手中的尼龙裙，然后抓住电线，用力一拽，剩下的三位男生都得救了！

多么漂亮的花裙子啊，就像旋转的安全伞！

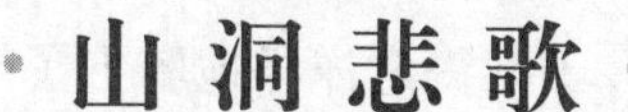

山洞悲歌

那天清早，舒华骑上自行车，带着家里菜园种的几十斤白菜，到离家不远的城镇去卖。舒华是个懂事的女孩，很早就帮家里干活了。通常都是父亲去城镇卖菜，可前两天在煤窑做活的父亲摔伤了腿，母亲又不会骑自行车，白菜已经摘下几天了，再放就该不好卖了。正在犯愁的时候，舒华自告奋勇要去城镇。父母犹豫了一下，只好答应了。

舒华一边骑车往城镇赶，一边快乐地哼着歌。而单纯的姑娘不知道，一双贪婪、罪恶的眼睛已经盯上了她，准备向她伸出邪恶的手。

50多岁的光棍汉丁某骑着一辆自行车，带着针头线脑之类的小东西，走村串户。这天他来到了舒华所在的村庄，刚要开口吆喝，就见舒华开门推车出来，他一下子就被荷花般的姑娘吸引住了，产生了恶毒的想法，于是她悄悄跟在后边。

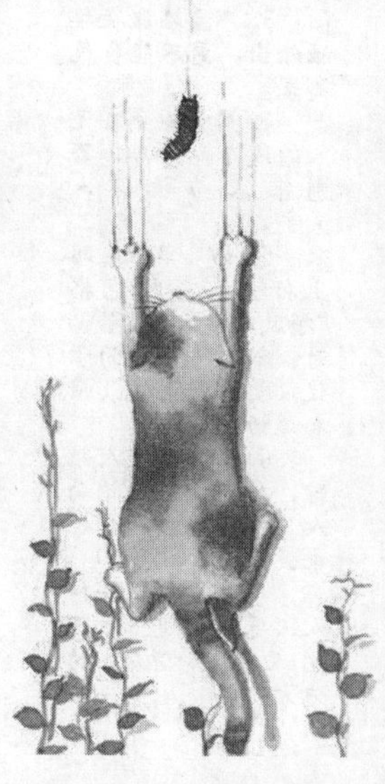

眼看舒华要到菜市场了，丁某骑自行车从后面赶上来与她搭讪。丁某自称是某单位的司务长，假惺惺地说："看你小姑娘这么懂事，你的菜我全要了。"

舒华一听高兴坏了，忙回答说："都要的话，价钱可以便宜。"

丁某则"大方"地说："不用，我们是单位出钱。"他出的价钱远远高于市场价。

舒华听了喜不自禁，以为自己遇上了“贵人”，急忙答应了。

丁某取出钱包，翻看好长时间，才一拍脑门：“哎呀，我今天本来没打算买菜，就没带钱。这……要不我改天再买?”

舒华一听有点着急，赶紧说自己可以等他拿钱来。

丁某装出思考的样子，终于一跺脚，下了决心似的：“好吧，就今天买。不过，我们单位挺近的，你愿不愿意帮我把菜送过去，正好我把钱给你?”

舒华一听，放心了：“没问题，我给您送过去。”

“那辛苦你了。”丁某得意洋洋地骑上了车，引着舒华离开了开始热闹起来的城镇。

一边走，丁某一边吹嘘自己。舒华默默跟在后边，想着卖了白菜，拿了钱就可以给父亲看腿了。走着走着，舒华感觉不对劲：怎么这么远呢？难道大山里还有什么单位不成?

拐过山脚，迎面是壁立的山峰，两边突兀的岩石都面目狰狞，恶鬼似的瞪着她。舒华越发害怕了。丁某带她继续往一个山间小道走去，舒华往四周看了看，坚决不再往前走，并调转车头。

恶狼般的丁某怎么会放过到手的“猎物”？丁某发出几声奸笑，猛地朝舒华扑过去，捂住舒华的嘴，将吓呆了的舒华拖进山路旁一个山洞里。

舒华奋起挣扎，可是善良的“羔羊”怎么斗得过凶狠的恶狼？丁某用绳子把舒华捆在山洞中的一个大石柱上，用毛巾堵住嘴。舒华气恨交加，不能用手抓，就用腿踢，头撞。

累得丁某气喘吁吁，眼看自己不能得逞，丁某气急败坏，从货箱里掏出了一把匕首，猛地插进了舒华的胸膛。鲜血渗透出来，染红了舒华的衣服；鲜血流淌下来，洇湿了山洞的泥土。

舒华睁大了双眼，直直地瞪视丁某，丁某害怕了，仓皇逃离了山洞。舒华的脸色越来越白，像一朵出水的荷花，慢慢枯萎。

15 岁的舒华就这样凋谢在黑暗的山洞。

感悟
ganwu

舒华的经历给了我们一个沉痛的教训。亲爱的朋友，如果你独自外出，可想好了自我防护的措施?

1. 将你要去的地方、回来的时间、和谁在一起、联系方式等告诉父母。

2. 走人多的大道，不走偏僻的小路，尽量和同伴一块儿走。

3. 不要在深夜单独外出，更不能负气离家。

4. 尽量避免在无人的汽车站等车，否则很容易被坏人袭击。

5. 如果单独在路上行走，应拒绝搭“顺风车”。有人搭讪时，不要停止你的步伐，要注意他的表情和说话方式。

6. 如发现有人跟踪，要寻找机会跑向人多的地方报警求救。

7. 不要轻信任何人，更不能随意跟陌生人去不熟悉的地方。

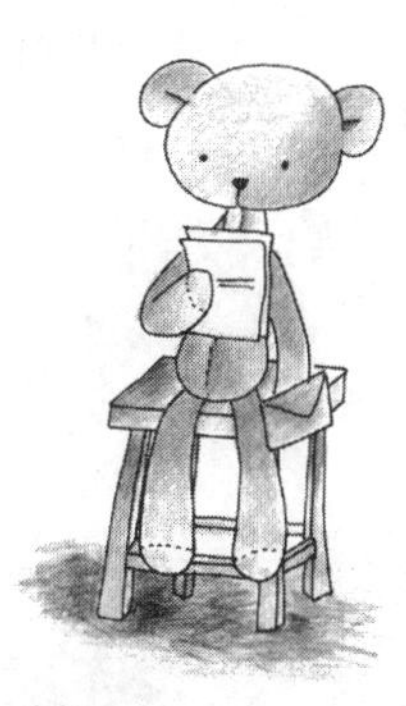

“神行太保”遇险记

王晨、张俊和郭雄飞是好朋友，他们不但住同一个居民区，而且在同一所学校读初中，于是几个人每天除了睡觉分开外，其他时间都形影不离。

新学期开始没多久，王晨的父亲给王晨买了一辆新赛车。张俊和郭雄飞坐不住了，也缠着家长买了一辆。

这下三个好朋友可神气了。每天上学、放学，他们都像运动员一样，飞驰在马路上，你追我赶。有时嫌自行车道窄，干脆就插进了机动车道，穿梭在各种车辆之间，似乎要与一旁的汽车争个高下。他们的车技越来越娴熟，胆子也越来越大，简直成了马路上飙车的“神行太保”。

这天下午一放学，几个人像被关了一天的小鸟，一下子就冲出教室，骑上他们的“宝马良驹”。王晨一马当先，不顾校门前过往的车辆，直接横穿过去。张俊和郭雄飞也不甘示弱，他俩高高弓起后背，屁股离开车座，猛蹬几下，像风一样从一辆辆汽车前飞驰过，全然不顾身后的车喇叭“惊叫”成一片。

几个人并排行进在马路上，边说边笑。王晨一手扶车把，一手插在裤兜里。张俊则戴着耳机，边听音乐边骑车。马路上车来车往，川流不息。一会儿，听着音乐的张俊掉队了。王晨回头大喊他一声。于是张俊扯掉了一个耳机，一边大声回答，一边飞快地从两辆正在行驶的汽车夹缝中穿过。后面的司机急忙刹车，气得伸出头对他喊：“不要命了?!”而张俊已经疾驰而过，头都没回。

惊险之旅还在继续。

虽然看见红绿灯前的警察，几个人回到了非机动车道，老老实实骑了一会儿车。可一过路口，马上故态复萌。郭雄飞猛蹬几下，超过王晨和张俊后，耍开了“大撒把”杂技。王晨和张俊连连叫好，也跃跃欲试。两个人拉开了距离后，也松开了车把。三

感悟 ganwu

血的教训又一次给我们敲响警钟，自行车给我们的交通带来便利的同时也给我们带来了不幸。我们应该怎样做，才能避免成为交通事故的“牺牲品”，避免给自己家庭和社会带来难以挽回的损失？

1. 严格遵守交通规则，注意交通信号，服从交警指挥。

2. 未满12岁的学生不准在马路上骑自行车。

3. 在非机动车道内按顺序行驶，严禁驶入机动车道。

4. 在没有划分非机动车道的道路上行驶，应尽量靠右边行驶。

5. 转弯前要减速慢行，向后瞭望，伸手示意，切不可在前后有车时突然猛拐，争道抢行。

6. 骑车时要做到“七不”：不双手撒把，不多人并骑，不相互攀扶，不追赶比赛，不带人，不戴耳机听音乐，不扒机动车。

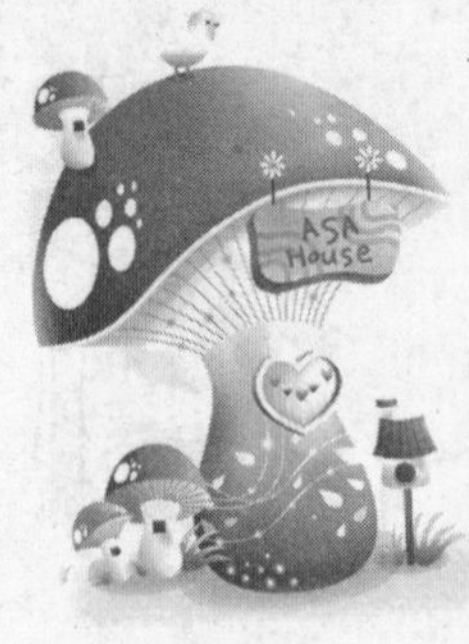

个人一会儿表演车技，一会儿你追我赶、疯狂飙车，全然忘记了这是车水马龙的大马路，忘记了前面是一个十字路口。

领先的王晨一点没有感觉到危险的降临。到了十字路口，他还在埋头猛蹬，一点不减速。就在这时，紧跟在后边的张俊和郭雄飞突然看到一辆白色货车疾驰过来，直奔王晨。只听“哐当”一声，王晨倒在了车轮下，然后是刺耳的刹车声，货车一头撞在了护栏上。

看到眼前的景象，张俊和郭雄飞惊得目瞪口呆：护栏被撞得一片狼藉，自行车麻花似的横在地上，而王晨躺在血泊之中，一动不动……

亲眼目睹好朋友的离去，张俊和郭雄飞悲痛欲绝，两个人发誓再也不玩“赛车”了。

·千里走单骑的母亲·

《千里走单骑》讲述了一位父亲在得知儿子得了绝症后，带着对儿子深深的爱和内疚，千里迢迢从日本来到云南，帮儿子完成夙愿。在我们的生活中，也发生了这样的故事，佛山的巡警就遇见了一位为寻女而“千里走单骑”的母亲。

那天傍晚，佛山公安局的几个巡警正在大街上巡逻，忽然一名中年女子冲出来，放声大哭。民警见状，一边安慰一边了解情况。原来她的女儿潘燕被人拐到了佛山，她千里追寻，走投无路时只好拦警车求助。

事情的经过是这样的。4月的一天早上，潘燕正在学校上体育课。突然，学校门口钻进一个瘦老头，向正在球场打排球的潘燕打招呼。潘燕一眼就认出，那老头是已辍学外出打工的女同学林琳的父亲。林琳的父亲悄悄把潘燕拉到一边，神秘兮兮地说：“我女儿在广东佛山那边，工作又轻松，收入又高。她让我问你愿不愿意去。”

早就对广东充满向往，又无心学习的潘燕一听喜出望外：“愿意，愿意，我愿意。”“那好，我就告诉我女儿。你也抓紧收拾，准备好路费。千万不要告诉别人。”林琳的父亲叮嘱潘燕道。

“为什么?”潘燕奇怪地问。

“我女儿说人家那边待遇好，不愁招不到人。万一说出去，愿去的人多了，我女儿就难办了。”林琳的父亲沉思一下，对潘燕说，“不过，你要是怕一个人出远门，可以再找两个人做伴，我女儿再和人家多讲讲，应该不成问题。”

“好的，我还有两个好朋友也想去南方，我去找她们。”潘燕不假思索地回答，和林琳的父亲约好会面的地点和时间后，一扭身就找好朋友张丹和梅君去了。

3人没等上午的课全部结束，就瞒着家人，随林琳的父亲离开学校，匆匆坐上了南下的列车。

潘燕的母亲见女儿一天一夜未归，焦急万分，急忙给潘燕的班主任打电话，班主任说潘燕又逃课了，一起逃课的还有张丹和梅君。潘燕的母亲赶紧往张丹和梅君家打电话，谁知道，那两家也正着急呢！于是3家父母先后到当地派出所报了案。

潘燕的母亲在家度日如年。两天后的早上，潘燕母亲突然接到了潘燕的电话，说她和张丹、梅君被人骗到了广东省佛山打工。话还没有说完，电话就被人抢过挂断了，回拨过去却无人应答。心急如焚的潘燕母亲，再也坐不住了，乘飞机赶来佛山寻女。

巡警根据潘燕母亲提供的电话号码，很快就找到了线索。当晚21时，巡警找到3人被关押的地方时，3个女孩正抱成一团流泪。她们见到“从天而降”的亲人，高兴得又哭又笑。

千里南下的潘燕母亲带着3个女孩回了家乡。

·虎口余生·

2004年11月的一天上午，当某地动物园的老虎张开血盆大口，欲将一名中学生的手臂吞进口中，在这危急时刻，他的父亲毅然将自己的手放进老虎口中，经过激烈的生死搏斗，父

感悟 ganwu

朋友，你注意到来自你周围的危险了吗？你知道该怎样防患于未然吗？

1. 提高警惕，不轻信任何人。有些犯罪分子会冒充你父母的朋友、同事等，或者本来就是你认识的人，如果家长事先没有向你交代，对陌生人的“好意”应坚决拒绝。

2. 不要相信有“天上掉馅饼”的好事情，也不要轻易跟人走。

3. 一旦轻信别人遇到了危险，要冷静沉着，想办法通知家人或自救。

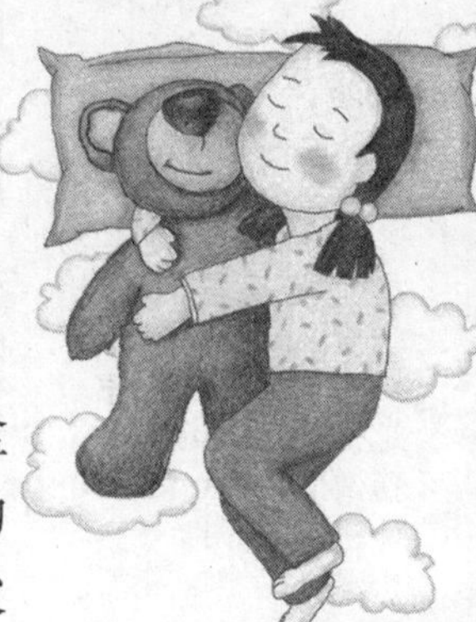

子俩终于逃脱。

那名中学生叫毕建。毕建家住偏僻的农村，很少出远门。因为照顾生病住院的母亲，毕建才和父亲来到了省城。母亲很快就要康复出院了，父亲决定带儿子到处逛逛，长长见识。

那天上午，天阴阴的，飘着若有若无的雪花，动物园的游人很少。毕建兴奋不已，拿着借来的相机不停地拍照。很快，父子俩来到了老虎区。老虎的生活空间是一个直径超过7米的圆形大铁笼，铁笼外是一圈铁栏杆，栏杆的两米之外，还有一圈铁栅栏作为防护栏。

由于是第一次看见老虎，毕建非常兴奋。老虎懒洋洋地卧在笼里，恹恹欲睡。毕建想看仔细，就在老虎笼外大喊大叫。可老虎抬头看了一眼，又趴了下去。于是毕建翻过了1.5米高的第一道隔离护栏，趴到第二道铁栏杆上，将左手伸进铁笼，不时挑逗老虎。毕建的父亲在不远处的鹿园，完全没有注意到儿子的危险动作。

老虎站了起来。毕建举起了相机，想把老虎拍下来。但是老虎太远，他就喊："过来，过来!"老虎仿佛听懂了他的话，一步一步走了过来。毕建右手拿着相机，左手冲老虎摇着。就在这时，老虎突然飞奔过来，一跃而起，一口咬住了毕建的左手。

毕建父亲听见儿子的惨叫急奔过来，当他气喘吁吁来到老虎笼旁时，儿子的左臂已被老虎吞进半截，毕建在拼死挣扎。一见到这种情景，父亲急红了眼。于是，他迅速将手伸进笼内，与老虎搏斗。父亲的胳膊干扰了老虎，老虎低吼起来，恼怒地举起爪子，将父亲的手臂抓出几道血印，却依然紧紧咬着毕建手臂不丢。

毕建脸色苍白，已经无力喊叫了。看得清老虎那毛茸茸的嘴唇，闻得见老虎牙缝里呼出的血腥热气。"不能再拖延时间了!"父亲想到此，毫不犹豫地将自己的右手伸进老虎的口中，一把抓住老虎的舌头，死死地掐住它的舌根，另一只手猛击老虎的头部。老虎的牙缝里渗出了鲜红的血……

感悟 ganwu

参观动物园原本是一件快乐的事情，可是毕建因为不慎，险些失去宝贵的生命。亲爱的朋友，当你与动物"亲密接触"时，可要把"安全"牢记心中啊！

1. 遵守游园须知，不要践踏草坪、攀树、折花采果。

2. 不要触摸、打逗、惊吓动物，不要用自带食物投喂动物。

3. 不要将家庭宠物及其他动物带入动物园。

4. 不要攀爬跳越栏杆和接近猛兽，不要把手伸进护栏内。

在这危急时刻，动物园的工作人员赶了过来，救出了父子俩。

智斗劫匪

现年 23 岁的李某到北京投奔老乡，因一时找不到活干，便萌发了抢劫的念头。可他没想到刚一出手，就栽在一个中学生手里。

8 月 30 日 20 时许，14 岁的刘奇从辅导中心上课后回家。刘奇家住在窄窄的胡同里，每天回家都要经过一条背街，到了晚上，这条街上行人非常稀少。刘奇刚拐到背街，就听到背后有轻微的喘息声，还没等他回头，一个黑影已经窜了出来。刘奇感觉一个硬硬的东西顶在了背后："别动，不许叫，跟我走!"

劫匪将刘奇挟持到了街边一个废弃的小房子里，接着一把明晃晃的匕首就架在了他的脖子上。

"你别伤害我，我只是一名学生!"14 岁的刘奇壮起胆子说。

"钱!"劫匪迟疑了一会儿，才吐出一个字。

"我有，我有。"刘奇赶忙答应，"你能不能把刀移开？钱在书包里，我给你拿。"

刘奇把钱包递给了劫匪。劫匪拿过钱包后，用手捏了捏，没有说话，刀也没有离开。

两人僵持了几秒钟后，刘奇说："大哥，我已经把我所有的钱给了你，那是我一个月的生活费啊！你让我走吧。"

劫匪犹豫了一会儿，说："你给的钱太少，不够我辛苦的。你必须再拿钱出来，我才放你走。"他逼着刘奇想办法弄钱。

这时，刘奇忽然想到这条街上经常有警察叔叔来回巡逻，只要带着劫匪在路上走来走去，说不定能碰上警察，自己也就安全了。

于是，机警的刘奇对劫匪说："前面有一家商店，晚上没

感悟 ganwu

抢劫是目前城市街面案件中较为突出的一类刑事案件。抢劫案件发案突然、劫匪迅速逃逸，严重破坏了社会治安秩序，危害了人民群众的生命财产安全。但抢劫并非是防不胜防的，下面给大家提供五种防范抢劫的方法。

1. 结伴上路。

2. 前后环顾，注意自己前后左右的车辆及行人的动态变化。

3. 慎防晨暮。早晨和傍晚天色朦胧，是抢劫案件的主要发案时间，要多加提防。

4. 尽力往人多的地方跑，边跑边喊，以引起外界的注意，决不能朝僻静处、死胡同跑，那样会更危险。

5. 可以哄骗劫匪，拖延时间，寻找逃脱的机会。

6. 记住劫匪的相貌和特征，一旦脱身，应立即报案。

人看守，也许有钱。我领你看看去。”劫匪思索片刻，警觉地说道：“不行！你还是打电话让你家人把钱送来！”刘奇说：“我去哪里打电话？要不用你的手机？”

劫匪狠狠瞪了刘奇一眼，气急败坏地说：“少废话，快点给我想办法送钱来。”

刘奇假装思考了一会儿，对劫匪说：“这条街头有座投币电话，有点远，你去吗？”劫匪踢了刘奇一脚，让刘奇走在前面，并威胁道：“如果你喊一声，我就捅死你。”

刘奇在前面慢腾腾走着，寻找着逃跑和报警的机会。这样走出了大约200米，迎面出现了两个人影。刘奇一阵欣喜：可能是警察叔叔。而劫匪也看见了这两个人影，虽然他不知道这条街上有警察巡逻，但是狡猾的劫匪还是一把拽过刘奇，搂住了刘奇的肩膀就往旁边的胡同走。

“不能错过这个机会！”刘奇挣扎着回过头大喊：“抢劫！有人抢劫！”

这两个人正是巡警队的民警，两人闻声迅速出击。

劫匪一看大事不好转身想跑，刘奇在暗中悄悄伸腿。“扑通”的一声，劫匪摔在了地上，民警很快制伏了劫匪。

·夜行列车·

一列火车在无尽的黑夜奔驰，车上大部分的旅客都已进入了梦乡，但是，却有一双机智的眼睛在夜色中闪亮，寻找着机会。

星期天，曹爽带着从未去过江边的表弟李彬，在美丽的松花江畔疯玩了一天。夜幕四合，他们才想起回家，此时，末班公交车已开过去了，他俩兜里没钱打不起出租车，只好一步步往家走。

今年15岁的曹爽是一名初中生，而11岁的李彬刚上小学五年级。江边距他俩家足有10多里。这时天气骤变，风雪交加，冷清的街上行人稀少，不一会儿曹爽、李彬就变成了两个

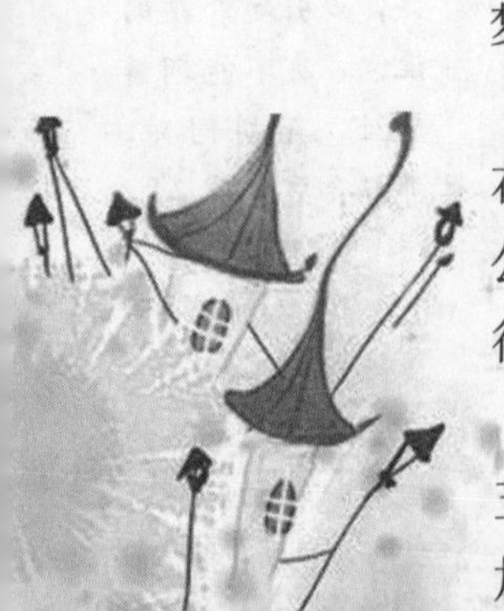

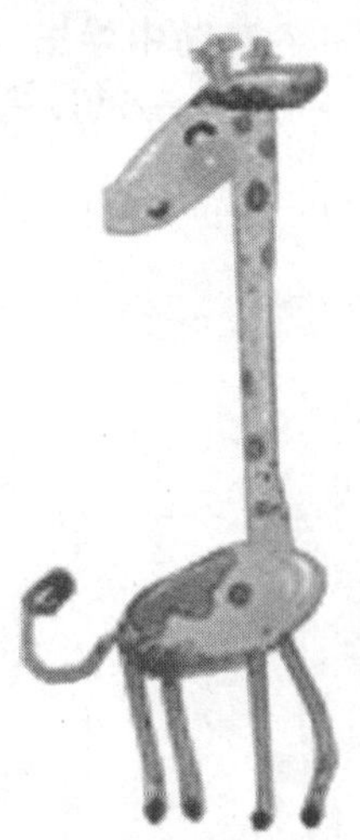

移动的雪人，冻得他俩哆嗦不止。

俩人来到一个岔路口，突然从路旁灌木丛中窜出两个黑影，向他们扑了过来。曹爽只觉眼前寒光一闪，一把砍刀架在了他的脖子上，并听到恶狠狠的一声低吼：“快，把钱交出来！”歹徒把他俩浑身搜遍，没能找到一分钱。他们大失所望，气急败坏地将他们踹倒在地，嘴里骂着：“真他妈的倒霉，遇到两个小穷鬼！”

两个歹徒诡秘地嘀咕几句，便将曹爽和李彬拽起来，威胁道：“跟我们走一趟，如果不老实，就宰了你们！”

就这样他俩惨遭劫持。做贼心虚的歹徒“押”着他俩，哪里黑就往哪里走，不敢走灯火通明的大街。曹爽逐渐冷静下来，脑子一转，想出了计策。

曹爽装出可怜巴巴的样子，声泪俱下地对歹徒说：“两位大哥，求求你们放了我们吧！”又给李彬使了个眼色，李彬也跟着抽噎起来。可是他俩的哭声不仅没有赢得同情，反而激怒了两个毫无人性的歹徒，疯狂地“修理”了他俩一顿后，俩人手都被反绑上，嘴也被堵住了。

来到火车站后，歹徒给他俩松了绑，拿匕首顶着他们的后背说：“上车后不准与别人搭话！谁要是不老实，就捅死谁！”就这样，他们登上了夜色中的列车。

车厢里灯光昏暗，稀稀拉拉的旅客大都进入了梦乡，曹爽本来想列车上人多，只要引起人们的注意，就有逃生的可能。可一看睡得东倒西歪的乘客，她的心就凉了半截。对面趴着一位旅客，脚伸到了曹爽的面前。曹爽就用脚使劲踢他，一下，两下，三下，对面的旅客一点反应都没有。

这一切却被其中的一个歹徒发现了，他两眼迸射凶光，恶狠狠地瞪着曹爽，一只大脚死死地踩在她的脚上，铁钳般的大手牢牢地箍住曹爽的手……

检票开始了，曹爽的心为之一振。等列车员到他们身边时，曹爽挺胸抬头用很特别的眼神死死地盯着他，也不知是车

感悟 ganwu

两个手无寸铁、不谙世事的少年，面对穷凶极恶的劫匪，沉着冷静，与歹徒展开了一场较量，最终保护了自己。

1. 遭遇绑架不要与对方搏斗，以弱者身份攻其心理使其放松警惕。

2. 要动之以情，晓之以理，争取唤醒歹徒的理智和良知。

3. 不要以死相拼，可以适当顺从歹徒，以迷惑歹徒。

4. 不要错过任何逃生的机会，更不能放弃求生的信念。

5. 牢记歹徒的相貌特征，为以后的破案尽可能提供详细信息。

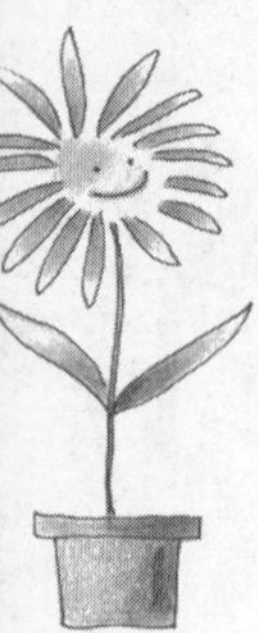

厢内灯光昏暗还是列车员漫不经心，列车员竟视而不见。

时间一分一秒过去，夜行列车在无边旷野上穿行，车厢“咣当咣当”在无边的黑夜中摇摆前行。折腾了半夜的歹徒和李彬都已昏昏入睡，曹爽却睡意全无，她还在寻找机会。

终于，巡夜的乘警走了过来，提醒旅客照顾好自己的东西，注意乘车安全。曹爽心头一阵惊喜，一阵紧张：“我必须抓住这次机会!”于是她瞪大眼睛，目光死死地盯着乘警的眼睛。可乘警一点也没觉察出来。眼看乘警就要走过去了，曹爽急得都要哭了。就在乘警转身离去的一刹那，曹爽急中生智，使劲踩了他一脚，乘警果然回过头，他看了曹爽一眼，又扫了一眼旁边的歹徒，转身扬长而去。曹爽绝望地闭上了眼睛。

正当曹爽心灰意冷之际，几个乘警突然来到，两个歹徒见状顿时神情慌张。乘警问歹徒：“你们几个是一起的吗?”歹徒连忙点头说是。曹爽使出浑身力气挣脱歹徒，指着两个歹徒说：“叔叔，他俩是坏人，我们是被他们劫上车的。”话音刚落，一个歹徒一下子把李彬抱进怀里，另一个歹徒挥舞着砍刀，喊：“放我们走，否则就砍死他!”

这下子，昏睡的旅客被惊醒了。警匪对峙剑拔弩张，整个车厢的空气仿佛都凝固了。曹爽趁歹徒不备，钻到了车座底下，向歹徒爬去，猛地一拉，只听“扑通”一声，一个歹徒跌倒在地。乘警乘机而上，制服了歹徒。

曹爽和李彬紧紧依偎在乘警身边，飞驰的列车窗外，夜色逐渐消退，已经透出微微的晨曦。

· 改变一生的一跳 ·

当你站在几十米的高台边缘，被高空的风吹得摇摇欲坠时，请闭上眼睛，想一想，从 55 米的高台上纵身往下一跳，什么感觉?是的，只剩下了心跳，如战鼓一般急骤，其他一切好像都停止了，陷入静谧之中。这就是和你玩心跳的蹦极！当你跃跃欲试的时候，你可想过，跳下去会发生什么？

孟庆玲躺在病床上，两眼望着窗外：如果不是一年前的在游览区蹦极塔上那惊心动魄的纵身一跳，今年刚满16岁的自己此时已经是一名高中生了。她怎么能忘记那噩梦般的“一跳”呢！

那天是星期六。一个春风荡漾的日子，孟庆玲和几个同学一起去郊区的游览区玩。高高的蹦极塔，飞身而下的人影，惊悚的尖叫，让几个年轻人心痒痒的，几个人相约登塔一试。

蹦极台建在一座小山峰的峰顶，工作人员介绍说：蹦极台高55米，但从下面望上去，却是高得令人目眩。同行的一个男同学勇敢地站在蹦极台边，瞬间就像一只大鸟，扑倒下去，到半空中突然又来了一个180度的倒翻，声嘶力竭的叫声似乎要把人的心揪掉。

孟庆玲和一个女同学吓得也跟着叫起来，惹得旁边的人大笑不止。

只剩下孟庆玲没有跳了。孟庆玲哆哆嗦嗦地站在山峰，小声对同学说：“我可不可以不跳啊？”同学鼓励她说：“大家都玩了一遍，不是没事吗？刚跳下会有点害怕，很快就好了。”

孟庆玲一点儿一点儿挪到台边，站在延伸出的那块钢板上探头下望，下面幽幽碧潭，深不可测，她抬头上看，原本澄澈的天空变成了旋涡，重重叠叠，像是要压下来。她害怕地闭上眼睛，脑子一片空白。耳边响起了工作人员声音：“准备好了，三、二……”就在他喊“一”的那一刻，孟庆玲直直地跳了下去。

要不是密集的心跳声惊醒了孟庆玲，她还以为自己身处于一个时间的黑洞中。慢慢地，她听到了底下喧闹的人声，又好像隔得很远。渐渐地，压迫感开始消退，如鸟一般自由的感觉涌起，身体也不再僵硬，而是顺着那根绳索的牵引，随意地在空中滑动。

感悟

ganwu

现在所谓“勇敢者的游戏”越来越多，各种“刺激场面”越来越惊心动魄，吸引着我们富有冒险精神的年轻的朋友踊跃尝试。但是，既然是冒险，肯定隐藏着危险。朋友，当你站在蹦极台边时，你想没想过自己的安全呢？

1. 一定找正规的、设备合格、装备齐全、有安全保证的蹦极场所。

2. 有心、脑病史的人，不能参加蹦极活动。如果你是深度近视者，一定要慎重参加此活动。

3. 跳下前应充分活动身体各部位，以防扭伤或拉伤。

4. 着装要尽量简练、合身，不要穿易飞散或兜风的衣物。

5. 跳出后要注意控制身体，不要让脖子或胳膊被弹索卷到。

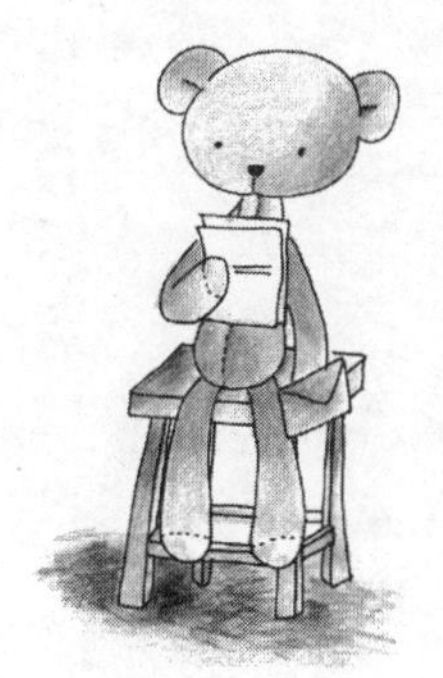

孟庆玲听见了同学的叫喊，她在弹起的瞬间挥了挥手。就在这刹那间，孟庆玲飞了出去，像一片落叶，无依无靠，向着水潭翩翩落下……

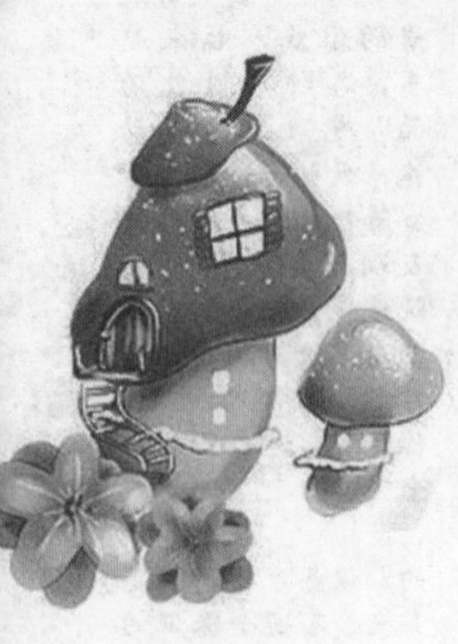

尖厉鸣笛的救护车呼啸而来，又呼啸而去。

孟庆玲好不容易被医生们从死神那儿拉回来。但是，她中度颅脑严重损伤，胸椎第五、六椎骨压缩性骨折。她从第五胸椎以下都失去了知觉，再也站不起来了，只能永远坐在轮椅上。

孟庆玲呆呆地望着窗外，昨天的生活在迷迷蒙蒙的远处若隐若现。

·暗流汹涌·

那天，天气稍暖，徐伟丽约上刘娜去公园滑冰。两个人高高兴兴一起去的时候，谁也没有想到会有一个好姑娘再也回不来了。

徐伟丽和刘娜是同班同学，她们也是最要好的朋友，有很多共同的爱好。寒假期间，两个人不是一起学习，就是一起滑冰。

两人来到公园的河边，因为不是周末，所以滑冰的人不多，只在河中央的冰面上有几个小学生滑来滑去。她俩高高兴兴地换上冰鞋，在洁净的冰面上滑起来。很快，刘娜就像一只快乐的燕子，翩翩飞舞在光洁的冰面上，并做着各种美丽飘逸的动作。而徐伟丽的技术稍差，只在近处慢慢滑着。

突然，徐伟丽听到了急切的呼救声“救命呀！有人掉进冰窟里啦！”徐伟丽抬头一看，只见两个小学生在冰水中挣扎，其中一个只露出一只手在摇晃。徐伟丽急忙奔过去，只听到冰层在“嚓嚓”地响，好似要陷落一般。徐伟丽犹豫了一下，就在这时，从后面飞来一个身影，径直奔至冰窟。

是刘娜！刘娜俯下身子，一只手紧紧抓住冰窟边缘，一只手用力去拉落水学生。

徐伟丽也已到了冰窟边，正要伸手帮助刘娜。刘娜冲她大喊："快往后退，你们都往后退！"

话音未落，只听"哗啦"一声，冰面再次开裂，刘娜也掉进了刺骨的冰水中。

面对突如其来的险境，徐伟丽惊呆了。迟疑片刻，她赶紧领着冰面上的两个小学生撤出来，让他们俩去找人、报警，自己脱掉冰鞋，到处寻找可以帮助他们的工具。

此时，刘娜正与汹涌的冰下暗流进行着殊死搏斗。刘娜艰难地将两个学生托出水面，帮助他们用手扒牢冰面，嘱咐他们别动，然后自己双手紧紧扒住冰缘，用力往冰面上爬，可刚刚探出上半身，不料"哗啦"一声冰面又塌下一块来，刘娜和其中的一个小学生再次扑通栽入河中。刘娜的双手和胳膊多处被划伤，鲜血汩汩直流。她挣扎着回过头对吓呆了的学生说："你别害怕，我托着你的脚，你用力爬上去！"

徐伟丽气喘吁吁地跑了过来，手里拎了根细细的树枝，冰窟四周的冰面布满了细细的裂缝。徐伟丽不敢再往前去，她伸出树枝，让冰面上的学生抓住，把他拖了出来。她松了口气，抬头望河面看时，大吃一惊：刘娜和另一小学生消失了！徐伟丽吓坏了，不顾脚下的冰在断裂，往前爬去，边爬边喊："刘娜，刘娜，快出来啊！"

"哗啦"只听见河面水响，一个湿漉漉的脑袋露出来。徐伟丽把树枝伸向他，可他一点反应都没有。徐伟丽扔了树枝，爬向这个小学生，想伸手拉住他。可"咔嚓"一声，徐伟丽也落入水中，冰凉的河水刺人骨髓。

正在危急时刻，公园管理处的员工赶到了，落水学生得救了，徐伟丽也被送进了医院，而刘娜把第二个落水的小学生顶出水面后，再也没有浮上来……

感悟
gǎnwù

我们敬佩刘娜的同时，也感到深深的惋惜。寒冷的冬季，在平坦的、一望无垠的冰面上翩翩起舞，的确是赏心悦目的快事。可是当你沉浸在运动的快乐中时，请别忘记冰面是可以融化的，冰下就是汹涌的流水！

1. 不踩即将解冻或还没有冻实的冰面，不做高难度的花样动作。

2. 一旦落水，要身体靠近冰面边缘，双手伏在冰面上，双足打水，使身体上浮。

3. 将身体平伸，先将一只脚搭在冰面上，一手按住冰面，另一只手猛推冰缘，身体借势向上翻滚。

4. 出来后不要站立，应卧在冰面上，滚动爬行至岸边。

5. 如周围有人在场，要大声呼救。

6. 正确的救人方法是将木棍、绳索等伸给落水者，自己趴在冰面。

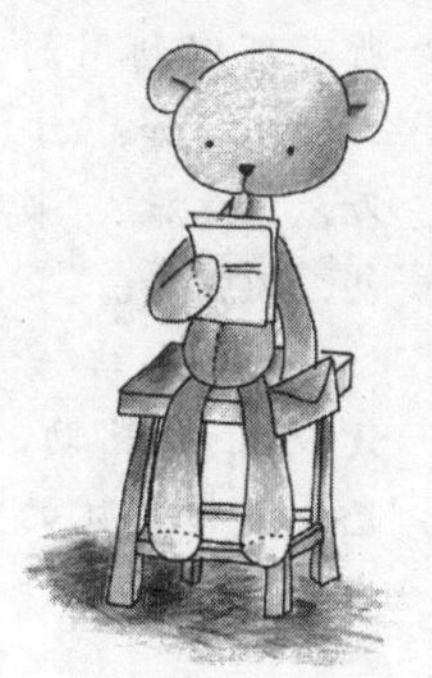

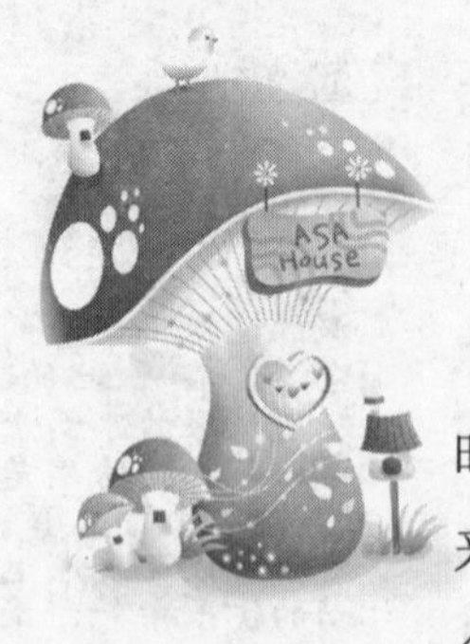

救命的校服

4米多深的沟底，一名男孩正在冰窟窿里挣扎着。这时，走来5名中学生，他们听见喊声跑了过来。回村叫人来不及了，下沟拉人够不到，想找工具也一无所获。怎么办？

这时，其中一名叫姚尧的学生想出了一个办法……

那天下午4时多，郑州开发区某小学七年级学生方雨放学后独自回家。为了早点到家，他决定抄近路。那是一条正在施工的道路，坑坑洼洼，崎岖不平，大人轻易不愿走这条路。

当方雨正沿着新建的铁路涵洞走时，正巧另一侧走来了他的几个同学。于是你喊我、我喊你，边走边说笑。突然，方雨感到脚下一软，一个趔趄，身子掉了下去。4米多深的水沟面是倾斜的，沟里的积水冻结，只有中心荡漾着水波。方雨落地后，顺着水沟斜冰面，滑进了水波里。方雨一边在水中挣扎，一边抬头奋力大喊："救救我！"

姚尧和同学只听见方雨的喊声，却看不到他，心想："坏了！方雨好像掉沟里了！"几个同学急忙跑了过去。方雨仰面浮在涵洞下的水里，一会儿冒出水面，一会儿又沉了下去。他们四处寻找下去的路径。但是，由于水沟靠近涵洞口，两面都是3米多高的水泥墙，他们根本无法下去营救。

这时，又走过来几名同学，大家七嘴八舌地出着主意。有人说应该请大人帮忙，有人说要有绳子就好了，有人说能飞更好。姚尧一听绳子，两眼一亮，他想起了电视上看到的场景：一个人身处高楼，突发大火，用床单结绳逃离险境。"对呀，我们的校服不也可以结成绳子吗？"

于是，姚尧让一个学生回村报信，其他学生脱下校服，将衣袖两两打结。不到两分钟，一条又长又结实的绳索做成了。

感悟 gǎnwù

亲爱的朋友，校服竟然能救人命，你想到了吗？如果你遇到了这样的紧急情况，你能像这几个机智勇敢的中学生一样，灵活运用知识和工具进行自救或者救助他人吗？

1. 冷静沉着，不要惊慌，及时通知大人帮忙。

2. 利用身边所有可以利用的工具，如：小刀、校服、书包、树枝等。

3. 团结一致，互相帮助，充分发挥集体的力量。

有了长绳子，姚尧等 5 人立刻趴在涵洞顶，将绳索垂下去，可是，沟太深了，绳子不够长，水中的方雨根本够不着。姚尧急了，再往下探探身子，伸长了胳膊，还是不行。

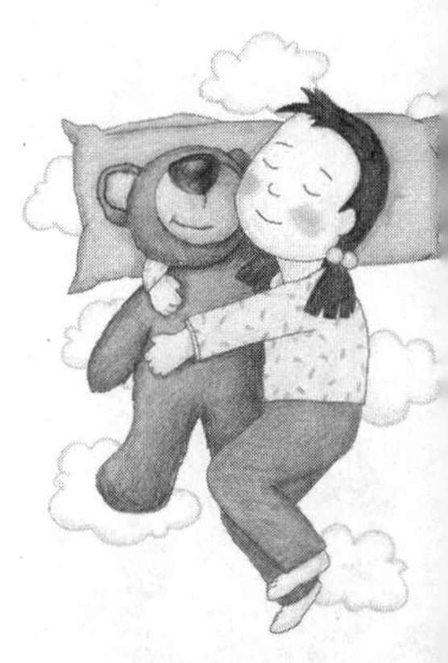

怎么办？水中的方雨已经快支撑不住了，大人们也不会很快赶来。姚尧和同学试了几次，仍然不行。他们站起身，仔细观察周围环境，发现水沟南面有一小半水面结冰了。几个人一商量，决定就从南面的冰面接近方雨，将绳子抛给他，再把他拉上来。

他们绕行到沟底，大声鼓励方雨“坚持就是胜利”。此时，方雨在冰水中已经浸泡了近 10 分钟。

由于担心水上的冰层太薄，无法承担他们几个人的重量，大家商定由比较瘦小的乔永刚同学在最前面负责扔绳子，姚尧和另一名同学在后面紧紧抓住绳索。他们把书包扔下，掏出口袋中的东西后，乔永刚趴下身子，小心翼翼地往中间爬，然后朝着方雨抛出了由校服结成的绳子。

连抛了几次，方雨才抓住了校服结成的绳索。大家兴奋异常。可是，方雨几乎被冻僵了，他爬出半截身子，趴在冰窟的边缘后，就一点力气也没有了。姚尧喊上其他的同学，他们抱着彼此的腰，结成“人绳”，齐心合力用劲拉。

等大人们匆匆赶来时，方雨已经被救出来了。

不要攀越生命的护栏

上星期薛平母亲哭着来到学校，为薛平办了休学手续。同学们迷惑不解：薛平整天生龙活虎的，眼看要升八年级了，怎么突然要休学呢？难道得了重病？还是老师解开了大家心中的谜团。

事情原来是这样的。薛平的家离就读的中学不远，只需横穿两条马路，所以薛平每天步行上学、放学。

这天下午 4 时，放学铃声响后，薛平和同学冲出校门，一头钻进了学校旁边的小食品店，在花花绿绿的食品袋中翻检。不一会儿，他和同学就都拿着“好吃的”走了出来，上了马路旁边的人行道，俩人打打闹闹地边走边吃。

到了两人回家的路口，前方 50 米处有一座过街天桥，还有地下通道。但是两个人不约而同停了下来。薛平问同学：“天桥？地道？还是……”同学看了看远处的天桥，对薛平说：“我们就过护栏吧。你看，人家那么大年纪，还翻了过去。怎么样？”同学指着一个老太太说。

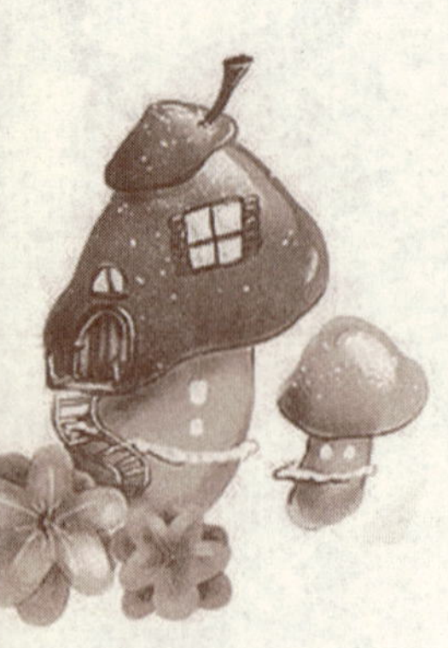

这个老太太提着菜篮，颤巍巍地爬过护栏，在奔驰的车流中挪来移去。吓得司机都踩着刹车，小心翼翼地躲着她。薛平觉得很有趣，对同学说：“真好玩，司机不敢撞人的。走！”

这时等红绿灯的汽车排了长长的一溜。薛平和同学利索地翻过了护栏，两个人在狭小的缝隙间灵活地钻来钻去，很快就穿了过去，来到了另一道护栏边。

薛平抢在同学前面：“我先来，你看着：鞍马腾跃！”说着，后退几步，猛跑一下，双手撑着护栏，双脚起跳……

薛平的同学笑嘻嘻地看着。两个人根本不管马路上流水一样的汽车。而护栏外的辅路上，也有汽车来来往往。

薛平的“腾跃”差了那么一点点火候，脚尖被栏杆绊住了，一下子就摔翻在地上。就在薛平落地的一瞬间，辅路上一辆小面包车疾驰而至。面包车刹车不及，司机急转方向盘，车头“咣当”撞在护栏上，车头顿时被撞得扁塌下去。尽管如此，薛平还是被撞得飞了出去……

薛平被送进了医院。医生告诉薛平父母：薛平最少得三个月时间，才能恢复健康。

大家听了老师的讲述，都沉默不语。老师语重心长地说：“遵守交通规则是幸福、安全的保障，违章则是灾难和危险的开始。你们一定要吸取这个血的教训！”

感悟 ganwu

亲爱的朋友，当你站在马路上，对面就是目的地，横在眼前的是川流不息的车水马龙，远处是安全的地下通道和过街天桥，你会作出怎样的选择呢？让我们记住老师的教诲，爱惜自己的生命，带着安全上路吧！

1. 遵守交通规则，听从交通信号、交通标志、交通标线的指挥、指示。

2. 走路要走人行道，过马路要走人行横道线、过街天桥、地下通道，不攀越、倚坐安全护栏。

3. 通过没有交通信号控制的人行横道时，要注意车辆，不追逐、猛跑。

4. 不把马路当成“游乐场”，不在马路上打闹，不在马路上滑旱冰、滑板等。

火车轮下的姐妹

姐妹俩为抄近路上学，险些命丧火车轮下。消息传开，让人后怕不已。

这对亲姐妹就是15岁的唐艳和13岁的唐娟，她们家住在火车站附近，平时上学、回家通过铁路时都是走涵洞。但是这几天突降暴雨，涵洞里积有过膝的水，于是姐妹两人就商量直接翻铁路，还约定谁都不告诉母亲，因为唐艳和唐娟的母亲经常告诫她们一定要走涵洞，不要横穿铁道线。

姐妹俩说说笑笑顺着小路走上了铁道。这个火车站不大，铁道两边都住满了人家，人们为了抄近路，常常在铁道上穿来穿去。后来发生了一起火车撞人的事故，火车站就用防护网封住了这段路。可没多久，就被人撕开了一个又一个大口子，人们依然在铁道上闲庭信步。

唐艳和唐娟从防护网的破洞口钻进去，迎面停着一列火车，两人弯腰钻了过去。唐娟钻出来时，头被碰了一下。姐姐唐艳懂事地替她揉揉，对她说："出来时，头要低一些，不要着急抬起来。记住了?"

妹妹唐娟不好意思地笑了，两人继续往前方走，在她们的面前，还横着四列火车。她们没有注意到，一列火车已经鸣笛了。

这是一列货车，姐姐唐艳指导妹妹唐娟钻过车底。谁知唐娟刚钻进去，火车就呜呜吼了起来，车轮缓缓转动起来。唐艳大吃一惊，急忙喊唐娟的名字。唐娟已经吓哭了。唐艳本来想把妹妹拖出来，但是唐娟不敢伸手。情急之下，唐艳背着书包也钻了进去，一把抓住唐娟，紧紧把她按在枕木上。

开始是缓缓的咣当声，接着感觉到了呼呼的风，携着砂石卷进火车轮下。唐艳用力按着唐娟，一动也不敢动。长长的火

感悟 ganwu

唐艳姐妹的遭遇令人叹息，也再次给我们敲响了安全通行的警钟。朋友，为了我们家庭的幸福，为了把我们含辛茹苦养大的父母，更为了你自己年轻生命的安全，请你不要轻易冒险了！

1. 通过铁道口时，要做到：一停、二看、三通过。

2. 听从道口看守人员的指挥，注意观察道口的信号和指示，不要强行通过。

3. 不在铁道上或火车通过区逗留、玩耍。

4. 不穿行铁道线，要走涵洞或者其他安全通道。

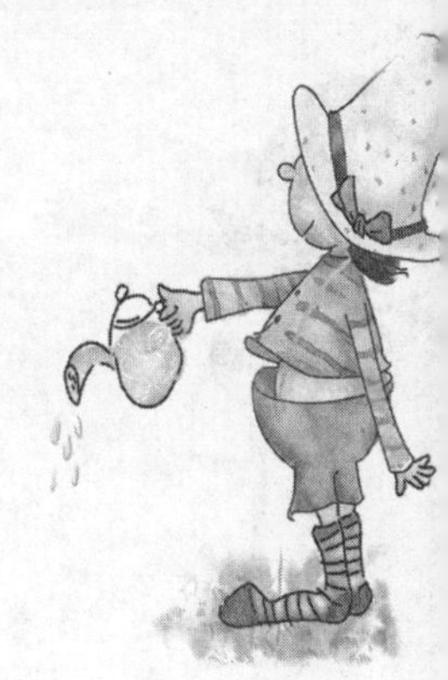

车呼啸着，一节一节地从唐娟、唐艳姐妹背上飞驰而过。

仿佛过了100年，火车才终于离去。

起初唐艳不敢直起身，确信火车已经远去，她才爬了起来。去拉妹妹唐娟时，才发现唐娟的右手已经不见了，并且昏迷不醒。唐艳大哭起来，边哭边喊："来人哪！来人哪！"

幸好，铁道上有来来往往的人，大家闻声赶来一看，都惊呆了，急忙通知了火车站。

姐妹俩被紧急送进了医院。

唐娟的右前臂被火车车轮碾过，右手从腕部以下的皮肤、肌肉大面积挫灭，并且由于长时间受泥土污染，软组织已经失活，无法再植，只能进行残端的修整。姐姐唐艳后背被严重刮伤。医生庆幸道："幸好有书包挡着，不然，后果不堪设想。"

看着病床上的两个女儿，母亲满脸泪水。

水草飘摇

一放暑假，宋京生就急着回山东老家。去年结识的伙伴们，还等他回去游泳呢！哪知回到老家第一天，就遇到一件麻烦事。

那是在山脚下的一个大水塘里，水塘浅处水不过膝，深处却难以测量。连爷爷他们老一辈人都说不清水有多深。水下，水草青青，不时有鱼儿游来游去！

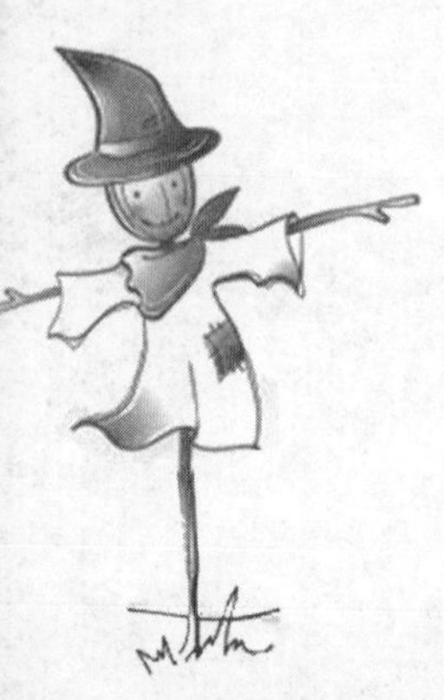

宋京生跟大伙儿在水里打水仗、玩皮球，开心极了。伙伴累了，就上了岸，坐在树荫下休息。而宋京生难得有这样放松的机会，想着塘里游来游去的鱼儿，就动了心。他想：凭着自己的好水性，逮它个三条五条的，应该不成问题。于是和伙伴们招呼一声，便挥臂向水深处游去，一心想抓到几条小鱼给爷爷下酒。

宋京生发现了一条小鱼，悄悄游了过去。鱼儿仿佛看穿了他的心思，一眨眼就游进了深深的水底。宋京生一向争强好胜，哪里甘心就这样被鱼儿甩掉，也深吸一口气，潜入了水底。鱼儿好像和他玩起了捉迷藏的游戏，又游了上去。宋京生紧追不舍。游着游着，水中好像有人拉他的腿。他明白那是水草，也没在意，只是甩甩腿，想甩开它，继续往前游。可没想到，越往前游，水草越多，像进了绿棉花团。他蹬一下，腿上就多几道水草，水草开始缠绕。宋京生处在了水草的包围之中，目光所及，全是绿油油的水草，像魔鬼一样，张牙舞爪的，扑向宋京生，仿佛想把他拖下去，把他也变成一缕飘摇的水草。

宋京生分不清方向了。“我该向哪里游呢?”宋京生有些惊慌。

突然，他想起了爷爷告诉他的话：“水草，不在水面，水下才有!”于是他一低头潜入水中，环顾左右，绿茫茫一片，向后看，终于选择出一个没有水草的方向，他采用自由泳中腿的姿势，蛙泳中手的姿势，一鼓作气，甩掉了水草的缠绕，游进了没有水草的清水区。

见了小伙伴，宋京生把自己的事跟他们说了一遍，一脸郑重地告诉他们：“可别上那儿去，那水草密着呢!”又叮嘱他们千万别大意。

感悟 ganwu

游泳是一项十分有益的活动，同时也存在不安全因素。亲爱的朋友，你记住宋京生摆脱水草缠绕的方法了吗?

1. 进入水草区时，要潜入水中，看清方向，决定去向。

2. 水草缠腿后，不能用蛙泳的姿势，最好腿部用自由泳姿势，双手用蛙泳姿势。

3. 水色深水草就多，所以要远离水浊的地方。

4. 最好不去没开发的水域和不熟悉的水域。

带路有危险

初秋的傍晚，已有了凉意。马路上的车辆并不算多。陶欣比往常回家的时间晚了一些，因为今天她值日，所以只剩她独自一人回家。没有小伙伴的陪伴，多少有些无聊，她不住地向十字路口的方向张望，期盼着回家的公交车的到来。

过了一会儿，一辆乳白色面包车开过来，司机在她面前停了车，摇下车窗，问：“小姑娘，青苹果小区怎么走?”“向前

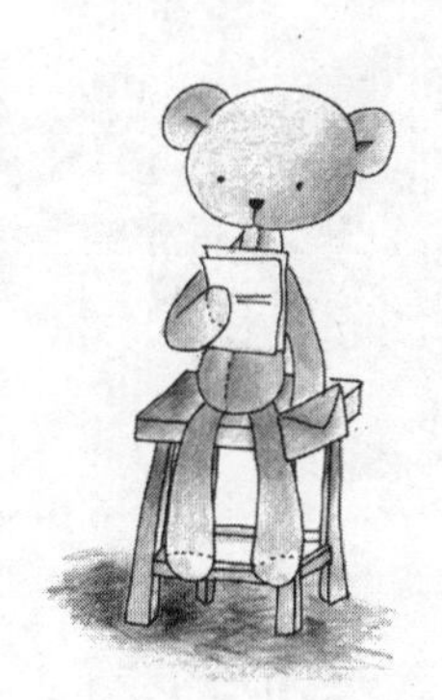

走过两条街，十字路口右拐。大概再前行400米，看见马路左边那些红色楼房就到了。”陶欣告诉他。司机又说：“如果方便，能不能帮我们带路?”陶欣想，青苹果小区就在自己家附近，帮他们带路，自己也能搭车回家，省得挤公交车了，一举两得啊。于是她点点头上了车。

车子启动了，司机有一搭没一搭地和陶欣聊起了天，可当车子到了该右转的路口时，司机并没有右转，陶欣大声喊着：“叔叔，你怎么不右转啊?”司机假装愕然地说道：“看，光顾着和你聊天，都忘记右转了。没事，咱们在下一个路口转回去就是了。”但当到了下个路口时，司机依然直行。这时的陶欣意识到，自己肯定是碰上人贩子了。

大概走了两三个小时，车开到一个加油站加油，绑匪下去交钱。陶欣看见司机下车了，她赶紧悄悄跳下车，借着夜色逃跑了。加油站附近是大片大片的玉米地，陶欣钻进去跑了很远。

她抬头看见月亮孤独地挂在天上，想到爸爸妈妈在家肯定急得团团转。于是，她按照原路返回加油站，一打听，才知道此地已属另一个县，离自己家有一百多公里。

陶欣急得不知如何是好。这时她突然想起老师说的话：“无论发生什么事，都可以找警察叔叔帮忙。”陶欣向加油站的工作人员借电话拨打110报警，在民警的帮助下回到了家。

没有警惕之心的陶欣好心为陌生人指路，搭便车成了搭错车，差点被拐骗，发人深省。

感悟 ganwu

对于陌生人的求助，要保持一定的警惕性。对陌生人的某些“帮忙”行为，要留个心眼。遇到被劫持的情况，首先要冷静；其次是麻痹对方，使他们放松警惕，这样你才能有机会求救。求助于民警最好，但一路上不一定能遇上民警。这时，就要想别的方法，比如偷偷写纸条从车上扔下去，路人可能不会在意，成功率较小；把书包、书本、文具或衣服、鞋帽扔出去，这更能引起路人的注意，行人就可能会记下车牌号报警。

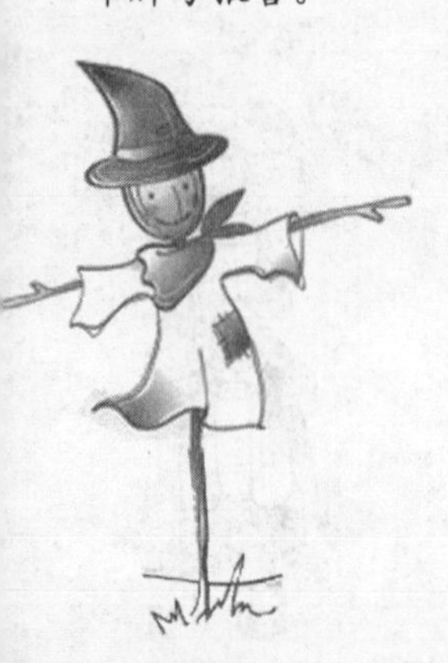

第4章

寻找天灾人祸中的避难方舟

在我们的生活中，不仅有不期而至的大自然灾难，如地震、海啸、洪水、火山爆发……还有突然发生的人为灾祸，如毒气泄漏、桥梁坍塌、瓦斯爆炸……

■ 震波一过，学生们立即冲出教室，老师站在楼梯拐弯处指挥，使学生井然有序地疏散……

■ 田甜和刘芳的耳边传来“轰轰”的响声，突然只听一声訇然巨响，一股大浪来到了两人眼前……

■ 荆欣听见一声震耳欲聋的爆炸声，抬头看去，只见天空腾起一股黑黄的浓烟，像一条乌龙上升、蔓延，耳边传来“嘶嘶”的泄漏声，一股刺鼻的气味扑面而来……

我们既要时刻准备应付来自大自然的雷霆怒吼，还要随时面对突如其来的灾祸，那么，当灾难来临时，我们该如何逃生？请记住：只有绝望的人，没有绝望的处境。

抗震奇迹

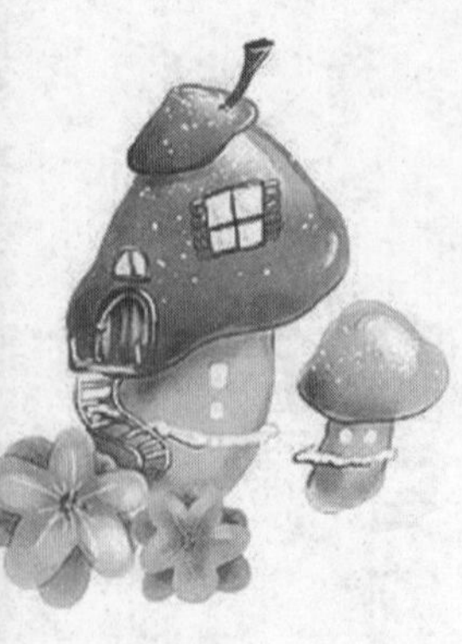

四川安县桑枣中学，是一所在绵阳周边非常有名的初级中学，因教学质量高，周围家长都把孩子往这所学校送。学生多了，安全问题也就成了叶校长最关心的问题。

为了师生安全，叶校长从2005年开始，每学期都会在全校组织一次紧急疏散演习。叶校长会事先告知学生，本周有演习，但不让学生们知道具体是哪一天。等到特定的那天，课间操或者学生休息时，学校领导会突然用高音喇叭喊：全校紧急疏散!

每个班的疏散路线都是固定的，学校早已规划好。两个班疏散时合用一个楼梯，每班必须排成单行。每个班级疏散到操场上的位置也是固定的。

教室里面一般是9列8排，前4排的学生从前门撤离，后4排的学生从后门撤离，每列走哪条通道，师生们早已被事先培训好。学生们事先还被告知：在2楼、3楼教室里的学生要跑得快些，以免堵塞逃生通道；在4楼、5楼的学生要跑得慢些，否则会在楼道中造成人流积压。学校紧急疏散演练时，叶校长都让师生计时，不比速度，只讲评各班级存在的问题。

刚进行紧急疏散时，学生只把它当成一种娱乐，除了觉得好玩外，还认为多此一举，虽然有如此多的反对意见，但叶校长始终坚持这样做。久而久之，学生老师都习惯了，演练的效果一次比一次好。

平时，叶校长对老师在学校的站位都有要求。老师要在适当的时候，站在适当的位置。他认为适当的时候是下课后、课间操时、午饭时、晚饭时、放晚自习和紧急疏散时；适当的位置是各层的楼梯拐弯处。

老师之所以被要求站在那里，是因为学生在拐弯处最容易摔跤，学生如果在这里摔倒了，老师是成人，力气大些，可以

感悟 ganwu

当大地震蓦然而至，亲爱的朋友，你可知道如何逃生？

1. 如果住在平房，来不及跑到户外时，可迅速躲在桌子、床等坚固的家具下面，如果来不及，可以紧挨墙根蹲下，同时用东西保护头部。

2. 如果在户外，要避开高大建筑物，跑往没有电线杆和大树的空旷地区。

3. 如在教室、车站、商店等公共场所，应保持镇静，就地在桌椅、框架等牢固的物体旁躲藏，同时听从指挥，有序撤离，切忌混乱奔逃，以免造成人为的拥挤踏伤。

一把把他们从人流中抓住扶起来，不至于发生踩踏事件。

汶川大地震发生时，叶校长不在学校。学生们按着平时学校的要求，以熟练的方式疏散开。当时地震波一来，老师喊：所有人趴在桌子下！学生们立即趴下去。老师们立即把教室的前后门都打开，怕地震扭曲了房门，以致无法打开。

地震波一过，学生们立即冲出教室，老师站在楼梯拐弯处指挥，使学生井然有序地疏散，避免在关键时候有学生摔倒。那天，连怀孕的老师都按照平时学校的要求行事，没有一个先于学生逃走的。

当叶校长从绵阳赶回学校，看到8栋教学楼部分坍塌，全部成为危楼，但是全体学生和老师都安然无恙地站在操场上时，他的心终于落地了。

老师们向校长报告说：“学生们都没事，我们也都没事。”

通信恢复后，老师们接到家长的电话，都大声骄傲地告诉家长：我们学校，学生无一伤亡，老师无一伤亡——说话时眼中噙着泪。

桑枣中学的墙上写着：“责任高于一切，成就源于付出。”见证了校长及老师们的良好心态。

所以在大地震发生后，桑枣中学全校2200多名学生，上百名老师，能以班级为组织，顺利地从不同的教学楼和不同的教室有秩序地集合到操场避难，全部疏散时间仅为1分36秒。结果全部师生平安无事，创造了汶川大地震中的奇迹。

汹涌的钱塘江潮

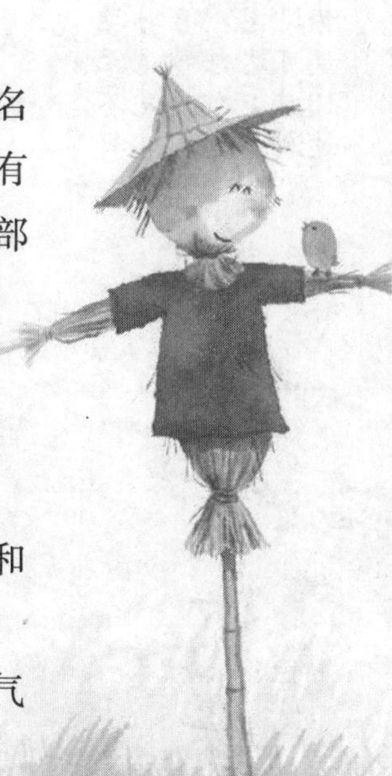

田甜和刘芳都是来自上海的中学生，这天她们带着仰慕和崇拜来到了浙江，专程欣赏钱塘江大潮。

田甜和刘芳找好宾馆安顿下来，已是下午1点半了，天气闷热，两个人不愿意待在宾馆的空调下，直接来到了江边。

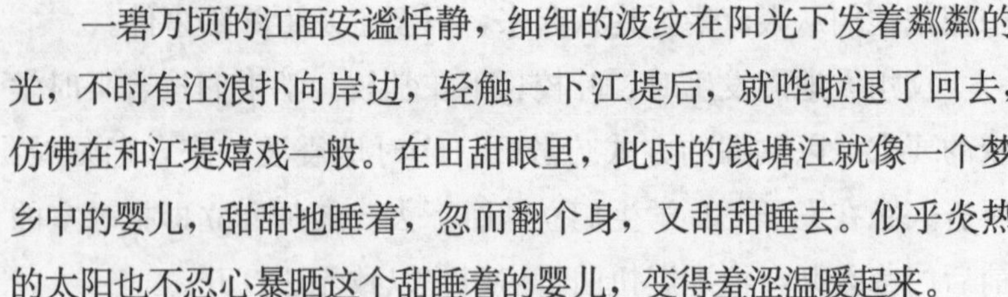

一碧万顷的江面安谧恬静，细细的波纹在阳光下发着粼粼的光，不时有江浪扑向岸边，轻触一下江堤后，就哗啦退了回去，仿佛在和江堤嬉戏一般。在田甜眼里，此时的钱塘江就像一个梦乡中的婴儿，甜甜地睡着，忽而翻个身，又甜甜睡去。似乎炎热的太阳也不忍心暴晒这个甜睡着的婴儿，变得羞涩温暖起来。

江堤上有三三两两的游人在漫步、乘凉，还有人坐在江边，静静地等待观赏大潮。江边的空气清新、凉爽，两个人不由自主走下江堤，来到了岸边。

田甜脱下鞋子，把脚伸进江水里，感慨地说："这儿可真美啊，我一点都不想回去。"

刘芳也跳进了江水，凉凉的江水盖在脚上，滑滑的，痒痒的，仿佛柔软的手在按摩。刘芳感觉舒服极了，她冲田甜点点头说："我也很喜欢这里，我们就不要走了。"

两个人陶醉了。突然从远处传来一阵哨子声和一个老汉的吆喝声："江潮要起，注意安全。"

田甜奇怪地问："这是守护大堤的吗？"

刘芳点点头："应该是的，我听妈妈讲，他们是'喊潮人'，提醒游人注意安全的。"刘芳说："回去吧，喊潮人已经说了，江潮就要来了。"

田甜恋恋不舍地说："不会这么快的，你看，这江水多么安静啊，哗哗的声音简直就是催眠曲。"

"潮水就要来了，快上来！"有人站在大堤上冲她俩大喊。

田甜和刘芳相视一笑，只好从水里出来，坐在岸边准备穿鞋上堤。

就在这时，她俩耳边传来"轰轰"的响声，就像火车行驶的声音。这就是钱塘江的潮水，大潮已经聚集成一股强大的力量，它已经狂奔在路上，很快就会来到的。

而田甜和刘芳还一无所知，两人一边慢吞吞地穿鞋，一边诧异地回头观望。

感悟 ganwu

本来是为了欣赏人间奇景，却因为疏忽大意，险些失去宝贵的生命。亲爱的朋友，当你站在汹涌澎湃的大江边，你可想到了自己的安全？

1. 注意自己的安全，听从现场管理人员的指挥。

2. 注意观察周围环境，严格遵照警示标志。

3. 不要走下堤坝观潮，严禁观看夜潮，不在危险地带观潮、嬉戏或休憩。

4. 不要太相信自己。潮水来势迅急，有时速度可达每秒7至10米，你是跑不过潮水的。

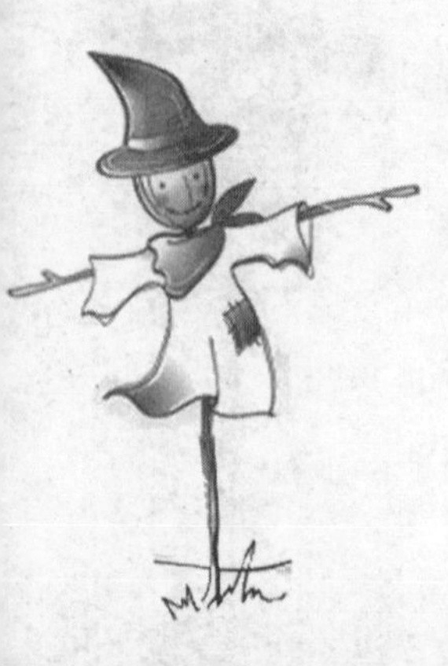

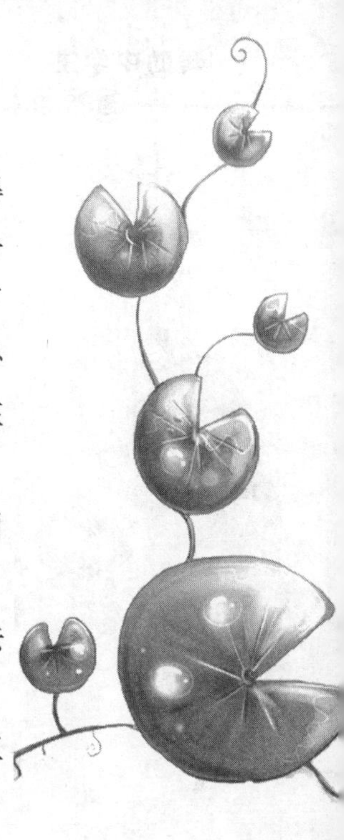

江水被大潮惊醒，它仿佛生气了，呼呼喘着粗气，搅动得整个江面的水都翻了起来，你推我，我推你，一波又一波，争着朝岸边涌来。突然只听一声轰然巨响，一股大浪转眼来到了两人眼前。田甜和刘芳被一个巨浪凌空卷起，摔到了 10 米外的江中。“救命啊!”两个人大喊起来，可是声音马上就淹没在滔天巨浪的巨响声中，那声音震耳欲聋。

大潮又迅速退去。堤上的人发觉了异常，飞奔到江边。田甜和刘芳在潮水中挣扎。

很快，江岸急救队的小伙子们也闻讯赶来。大家趁潮水退去的工夫，救出了田甜和刘芳，此时两个姑娘身上已经伤痕累累。

她们刚上岸，又一列直立的大潮像一堵墙似的，直压江堤，似乎要吞噬这堤岸。堤上的观潮人惊呼不止，连连后退。

田甜和刘芳没有看见这壮观的景象，两个人被紧急送到了医院。

天空里飘来危险的云

荆欣家在离县城 3 公里的易家村，今年荆欣考上了县一中，因此她每天早上都要很早起床。

这一天，荆欣推着自行车刚要出门，就听见一声震耳欲聋的爆炸声。荆欣感到大地在强烈地晃动，很快就闻到一股刺鼻的气味。

易家村附近有一个很大的化工厂，去年化工厂的一个车间发生了一次爆炸，死伤两人。难道又是化工厂？荆欣抬头望去，只见化工厂上空腾起一股黑黄的浓烟，像一条乌龙盘旋上升，蔓延开来。荆欣还听到了“嘶嘶”的泄漏声。

浓烟很快就飘到了面前，荆欣感到鼻子刺痛，头晕恶心，她扔下自行车跑回屋里。这时父母已经惊醒，父亲正要往屋外跑，荆欣拦住父亲：“爸爸，可能是毒气，快拿毛巾捂上鼻子。”

感悟 ganwu

亲爱的朋友，如果遇到毒气泄漏，请你这样做：

1. 不惊惶、不叫喊、不乱跑，要镇静沉着，有序撤离。
2. 处于毒气环境时，立即屏住呼吸、闭眼，用口罩、毛巾、手帕、衣服等捂住口鼻，并用塑料袋或纱布遮挡住眼睛，快速离开。
3. 判断风向，逆着风向逃离毒气环境。
4. 如果在室内，应立即关闭门窗，将人员集中在较为密闭的房间内，用胶纸胶带密封缝隙。
5. 注意收听收看政府或应急部门的通告。

"不用，我去看看怎么回事就回来，你先不要上学，和你妈关好屋门，在家里等着。"说着，父亲就跑了出去。

原来今天早上由于工人的错误操作，化工厂的染料生产车间发生了大爆炸，爆炸引起了毒气泄漏。此时毒气正随风飘散，无声地向周围的村镇扩散开去，而许多村民还一无所知。

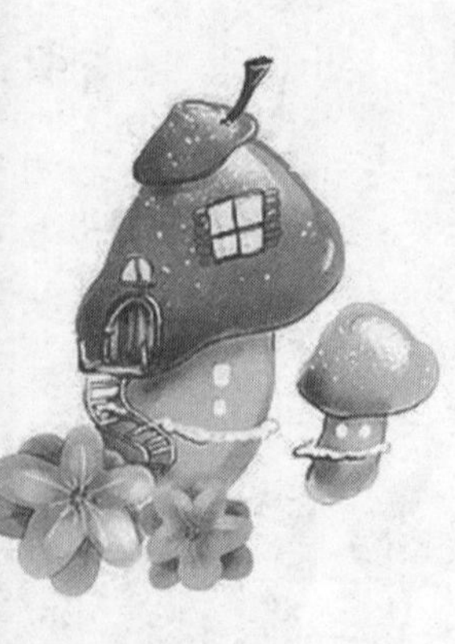

荆欣父亲来到大街上，看到有人在仓皇奔跑，正要开口问，突然就咳嗽、呕吐起来。一个中年人边跑边喊："老荆快跑，化工厂的毒气漏了！"话刚说完，突然一头栽倒在地。

荆欣父亲吓了一跳，急忙转身，他想回家叫上妻子和女儿一块逃跑，可是已经体力不支，扑倒在地。

尽管荆欣和母亲用湿毛巾紧紧捂住了口鼻，还是觉得呼吸困难，那些混浊的烟雾似乎要挤进屋内。荆欣对母亲说："妈，不能再等了，咱们得跑。"母女俩找来衣服裹住头脸、捂住口鼻，往大门外跑去。

刚走出家门，荆欣就看见了倒在地上的父亲，赶快扶起父亲，可是父亲已经没有了呼吸。荆欣和母亲悲痛欲绝，荆欣硬拉起母亲，随着慌乱的村民往村外跑去。

一路上不停地有人倒下去。荆欣害怕了：跑到哪里才能摆脱这恶魔呢？

荆欣突然想起老师曾经讲过，遇到森林大火要逆着风向逃跑，毒气也是随风扩散的，是否也需要这样做呢？聪敏的荆欣马上站住脚步，判断风的方向后，拉着母亲回头就跑，一边跑一边给其他人做手势，示意他们跟着自己。

荆欣和村民终于逃离了笼罩在他们头上的那片可怕的烟云。

·洪水来了·

每一个中国人都难以忘记 1998 年那场洪水，难以忘记巨浪滔天中轰然倒塌的一座座房屋……

1998年8月1日晚8点多钟，位于武汉上游60公里的一处堤坝突然溃口！狂涛激起几米多高的水柱，汹涌咆哮着直扑堤内的29个村庄，80多平方公里的区域顿成泽国。

当大水铺天盖地冲进家园的时候，到处是惊天动地的哭喊和拖儿带女的人影，他们扶老携幼、跌跌撞撞，慌乱中找不到逃生的路，有的往堤上跑，有的往村里跑，有的往楼上跑，有的往树上爬…… 哭声、喊声、水声凄惨地在簰洲湾上空飘荡！

那天晚上，何海燕和奶奶、妈妈、姐姐、弟弟，借着夜色在田埂上东一脚、西一脚地乱跑，洪水很快就冲上来了。水越涨越高，一个巨浪打来，把她的妈妈、姐姐和弟弟卷走了。因为奶奶抓住一棵白杨树，她和何海燕才没被卷走。

奶奶和何海燕抱着的树不大，幸亏何海燕会踩水、爬树，洪水才没将她淹没。洪水越来越大，奶奶艰难地将她转移到一棵高一些的树上，刚刚将她顶到树丫上，奶奶就被卷走了……

村子不见了，奶奶不见了，四周只有无边的黑暗和咆哮的洪水。水流越来越急，把她和小树冲得左右摇晃，吱吱作响，她感到害怕了，她"哇"的一声哭起来。水漫到脖子了，她又向上拱了拱。就在这时，一个凶猛的浪头像野兽一样地扑过来，树干"咔嚓"一声断了，何海燕没入水中，随着树干在汹涌的洪流中翻滚起伏。

不知漂了多久，她的头猛然撞在了一棵树上，她连忙双手一个反扣，抓住了树干。又一个翻身，双手抱住树，用脚缠住树身，一点一点地往上爬。脚终于露出了水面；她又向上爬了点儿，找到了一个树丫，把脚踩在上面。

何海燕舒了口气，肚子却饿起来，她摘了两片树叶含在口里，树叶的味道涩涩的，喉头像有东西堵着，她想"啊"大叫一声，可是自己的嗓子已经发不出声音了。她困倦不堪，眼皮不停地打架。但她不敢睡，就这样像蜗牛一样，一直趴在树上。水涨一寸，她就往上爬一寸。

感悟 ganwu

洪水是猛兽。一旦洪灾发生，我们的家园可能被毁灭，生命可能被吞噬。那么洪水来时，我们该怎样逃生呢？

1. 要提高警惕，注意收听、收看天气预报，随时注意灾情变化，及时采取适当的措施。

2. 在洪水到来之前，按照预定的路线撤离到安全地区。

3. 如果来不及撤离，可爬到屋顶、墙头或附近的大树上，等候救援。

4. 避难时，应携带好必备的衣物以御寒，特别是要带上必需的饮用水，千万不要喝洪水，以免传染上疾病。

5. 用手电筒、哨子、旗帜、鲜艳的床单、衣服等发出求救信号，以引起营救人员的注意，前来救助。

6. 万不得已时，借助木板、木床、箱子等可以在水上漂浮的东西逃生。

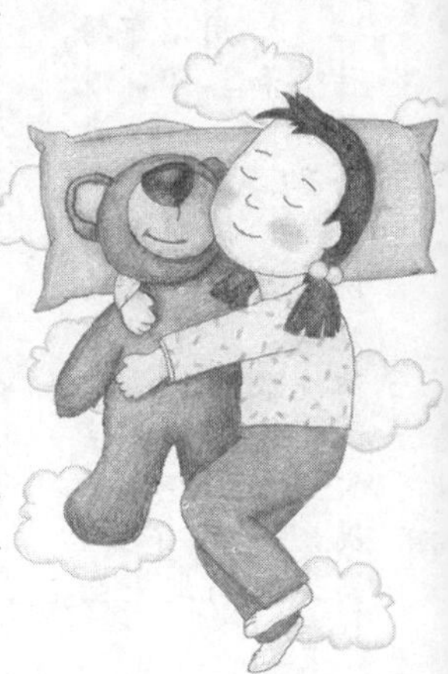

一直到第二天凌晨，当开着冲锋舟营救群众的武警战士从树上抱下小女孩何海燕时，她已在树上坚持了8个小时！

1998年洪水已经远去，但是那喧嚣寰宇的涛声似乎还在耳边响起，我们不会忘记。

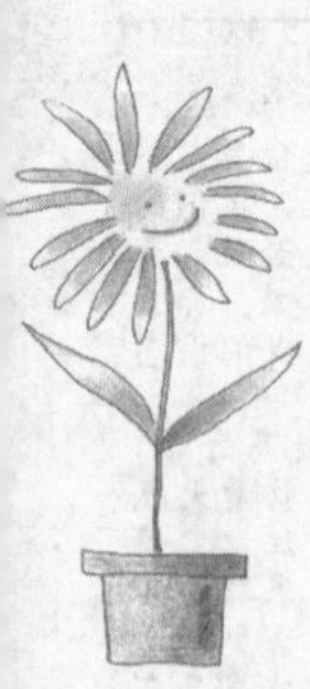

感悟
ganwu

墨西哥城的市民们住在随时会喷发的火山脚下，他们难道不害怕那炽热的岩浆、飞舞的熔岩炸弹吗？你想知道他们是怎样保护自己安全的吗？

1. 如果从靠近火山喷发处逃离，要戴上坚硬的头盔、护目镜、通气管面罩或滑雪镜等保护头部和眼睛。

2. 用湿布捂住嘴和鼻子，或使用工业防毒面具。

3. 及时彻底洗净暴露在外的皮肤，用干净水冲洗眼睛。

4. 密切关注火山的活动情况，一有异常，马上撤离到安全地带。

冒烟的山峦

2000年7月的一天，小留学生赵毅和表姐一起来到墨西哥旅游。两个人下榻在首都墨西哥城的一座饭店里。距墨西哥城东南70多公里的波波卡特佩特火山是一座活火山，近年来活动频繁。赵毅和表姐就是为了观看火山，专程赶来的。

赵毅和表姐住在饭店顶层的房间。这天早晨6点50分左右，赵毅正在洗脸，突然从走廊里传来惊慌失措的喊叫声、奔跑声。赵毅吃了一惊，慌忙打开门查看。这时住在隔壁的两个亚洲旅客已经跑了出来，边跑边用英语喊："下楼，下楼！火山爆发了。"

赵毅急忙喊醒表姐，两个人拉开窗帘，只见远处的天空又白又亮，在一片耀眼的白光中，竖立着一根顶天立地的烟柱，浓浓的白烟直插云霄，如蘑菇云似的。旋即，火山喷射出的熔岩，映红了天空，两个人正痴痴地看着，电话急促地响了起来，一声比一声紧。赵毅拿起电话，原来是总台打来的，催促他们赶紧乘电梯下楼，到安全地带集合。

所有的旅客都已经在大厅等候了。值班经理很快把大家领到餐厅，告诉他们："请不要惊慌！波波卡特佩特火山爆发了，具体情况还不清楚。有情况我会及时通知你们。请大家享用咖啡。"赵毅注意到为他们分送咖啡的服务生双手在微微颤抖。

中午的时候，墨西哥红色电视台报道了火山喷发的详细情况。报道说，波波卡特佩特火山海拔5452米，是墨西哥第一高峰。当天的喷发持续了10分钟。幸好，全城没有因此发生太大的混乱。

第二天全城恢复了平静。值班经理告诉赵毅，政府一直在关心火山的活动情况。今年以来该火山一直轻度喷发，火山周围地区处于黄牌警戒状态。如果火山地震监测中心宣布红牌警戒状态，附近居民就必须无条件撤离。

他还告诉赵毅，“波波卡特佩特”来自于印第安语，意思是“冒烟的山峦”。

·海啸中的幸存者·

2004年12月26日，海啸袭击了印度偏远的安达曼—尼科巴群岛。这场猛烈海啸夺去了15万人的生命。但也有一些幸运者奇迹般地生存了下来。

一名10岁的英国小女孩仅凭自己在课堂上学到的知识，在大海啸中救了几百人的命。

这位小英雄名叫蒂丽。海啸来临当天，她正与母亲在银色的沙滩漫步。银色的沙滩、葱郁的椰树林、清澈的海水、在海水中静静伫立的岩石，这美丽的景色深深吸引了蒂丽。她专注地望着远处在阳光的照耀下波光粼粼的海水。突然，蒂丽诧异地盯着大海，紧张地说：“妈妈，海啸要来了。”

母亲奇怪地问：“孩子，你在说什么？”

蒂丽惊恐地对母亲说：“妈妈，我们现在必须离开沙滩，海啸即将来临！”

蒂丽对母亲解释说，她看见海滩上起了很多的泡泡，然后浪就突然打了过来。这正是地理老师曾经描述过的有关地震引发海啸的最初情形。老师还说过，从海水渐渐上涨到海啸袭来，这中间有10分钟左右的时间。

母亲对蒂丽的话半信半疑，但是蒂丽坚定地说：“妈妈，请相信我。马上请大家离开，否则就来不及了！”

母亲看着蒂丽坚决的表情，点了点头，拉起女儿朝人群走

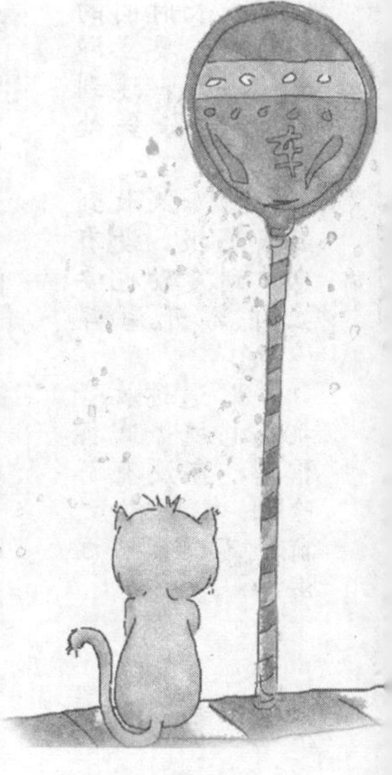

去。很快，她的警告如星火燎原般在沙滩上传开。

当几百名游客刚跑到安全地带，身后就传来了巨大的海浪声——“噢，上帝，海啸，海啸真的来了！”人们在激动和惊恐中哭泣，争相拥抱和亲吻他们的救命恩人蒂丽。

躲过劫难的不仅是蒂丽他们。当这场大海啸以迅雷不及掩耳之势，席卷泰国南部时，当地一个渔村的181名村民早已逃到了高山上的一座庙中。

是什么赋予这些渔民神奇的预感？65岁的村长卡萨雷说，祖辈们留给他们一条古训：“如果海水退去的时候速度很快，那么海水再次出现时的速度和流量会和退去时完全一样。”

这个渔村世世代代与大海关系密切，在泰国被称做“摩根海的流浪者”。他们整个雨季都在大海里航行，从印度到印度尼西亚，然后再返回泰国。每年的4月到12月间，他们在海岸边捕鱼捉虾。每年5月，他们会向大海祷告，请求大海的宽恕。在许多渔民只是忙于捡拾那些被海浪冲到沙滩上的鱼时，听过古训的“摩根海的流浪者”则已经向山顶出发了。

海啸过后，满目疮痍，劫后余生的幸运儿又该怎样度过艰辛的日子，寻求救援呢？靠椰果和雨水，印尼苏门答腊岛班达亚齐的一名男子在距离海边100英里的一棵树上生活了8天，成为一个在这次印度洋海啸灾难中奇迹生还的人。

这名男子叫里萨尔·沙普特拉，当时23岁。海啸发生的时候，他正在清理一座清真寺。高20米的巨浪将里萨尔卷了起来，他拼命爬上一棵位于高处的树。看着脚下泛滥的海水，又加上身上的伤口越来越恶化，他几乎都要放弃了生的欲望。但是，他鼓励自己坚持。饿了，就吃树上的椰果；渴了，接着吃树上的椰果。就这样在茫茫大海中，一直坚持了8天。直到8天后，一艘行驶在印度洋上的货轮进入了里萨尔的视线。于是他折一根树枝，擎在手中，拼命地朝货轮挥舞。终于，货轮上的人员发现了他，他奇迹般地得救了。

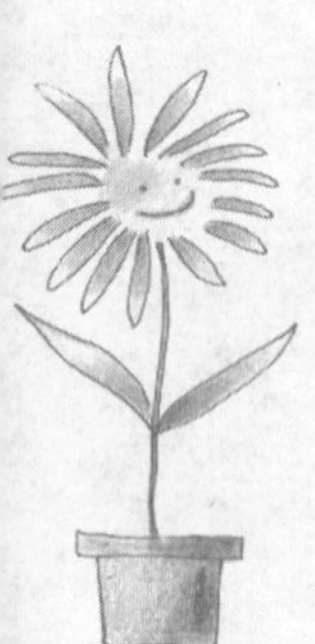

感悟
gǎnwù

亲爱的朋友，在危难来临的时候，知识就是活命的源泉！朋友，你对海啸了解多少？当海啸发生时，你知道如何逃生吗？

1. 感觉强烈地震或长时间的震动时，要立即离开海岸，速到高地等安全处避难。

2. 如果收到海啸警报，没有感觉到震动也要立即离开海岸避难。

3. 通过收音机或电视等掌握信息，在没有解除海啸警报之前，不要靠近海岸。

掉进大江的彩虹

昼夜奔流不息的花江两岸是一座发展中的小县城，将老县城和开发区连接起来的是一座提篮式的彩虹桥。这座水泥斜拉结构桥自1998年建成以来，一直是花江县人民引以为荣的一大景观，每天过往行人如织。

然而，1999年元月4日，大桥轰然断裂，桥身几乎全部坠入江中……

那天，武警部队驻当地的25名新兵进行日常操练，通过该桥，行至桥中，弧形钢拱的钢体水泥桥突然从中断裂了！

站在桥头的曹阳和母亲惊得目瞪口呆。曹阳母亲情不自禁地拽紧了女儿的手：是女儿救了娘俩的命啊！

这天曹阳和母亲像往常一样，准备穿过彩虹桥到对岸上学、上班。当母女俩走上桥面的时候，曹阳对母亲说："妈妈，这桥好旧啊！"

母亲责备女儿："别瞎说，这是刚修的桥。"

曹阳一脚踢飞了一块石子："看这桥面都碎裂了。"说着，她趴到桥栏杆往下看。

母亲催她快走，她却往回拽身子："妈妈，我好像听到吱嘎声，桥要断了，快回去吧。"

母亲恼了："小孩子胡说，好好的桥哪能说断就断？再不快走，妈妈就要迟到了。"

就在这说话间，只听见一声巨响，眼前的桥梁忽然断裂，像折断翅膀的飞机，訇然坠落江中，激起几丈高的浪花，一个个人影像落叶似的，飘落水中，在江面上漂浮……

陆国民就没有如此幸运。那天早上，他就走在母女俩的后面。听见曹阳的话，他也像曹阳母亲一样不以为然，心里还叹

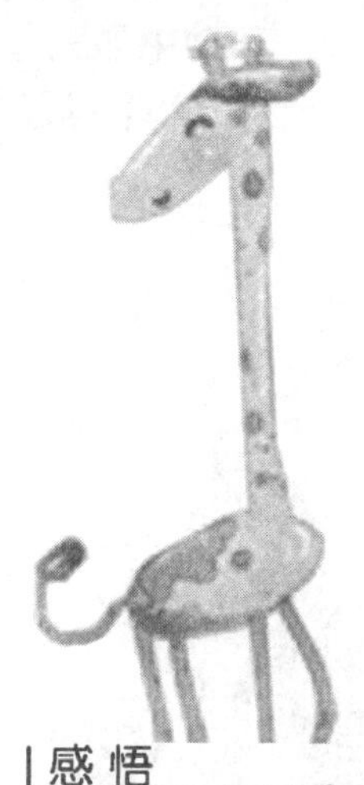

感悟 ganwu

危险总是突然而至，但是，在任何突发的灾难中总有幸存者，你想知道他们的逃生之道吗？

1. 每到一处，都仔细观察周围的环境，熟悉逃生通道，以防万一。

2. 即使在熟悉的环境中，也要注意观察，及时发现异常，作好应变准备。

3. 遇到险情要镇定，不慌乱，不盲从，冷静按照应急情况处理。

4. 逃出危险场地后及时报警。

5. 在日常生活中做一个有心人。

息：现在的孩子太任性，什么都敢说敢做。于是，他超过了走走停停的曹阳母女俩，急匆匆朝对岸走去。

当陆国民走到桥正中时，突然感到桥身剧烈地抖动起来，大约过了10秒钟，桥就垮了。他当时只觉得自己一下子变得轻飘飘的，飞在空中，随即就重重摔在了水里。两边的水使劲挤压他的头部，瞬间就沉到了江底。

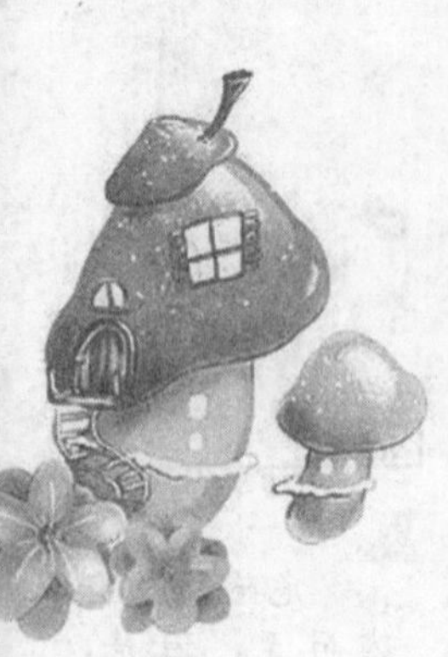

陆国民双腿用力一蹬，冲出水面。但一个浪头打来，陆国民又被大浪卷入江底。陆国民挣扎着，终于将头探出水面。江面浪花翻卷，他的两眼无法睁开，双脚也没有一点力气。可是陆国民坚持着，他用双手奋力划水，朝岸边游去。最后终于找到一块石头，陆国民紧紧抱稳石头，趴在石头上，整个人一下子虚脱了。后来他被救援的人救上了岸。

武警战士刘爱兵也是一名幸存者，他永远不会忘记那天的经历。那天晚饭后，中队20多名战士正跑到彩虹桥上，突然听到“轰”的一声，刘爱兵只感到脚下一空便向下直落，几乎同时，不知何处飞来的一根钢筋重重地砸在刘爱兵头上。

落水后，冰冷的江水使刘爱兵清醒过来，稍识水性的刘爱兵急中生智，不顾一切地脱掉身上的军装和几件毛衣，然后奋力向岸边游去。

可是，江中水急浪大，才游出几米远，刘爱兵便再也游不动了。这时，突然从旁边伸出一只有力的手，拖着刘爱兵游向岸边。快到岸边时，又有一位救援者游了过来。两人一起将精疲力竭的刘爱兵推上了岸。

灾难发生后，整个花江县都震动了，无数花江人挺身而出，一双双温暖的手伸出来，一艘艘泊岸的渔船在江面上来回穿梭……

遭遇大雪崩

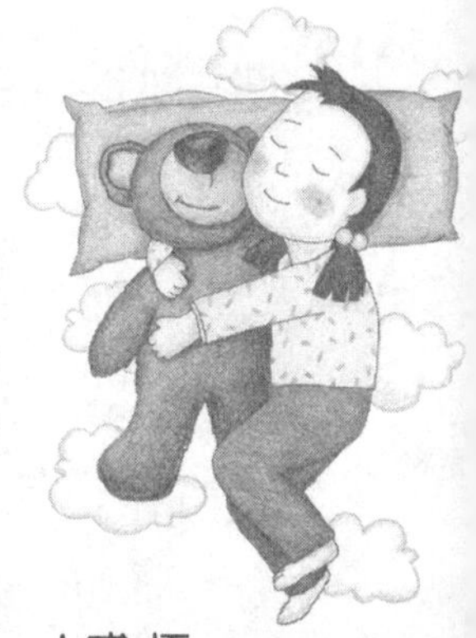

乔波是一个小登山爱好者，他的表哥是一名登山运动员，两个人志同道合，整天有说不完的话。这不，刚一放寒假，乔波就来到表哥家，缠着要表哥带他一块攀登雪山。表哥只好答应他。

第二天一大早，乔波和表哥就出发了。可天公不作美，在他们刚刚前行了1公里多时就下起了大雨，毫无准备的他们被淋得浑身湿透。由于下雨路滑，原计划6、7个小时就可以翻越整座山，可到了晚上7时许，两人才爬到峰顶。此时，夜幕已经降临。两个人休息了一会儿，决定下山。

由于夜里气温很低，雪山表面结成了一层冰壳，光光的，滑滑的，让人站立不稳，乔波和表哥手拉手慢慢往山下走去。正走着，乔波突然看见一块10多厘米的冰块从面前滑下去。他抬起头，又一块大冰块朝他飞来。表哥大喊一声："躲向旁边，闭住嘴。"乔波来不及回答，就感到脚下一松，头向后仰，似乎掉下了悬崖。乔波翻了无数的跟头，只觉得天旋地转，冰雪横飞，然后就失去了知觉。

不知道过了多久，乔波听见表哥在喊他。他本能地想站起来，可怎么也动不了，低头一看，才发现自己被埋在雪里，只剩下一个脑袋。表哥的情况好一些，上半身露着，下半身被深深地埋在了雪堆里。表哥扔下背包，开始拼命地刨雪。一边刨，一边冲着乔波大喊："乔波，坚持住！"

乔波感到呼吸越来越困难，他的大脑里已经一片空白，渐渐地合上了双眼。

突然，乔波被剧烈的摇晃惊醒过来。他缓缓睁开双眼，发现自己躺在表哥的怀里。表哥救了他！表哥见乔波睁开了眼睛，又惊又喜。急忙从口袋掏出一块巧克力放进他的嘴里，又

感悟 ganwu

雪山纯净神秘，吸引了无数的登山爱好者。但是，神秘的雪山也隐藏着杀机，雪崩就是最危险的杀手。亲爱的朋友，如果不幸与雪崩相遇，你知道该怎样避险自救吗？

1. 马上远离雪崩的路线，抛弃身上所有笨重物件，跑向旁边，或者较高的地方。

2. 闭口屏息，以免冰雪涌入咽喉和肺部导致窒息。

3. 抓紧山坡旁稳固的东西，如矗立的岩石之类。

4. 如果被冲下山坡，要努力爬上雪堆表面，想办法逆流而上，逃向雪流的边缘。

喂他一口水。两个人已经找不到下山的路了，只好静静地等待救援。

他们不知道，他们遇上了雪崩，并随着崩下来的浮雪下坠了近400米！

幸好，表哥的手机在登山服的内口袋装着，没有被摔丢。他急忙拿出来，给登山队的队友和家人打电话求救。

乔波和表哥坐在背包上，饿了，就吃块巧克力，渴了就喝口水，水喝完了，就嚼几口雪。为了防止两个人睡过去，两人不停地说话。表哥给乔波讲自己登山的遇险故事，讲自己队友的冒险经历。乔波听得入了迷，渐渐忘记了一切。

夜越来越深，天气越来越寒冷。表哥对乔波说："我们不能坐着等了，必须摸索着下山。否则我们会冻死在这里的。"乔波一点力气也没有，他也不想站起来。表哥硬是把他拽起来。表哥搀着他，摸索着往前方走去。表哥不知道自己选择的方向是对是错，他只有一个信念：不能停下来，停下来只有死路一条，必须不停地走，不停地活动。

接到乔波表哥的求救电话，登山队连夜出发进行搜救。

艰难的搜救活动进行了整整一夜，等找到乔波和他的表哥的时候，天已大亮，表哥坐在背包上紧紧搂着乔波，乔波微闭双眼，周围是一圈又一圈的脚印！

乔波和表哥很快被护送下山，直奔医院。医生检查后告诉大家，两人只是轻微冻伤，很快就会康复的。

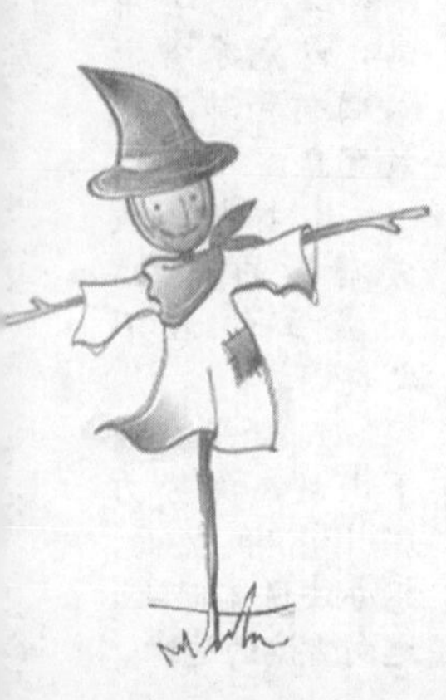

瓦斯爆炸以后

2005年11月的一天，黑龙江省某煤矿发生震惊全国的特大煤尘爆炸事故，造成上百名矿工遇难。然而，该矿第四采区的瓦斯检测员黄智勇率领24名矿工积极避险，得以生还！

那天21时20分许，黄智勇和同事完成工作准备返回时，巷道里突然变得漆黑一片，紧接着，从遥远的巷道深处传来闷雷一样的爆炸声。

“不好，瓦斯爆炸了。”黄智勇下意识地叫道。

黄智勇急忙通知正在工作的矿工，大家慌乱成一团。黄智勇让大家用湿毛巾捂住口鼻，匍匐着往前走。这时一位矿工说他知道一条巷道与主运道相连。只要进入主运道，有了新鲜空气大家就能活命。大家决定寻找这条巷道。

他们终于找到了这个巷道。经过紧张的工作，主运道被凿通了！

一直处于极度紧张中的矿工一见通道，就争先恐后地往里挤。而黄智勇却沉着冷静，他喝住了争抢的矿工：“都别急，我先去检测一下！”

黄智勇捂紧口鼻，爬着过去测量瓦斯浓度。黄智勇测完瓦斯，刚要拔下混合气体的吸收管，突然发现一名矿工躺在地上蹬腿。原来，这名矿工紧跟在黄智勇身后，不小心松开了毛巾，就一下子失去了知觉。

“快退回去，这里毒气太高。”黄智勇大喊。而几名中毒矿工竟然不愿离开，有的还呜呜地哭起来。黄智勇急了，说：“要想获救，先得自救。十几个患难兄弟都等着你们呢，你们不走，就是拖累大家！”中毒矿工听了黄智勇的话，纷纷挣扎着站起来，互相搀扶着往前走去。

大家用毛巾捂着嘴，跟着黄智勇走。走着走着。黄智勇让大家停下。前面的焦煳味越来越浓，这表明一氧化碳毒气已经弥漫到了这里，不能再走了。

黄智勇对大家说：“现在我们只剩下一条路：等待救援。我现在点名，现在起我们就是一个整体，谁也不许擅自离开。生我们要在一起，死也要死一块儿！”

渐渐地，矿工们支撑不住躺在了地上。一名矿工因中毒太深而抽搐起来。黄智勇决定带领大家撤到避难所的深处。此

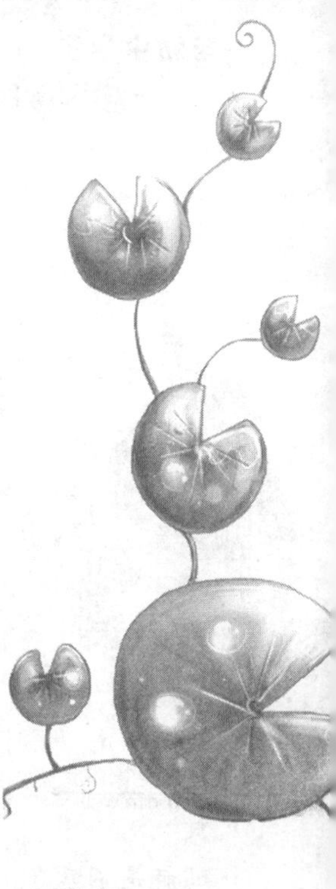

感悟 ganwu

行走在黑暗的地下，危险无时无刻不存在。如果是你遇到了这种地下几百米的爆炸，你该如何逃生呢？

1. 立即切断通往事故地点的一切电源，马上恢复通风。

2. 背向爆炸地点迅速卧倒。

3. 眼前有水，应俯卧或侧卧于水中，并用湿毛巾捂住口鼻。

4. 迅速撤离现场，防止二次爆炸的发生。

时，每个矿工都感到了死亡阴影的迫近。黄智勇已无力站起，他感觉脑袋嗡嗡作响，但他仍然断断续续地安慰大家：“别哭……这么长时间都挺过来了……再挺一会儿救援队就下来了，我们就能得救了……”

不知过了多长时间，黄智勇突然听到远处好像有声响。他使尽全身的力气用石块在铁管上敲了一下，发出微弱的信号。

很快，避难所外面响起了杂沓的脚步声，紧接着十几道灯柱将黑暗的避难所照得分外明亮。黄智勇听到耳边有人在数“一、二、三……”

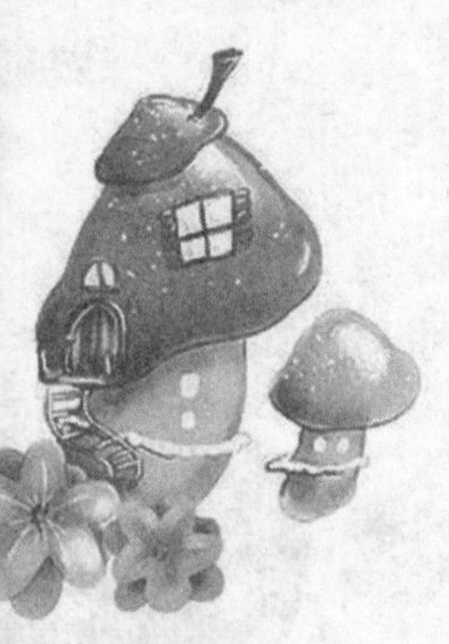

救命的椰子树

2006年2月中旬，菲律宾东南部省份连日遭遇暴雨、突发洪水，导致莱特省发生大规模泥石流。

2月17日，玛丽和母亲正在稻田干活，突然，玛丽感到脚下的大地在颤抖，接着狂风大作，玛丽吓得惊叫起来：“妈妈，妈妈！”母亲已经扔下了手里的工具，狂奔到女儿身边，一把拉住女儿就跑往一处高地。山上泥水夹杂着大大小小的石块汹涌而下，很快就淹没了她们的脚面。玛丽害怕地紧紧搂着母亲。

脚下的泥石流不停地上涨，已经到了玛丽的脚踝。母亲一把拽起女儿，想把女儿顶起来，可是不行。怎么办？焦急的母亲四处寻找，突然看到了一棵高大的椰子树，母亲眼睛一亮，拉着女儿艰难地跋涉在泥石流中。在她们身后，是老虎一样凶猛的泥石流，紧紧拽着她们的脚步。等母女俩来到椰子树下的时候，泥石流淹没了玛丽的膝盖。

母亲让玛丽紧紧抱住椰子树，用劲往上爬。玛丽哭着说：“妈妈，不行，我的腿拔不出来！”母亲情急之下，弯下身子用劲往上拉玛丽，泥石流像强力胶一样死死缠着玛丽的腿。眼看

感悟 ganwu

玛丽是不幸的，在泥石流灾害中失去了所有的亲人；玛丽又是幸运的，在这场灾害中保住了生命。亲爱的朋友，你知道怎样避免泥石流的伤害吗？

1. 雨天不要在山谷底停留，不要沿谷底行走。

2. 雨季时，要时刻关注天气预报、注意观察周围环境，及时转移到安全地区。

3. 如果是野营，要选择平整的高地作为营地，不要在山坡、山谷或河沟底部扎营。

4. 发现泥石流后，要向与泥石流成垂直方向的山坡上爬，不能往泥石流的下游走。

母女俩都要遭灭顶之灾，母亲低下身子，把玛丽顶在脖子上，挣扎着抬起头，大声对玛丽说："往上爬，一直往上爬！抱紧了，不要松手！"渐渐地，母亲的声音越来越小，消失在滚滚泥石流中。玛丽牢记母亲的话，拼命往椰子树顶部爬去。椰子树在泥石流的冲击下，来回摇摆，仿佛随时都会翻倒。玛丽紧紧抱住树身，一点不敢松懈。

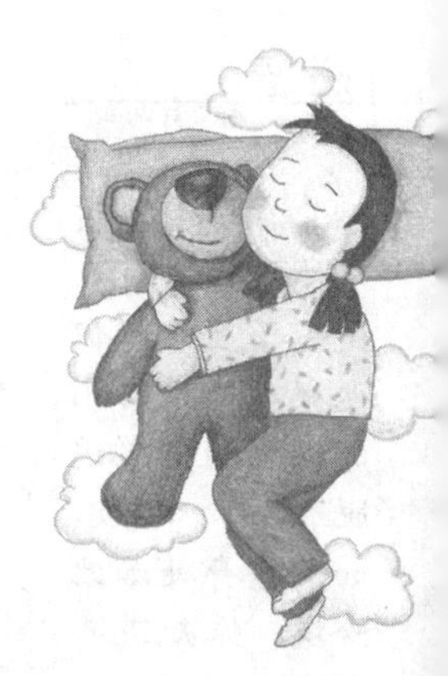

就是这一天，数十万立方米的泥石流将玛丽所在的山村吞没，1500 至 2000 名村民因躲避不及惨遭活埋。泥石流所经之处，几乎看不到还有立着的房子！

玛丽成为村里为数不多的幸存者之一，但是在这次泥石流中，玛丽失去了所有的亲人！

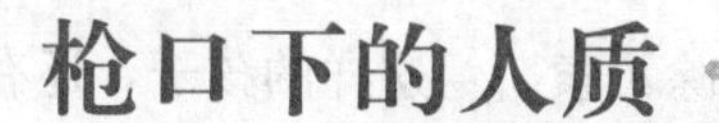

枪口下的人质

2004 年 9 月 1 日是俄罗斯别斯兰市第一中学新学期第一天，许多父母一起送自己的孩子参加开学典礼，校园里的每个人都喜气洋洋的，他们没有想到，危险很快就会降临在他们身上。

最先发现危险的是 13 岁的男生索斯兰。那天一大早，当索斯兰所在的 8 年级师生齐刷刷列队站在大操场上参加开学典礼的时候，调皮的索斯兰却悄悄溜了出来，原来他是想瞧瞧整修一新的校园新环境，毕竟一个暑假之后这里的一切都变得有些陌生了。

索斯兰当时奔向的第一个目标是操场边的一个喷泉。就在索斯兰喝水的那一刻，一辆没有任何标志的带篷大卡车飞奔而来，骤然停在校门口几米远的地方。索斯兰好奇地盯着他们看。就见几名男子从卡车上跳下来，其中一人留着大胡子，戴一顶红绿相间的大盖帽，身着迷彩服，他一跳下卡车，就举起手中自动步枪朝天鸣放。

索斯兰突然想起自己曾经在电视上看到类似的场面，马上意识到：他们是一帮恐怖分子。

眨眼间，这几个持枪匪徒包围了操场，站在操场上的同学和老师发出一阵阵惊叫，乱作一团。匪徒连连放枪，把所有的人驱赶到房间里。索斯兰的同学和老师都不幸沦为了人质。

索斯兰静静地趴在地上，大气也不敢出。等操场一片大乱的时候，索斯兰悄悄爬起身，拉着身边一名小伙伴跑向学校正门一侧的小路，然后跳墙出来。小伙伴的家就在学校后面。两人一直躲藏在这位小伙伴的家里。整整两个小时里，耳旁一直响着激烈的枪声。

直到枪声渐渐平息下来之后，索斯兰方才壮着胆子离开小伙伴家，独自跑回了家中。

死里逃生的除了索斯兰这样的孩子，还有少数家长。

9月1日，武装分子控制了学校之后，便将人质分成了两拨：一边是妇女、孩子，一边则是那些身强力壮的男子。随后，武装分子押着众“男俘”上了二楼。在绑匪们的命令下，他们个个背靠墙壁站立。尤里·艾拉罗夫是众“男俘”中的一员，他原本是陪同妻子出席女儿的开学典礼的，没想到竟然沦为了人质。

倔犟的尤里趁着绑匪打盹的机会，纵身从二楼的窗户跳了下去。他不顾头部和双臂的剧烈疼痛，拔腿就往校门跑去。楼上的绑匪朝着逃跑的尤里连扔数枚手榴弹。然而，接连开花的手榴弹并未击中尤里，尤里拼命跑着，突然，他腿一软，跌翻在地。身后响起一阵阵爆炸声。在这千钧一发的时刻，埋伏在校外的军警抛出数枚烟幕弹，在烟雾的掩护下，一名军警冲了过来，把尤里救了出来。

尤里被紧急送往了医院。经过检查，医生发现，尤里双臂骨折，头部摔成了脑震荡。但是他勇敢地逃离了匪徒的魔掌，保住了自己的性命。

感悟 gănwu

在绑架人质事件中，许多人失去了生命，但也有人凭借自己的机智和勇敢逃脱了魔掌。朋友，如果你身处如此险境，你知道正确的做法吗？

1. 冷静沉着，注意观察周围环境和绑匪情况，随时准备逃跑。

2. 听从绑匪的“指挥”，适当的配合可以使绑匪放松警惕，不至于有人身危险。

3. 抓住一切时机，尤其有警察援救的时候，可以趁乱逃跑。

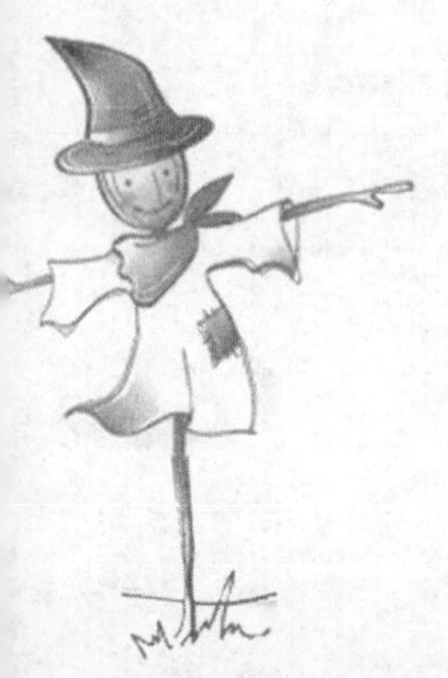

惊险一幕

毛文龙是舟山嵊泗人，由于嵊泗没有好的避风港，他的船只能停泊在舟山本岛的码头内。十几岁就开始跑船的他浑身黝黑，台风已经成了他既恨又怕的“老朋友”，几十年来，每年都要与其打几次交道。“台风来了要回港”这种观念已经在毛文龙脑子里根深蒂固。因为，他年轻时差点因台风而丧命。

三十几年前，当时毛文龙开的还是木船，一次台风到来，他和其他渔船组成船队，前往港口避风。结果，就在归港的路上，天突然阴沉起来，厚厚的乌云铺天盖地而来，海面上突然波涛汹涌，掀起了惊涛骇浪，台风外围已经开始影响到船队的航行。

“我们船上当时三个人，一个大浪突然从船尾砸了过来，七公分厚的木板被浪给砸断了。”虽然已过去三十几年了，毛文龙说起这段往事依旧十分激动，他用手比划着七公分的厚度，并不停地重复着这句话。

不仅船舶受损，当时，毛文龙的两位伙伴也被浪头砸到了海里，船也失去了动力。危急关头，毛文龙没有慌乱，凭着父亲教授的经验他终于将船成功地靠了岸，并且迅速找到了救援队前去救援被浪砸进海里的两个朋友。所幸，有惊无险，毛文龙的朋友都没有生命危险。

时隔多年，毛文龙依旧过着和海打交道的生活，回忆起当时的经历，毛文龙感慨道：“那次危险，主要是信息不畅通，台风预报得也不准!”毛文龙说，现在台风来之前，很早就能收到信息，而且很准确，大家都能及时回港避台风，台风很少能造成渔民死亡了。

虽然现在信息畅通，船舶也从木船变成了铁船，安全系数大幅提高，但是台风无情，在防范工作上，毛文龙依旧不敢掉以轻心。

感悟 ganwu

生活在北方的同学对台风是比较陌生的，但是我们依然要掌握一些台风来临时的基本自救方法，以备不时之需。对于不经常在海上过生活的人来说，通常只需掌握基本的自救方法即可。

1. 见到台风警报后，不要到海边游泳或出海。
2. 准备充足的水、蜡烛、手电和食品。
3. 加固户外电线、室外天线等，关好门窗。
4. 应尽量躲在坚固的建筑物里，不要在大树、草棚或其他简易建筑物旁逗留，以防被砸伤。
5. 不要躲在广告牌或玻璃幕墙的大楼下，防止被倒塌的广告牌或脱落的玻璃伤害。

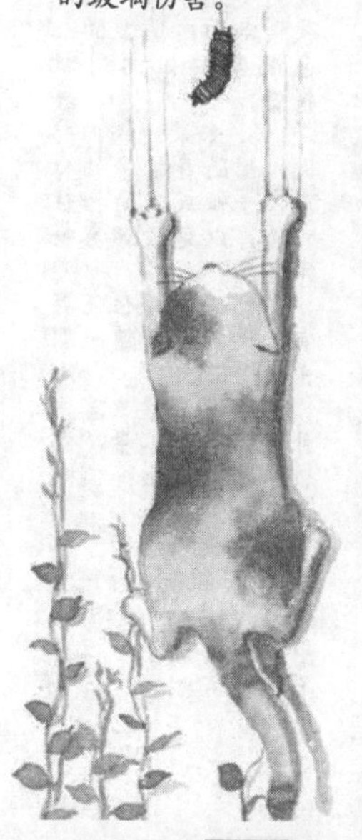

毛文龙在船内早早准备好未来几天的干粮。“台风来时，我们都要待在船上，不能离开的。”毛文龙说，“虽然已经系了好几根缆绳，但是台风来时缆绳可能会断掉，所以我们要随时做好准备，以防船被卷到深海里，而且台风到时还要根据其风向和强度对船舶进行必要的调整。”

那次的经历让毛文龙记忆犹新，现在的安全措施总是做得非常到位。

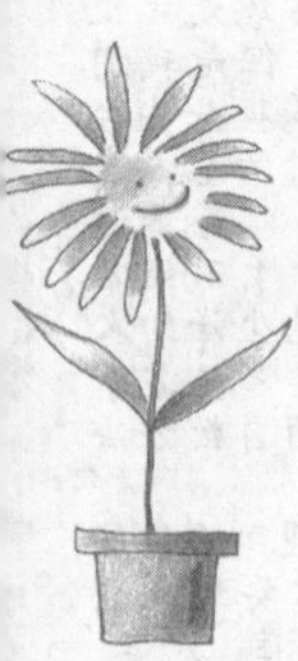

遭遇伦敦地铁大爆炸

2005 年 7 月 7 日，伦敦的都会地铁线接连发生了 6 起爆炸事件。而来自中国上海的徐良却幸运逃生，回想那天的经历，徐良仍然后怕不已。

那天早上，已经在伦敦待了 4 年的徐良像往常一样，早早来到了地铁站。正好来了一列地铁，徐良看见前面的人很多，于是急忙往后边跑去，坐在了比较靠后的一节车厢。车厢里坐满了人，徐良冲身边的男士点点头，就打开报纸专心看起来。列车上除了偶尔低低的说话声，就只能听见列车的咣当声。

列车正在平稳地行驶，突然徐良听到“轰隆”一声巨响，他感到整个列车都在颤动。接着，烟雾开始弥漫到车厢里。大家惊恐万状，都以为发生了火灾。徐良急忙掏出手绢，紧紧捂住口鼻。惊慌失措的人们叫着，纷纷往外拥挤。可是地铁门紧紧锁着，外面也一片漆黑。就在这时，一个男士的声音响了起来：“大家不要慌乱，我是工作人员，请大家镇定。”

很快，车厢里安静下来。这名工作人员大声问：“谁带有手电？”徐良急忙把自己的手电递了过来。这名男士打开手电，仔细检查了列车内外，然后指挥几个年轻力壮的小伙子用伞把和其他东西砸碎了车玻璃，男士和几个小伙子跳出车窗，来到列车外边用力扳门，经过大家的努力，车门终于被打开了，在

感悟 ganwu

随着地面交通的日益拥挤，人们将目光转到了地下，于是地铁在许多城市得到迅猛发展。但是，地铁灾难也接踵而来。亲爱的朋友，如果在乘坐地铁的过程中遭遇了险情，我们应该如何自救呢？

1. 配合和服从救援人员的指挥。

2. 地铁在运行隧道内突发事故，立即找到车厢内壁上的红色报警按钮向司机报警。

3. 如果地铁内起火，用随身携带的口罩、手帕或衣角捂住口鼻，以免被烟雾呛得窒息。

4. 车厢座位下存有灭火器，可随时取出用于灭火。

5. 当大量乘客向外撤离时，尽量“溜边”走，防止摔倒后被踩踏。

6. 随身携带紧急救难用品，如手电筒、湿纸巾、湿毛巾、塑料袋等，以备不时之需。

这位男士的指挥下，妇女、孩子和老人先走下了列车。等徐良下车一看，只见前面的车厢已经断成了两截，车顶不知道飞到哪里去了，铁轨上横七竖八地躺着许多尸体。

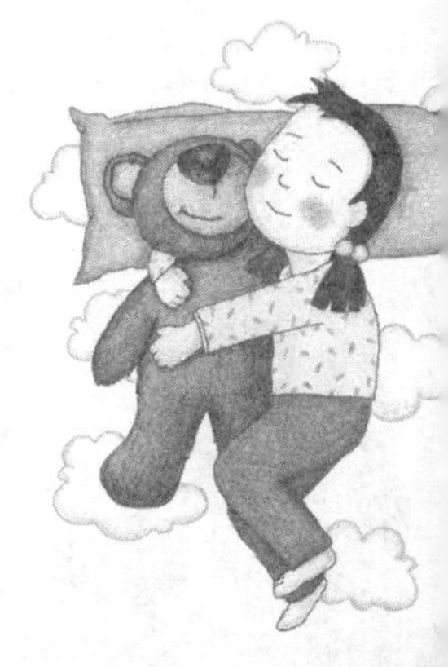

地铁隧道内全是浓烟，有的人在盲目地跑来跑去。这时听见一名工作人员喊："请大家弯下身子，捂好口鼻，沿着轨道慢慢走，注意脚下。"徐良急忙匍匐下身子，紧紧跟着前面的人，一点一点往前移动。

仿佛走了好长时间，徐良终于来到了出口。大批警察守候在地铁口，还有的已经冲进去救人。徐良和其他乘客被警察带到了安全地带。徐良累极了，一下子就坐在了地上，再也站不起来。

就在这时，他的手机响了起来。原来是朋友打过来的，朋友告诉他：伦敦遭受恐怖分子的袭击，地铁站发生连环爆炸！

挂掉电话后，徐良的热泪顺着面颊流淌下来。

一起认识 H7N9

H7N9 型禽流感是一种新型禽流感，于 2013 年 3 月底在上海和安徽两地率先发现，H7N9 型禽流感是全球首次发现的新亚型流感病毒。近日，某小学老师为了加强同学们对 H7N9 的认识，组织开展了一次以"远离 H7N9"为主题的班会活动。

"同学们，最近出现了一种新的流感病毒，在上海、浙江等地陆续出现了病例。这应该引起我们的高度重视，那么我们现在就'如何远离 H7N9'这一问题展开讨论，谁来首先发言呢？"

王同站起来说："流感的潜伏期及现有 H7N9 禽流感病例的潜伏期一般为 7 天以内，患者一般表现为流感样症状，如发热、咳嗽、少痰，可伴有头痛、肌肉酸痛和全身不适。重症患者病情发展迅速，表现为重症肺炎，体温大多持续在 39℃以上，出现呼吸困难，可伴有咯血痰等。""是的！"小奇接着说

感悟
ganwu

H7N9 是 2013 年 3 月底发现的一种新型流感病毒。一般多发生在老人、小孩及免疫力比较低的人群中，目前，避免 H7N9 要以预防为主：

1. 家养鸟儿要免疫，不放养。不捕捉野生鸟类，不与野生鸟类直接接触。

2. 不近距离与观赏鸟类接触，不生吃禽产品（如鸡蛋），禽产品要煮熟煮透。

3. 清理死禽或者禽类粪便最好戴卫生手套以及口罩，与禽类接触后要用消毒液和清水彻底清洁双手。

4. 购买有食品卫生保障、检疫合格的禽产品，放心食用健康禽产品。

5. 冰箱里、刀砧板、洗菜池等生熟食品严格分开放。

6. 加强锻炼，补充营养，保持充足睡眠，以提高身体的免疫力。

7. 不轻视感冒，一旦出现发热、咳嗽等急性呼吸道感染症状，尤其是出现高热、呼吸困难等症状，应及时就医。

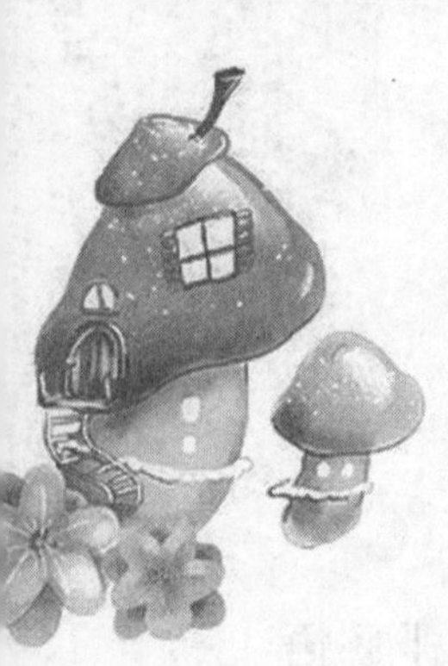

道，"我听爸爸的朋友说，这种新型流感病毒基因主要来自于东亚地区的野鸟和中国上海、浙江、江苏鸡群的基因重配，所以为了不被感染，我们一定要远离鸟、鸡等禽类动物。"王琳踊跃地举起了小手说道："我妈妈是医生，妈妈跟我说像我们这样年纪的小朋友最容易被感染了，所以我们平时一定要加强身体锻炼，还要好好吃饭、好好睡觉，以此来提高我们身体的免疫力。""还有，还有，出门要戴口罩。"小刚生怕老师不让他发言，着急地补充了一句。

……

听了同学们的发言后，老师很高兴，她笑着说："看来同学们对 H7N9 的认识还是挺全面的，那么就让我们大家一起努力，保护好我们的身体，共同抵抗 H7N9 这种禽流感病毒吧。"

同学们热烈地鼓起了掌。双双作为班长，满怀信心地说："老师，请您放心，我们虽然是小学生，但是我们一定会保护好自己的身体，不让父母和老师为我们操心。"同学们也异口同声地答道："请老师放心。"

感悟
ganwu

同学们在假期旅游的时候，入住酒店是很平常的事，为了防止酒店失火对我们造成生命威胁，我们要注意些什么呢？

1. 入住时，应首先观察酒店的整体地形，记住主要的安全通道出口。

2. 要选择正规、建筑符合消防安全规范的酒店入住。尽量不要入住一些改建过或属非法建筑的酒店。

3. 当火灾发生时，要沉着冷静，寻找最安全的逃生通道，千万不要盲目地跳窗或跳楼。

4. 平常多学习有关火灾发生时的逃生方法，牢记心中。

襄阳大火

2013 年 4 月 14 日 6 时左右，湖北省襄阳市樊城区前进东路一景城市花园酒店发生火灾。大火从二楼网吧烧起，一直蔓延到整个酒店。此次火灾共造成 61 人伤亡，其中 14 人遇难。遇难者中，年纪最小的是一名 5 岁女孩。

发生火灾的大楼共五层，一层是商铺，二层是网吧，三层至五层是酒店，此次火灾是由网吧电线短路引起的。据 61 岁的目击者冯老说，清晨，他从一景城市花园酒店门前走过，准备到马路对面吃早饭，此时，酒店里的大火夹裹着浓烟窜了出来。他抬头一望，只见 4 楼一间房的窗户打开，一名 30 多岁的女子，顺着白色的床单往下滑到了 3 楼。"床单很短，只能滑到3楼。然后她就跳了。”冯老意识到出了大事，他冲到楼下，张开双臂，一把就把她接住了。随后，一名5岁的女孩，也顺着白色床单滑了下来，老人轻松将她接住。最后一名男子一只手夹着3岁的女孩、一只手抓着床单跟着往下滑。老人再次张开了双臂。他的行为感动了现场围观者，不少人也纷纷张开双臂，最终帮这一家四口成功逃生。

王先生是一名长途车的司机，早上6点，他载着客人路经此地，看见酒店二楼已经开始着火，“浓烟很黑，直从窗户里往外冒，很多人拿床单往窗外扔，还有一对夫妻从五楼往下跳。”

在酒店出口遮雨的挡板上，满满地挤着六七个人。在四楼的窗户上还站着一位男子，手搭在五楼的窗台，脚下虚踩着四楼的窗户上边沿。旁边的房间和上面的房间都冒着滚滚的黑烟，二楼燃烧的火苗也越烧越高。该男子不断尝试，试图下到四楼的窗台，却没有成功，最后从五楼掉了下来，被抬上了救护车。

芦山男孩徒手救出妹妹

2013年4月20日，四川省芦山发生7.0级强烈地震。地震发生后，只有8岁的周子耘不仅机智避险，还在楼房废墟中，用双手挖出被瓦砾碎石掩埋的2岁妹妹周小然。

“那天早上，我和妹妹正在沙发上玩，突然感觉到很强烈的晃动。爷爷抱着妹妹往门外跑，我就躲进了厕所。”说起地震时的情况，病床上的周子耘显出超出他年龄的平静。“房子垮了，爷爷和妹妹一出门，就落进了石块堆里。我等地震停止后跑出去，只看到爷爷半个身子被石块压着。幸好爷爷还能自己刨开石块，我就赶紧去找妹妹。”“我当时一边挖一边喊妹妹的名字，最后终于听到她的哭声。当时

感悟 ganwu

当灾难突然降临时，很多大人都临阵慌乱，而8岁的小子耘却能冷静沉着，应用自己平时在课堂上学到的知识避险，在关键时刻心系妹妹，并且成功救出妹妹，确实令人敬佩。在这里需要给大家的一个温馨提示：如果住在楼房里，应迅速远离外墙及门窗的位置，可选择厨房、浴室、卫生间等开间小、有支撑力的空间躲避，千万不要跑上阳台，不要跳楼，更不要使用电梯。

我全身充满了力气，只想把妹妹挖出来。”说起挖出妹妹的事情，周子耘努力挪动他那被纱布紧紧包扎的手指，想要再现当时的场景。

手边找不到可用的工具，这个8岁的男孩便赤手刨开压在妹妹身上的瓦砾和碎石，尖利的碎石将他稚嫩的小手划得血肉模糊。在刨碎石的过程中，周子耘的左手被掉落的木门压伤，只能依靠一只右手刨开石块。

“等我赶到家里时，10层楼的房子已经垮得只剩下2层。周子耘正在废墟堆里一边喊一边刨碎石找妹妹。”守在一旁的周母李归英说起当时的情节，眼中闪着泪光。两个小时后，周子耘和妈妈终于挖出了被埋的妹妹。

“家人把他送来时，他左手被掉落的木门压伤，右手上全是黑色的血痂，指甲缝里都是血垢和尘土。清创时，他强忍着，一声都没吭。”重庆医科大学附属儿童医院救援队的护士蒋林俊对周子耘印象很深。蒋林俊说：“清创那样的伤口，大人都会觉得疼，这个孩子却几乎没吭声，真是了不起。”

事后，有人问小子耘：“你是怎样知道地震时要躲进厕所的？”“是老师在课堂上教给我的。而且我还知道地震后72小时是救人的黄金时间，所以当时我什么都顾不得，只想快点把妹妹救出来。”

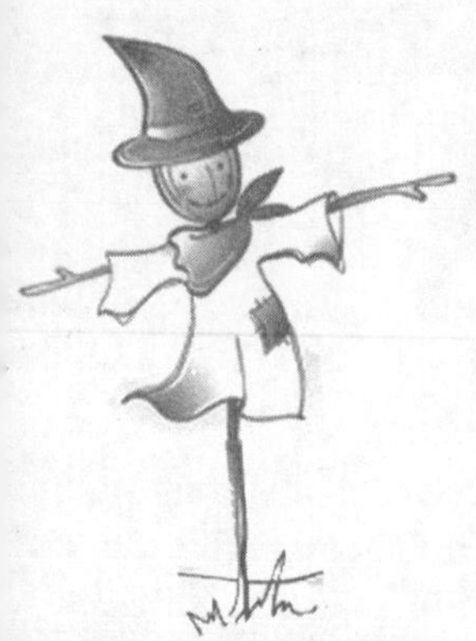

列车惊魂记

2006年4月，一场百年罕见的沙尘暴袭击了从乌鲁木齐开往北京的一列火车。列车迎风的车窗玻璃悉数被狂风卷起的石块击碎。700多位乘客和乘务人员与死神擦肩而过。

2006年4月9日14时19分，在呼呼的风中，一列火车正点驶出乌鲁木齐站。13岁的女孩蔡灵和母亲靠车窗坐着。耳畔是石子敲击车厢的声音，叮叮当当响个不停。突然只听“嘣”的一声闷响，车窗玻璃被风掀落在车内。风沙忽地就涌进了车厢，车内顿时黄沙弥漫，细小的石子夹带着比指甲盖还要小的碎玻璃碴儿在车厢里乱飞。车厢里顿时大乱，惊叫声此起彼伏。蔡灵惊叫一声，钻进了母亲怀里。

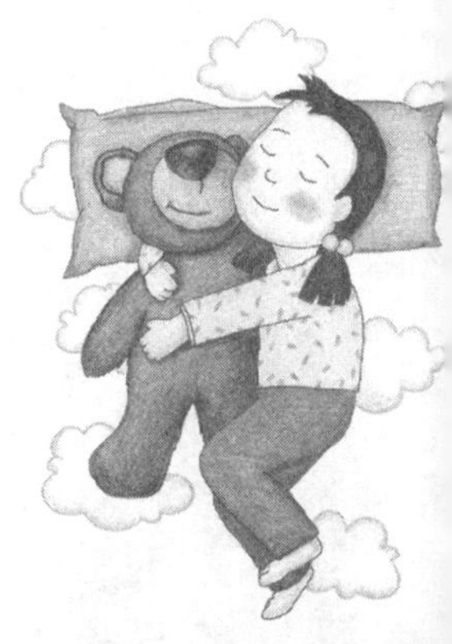

在这危急时刻，列车长赶了过来，大声喊道：“大家不要惊慌，请紧捂口鼻，护住头脸，马上往 5 号、6 号车厢转移。”

在列车长的指挥下，大家从行李架上取下行李，放到座位下面或空地上，随身带上食品和自己的贵重物品，向相对安全的卧铺车厢转移。此时几乎所有的车厢窗玻璃都被击碎了，只剩下卧铺车厢的窗玻璃没有破损。

大家急忙收拾行李，匆匆忙忙跟着乘务员走向后面的卧铺车厢。这时走在蔡灵母女前面的一个女乘客停下了脚步，她不愿意走了：“让我们去卧铺车厢，那么多人，我们怎么睡觉？我们的行李丢了怎么办？我不去。”无论乘务员怎么劝，她都坚决不动地方。

还有一个乘客笑着说：“这风没你们想得那么可怕，我常走这条线，没有关系的。”

蔡灵母亲一听，悄悄和蔡灵商量：“要不，咱们也不去卧铺车厢了，就在这里歇着？”

蔡灵对母亲说：“人家列车长是为我们的安全考虑，我们应该听从指挥。”然后蔡灵就劝那个女乘客。说话间，玻璃被击碎的声音越发急骤。在乘务员的催促下，乘客们低着头，猫着腰，用东西遮着脸，从打碎的车窗旁慌忙地跑过。

车子在遮天蔽日的黄沙中缓慢行进。

此时的情况越来越紧急，卧铺车厢的玻璃也被陆续击穿。乘务员急忙拿着棉被堵上去。可是风太大了，乘务员把棉被的

感悟
ganwu

多么触目惊心的旅行啊！如果有一天我们与沙尘暴狭路相逢，你知道怎样才能避免被风沙伤害，保护自己的安全吗？

1. 冷静镇定，不要在广告牌和老树下长期逗留。

2. 走路、骑车少走高层楼之间的狭长通道。因为狭长通道会形成“狭管效应”，风力加大，会给行人带来危险。

3. 强风中尽量少骑自行车，因为一旦侧风向骑行，极易被大风刮倒，造成摔伤。

4. 戴上口罩或者用毛巾、手绢等捂住口鼻，避免吸入沙尘。

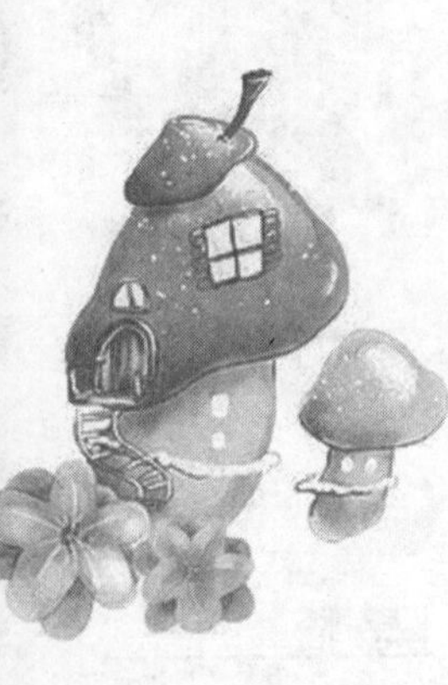

一头搭在毛巾架上，然后趴在上面，用自己的身体压住棉被。可是一股股强大的风接连袭来，乘务员被吹得晃来晃去，站立不稳。突然乘务员身子一歪，身下的棉被一下子就被风给卷走了，棉被在车外的空中飘着就像手帕一样，很快便消失得无影无踪。

蔡灵看见了，急忙跑过去："阿姨，我来帮你。"又回过头来喊母亲："妈妈，你也来帮阿姨。"

蔡灵母亲走了上来，又一位乘客走了过来，越来越多的乘客走了过来。大家用自己的身体挡在上面，筑起一道道人墙。

狂风卷着黄沙，像一群野兽，扑向列车，似乎吞噬了列车。在漫天的沙尘中，列车开开停停，艰难地行进着。

渐渐地，大家都有些支持不住了，风沙又开始往车厢里灌。就在这时，几个乘务员从行李车厢搬来了隔水板，大家七手八脚把板子压在车窗的棉被上，然后用铁丝固定，大家这才松了口气。

4 月 12 日 20 时 10 分，这列千疮百孔的特殊列车，经过 78 小时的苦难跋涉，缓缓驶进北京西客站。

足球场上的惨案

常飞一想起去年观看那场足球比赛的情景，就后怕不已。他永远也忘不了那个可怕的夜晚。

去年的 7 月 19 日，在市青年体育场进行足球联赛中的一场比赛，东道主队和另外一支有名的球队进行比赛。为了支持自己的球队，常飞和几个朋友早早就来到了体育场。

可能是因为东道主队的连败打击了球迷的热情，来现场观看比赛的观众并不是太多。原来可容纳 10 万人的体育场这天晚上只售出 1 万张票。体育场管理处为了聚集人气，也为了省事，就将全部观众都集中到 C 区看台，并且只打开 C 区看台的一个出入口，将其他看台的出入口全部锁上。

东道主队的球员尽管竭尽全力，积极在场上跑动，但毕竟技不如人，还是让对方进了一球。比赛已接近尾声，对方胜局已定，估计东道主队不会再进球，没有什么好戏看了，观众彻底泄气了，不等比赛结束，就纷纷起身退场，朝唯一的出口走去。常飞也站起身，一边跟着朋友慢慢退场，一边不停地扭回头看。

突然，比赛又起了高潮。只见东道主球队的前锋抢到球，飞快地奔向对方的球门，对方守门员似乎忘了自己的职责，竟然跑进场地。前锋飞起一脚，把球传给了自己的队友，队友离球门非常近，轻轻一送，球乖乖进了球门。"平局，太棒了!"清楚看到这一切的常飞高兴地大喊起来，看台上也爆发出一阵欢呼声。

许多已经走下看台和走到出口的观众被欢呼声吸引，立刻返身，想看看到底是怎么回事。而此时响起了终场哨声，看台上兴奋的观众也开始离场往外拥。

于是这两股人流就像两股汹涌的潮水一样，在狭窄的出口处交汇，猛烈地冲撞起来。由于人多拥挤，谁也控制不住相互推搡的人流。后面不明真相的人只顾挤前面的人，而前面的人又被挤得东倒西歪，人全堵在了出口处。最后，出口被堵塞了。前面的人已经走不出去，而后面的人却不停地涌来。

常飞和几个朋友走在人群的中间，眼看人挤成了一团，身体单薄的常飞赶紧喊朋友："太挤了，受不了了，我们先靠边等等再走吧。"于是几个人靠在走道的一边，让过拥挤的人流。

随着退场的人越来越多，一些人跌倒了，而后面的人一无所知，继续像潮水一样涌来，越来越多的人跌倒在地。哭喊声、叫骂声、呻吟声交织在一起，让听的人不寒而栗。

这一事故致使 100 多人蒙难。

幸存的常飞和朋友吓呆了。好半天，几个男孩才醒悟过来，抱头痛哭。

感悟
ganwu

足球比赛既给我们带来了无限快乐，也给我们带来了许多失落。但是，无论我们是为胜利欢呼，还是为失败痛苦，都不能忘乎所以，否则只会给我们带来伤害和危险。

1. 做文明观众，不骂人，不打架，不拥挤吵闹，坦然接受比赛的结果。

2. 进入场地前先找到安全出口所在，一旦发生危险，可以迅速寻找到安全出口，依次撤离，不慌乱拥挤。

3. 如果已被人群裹挟，马上用一只手紧握另一手腕，双肘撑开，平放胸前，微微向前弯腰，形成一定的空间，保证呼吸顺畅。

4. 双脚站稳地面，如果具备条件，可以抓住身边一件牢固的物品。

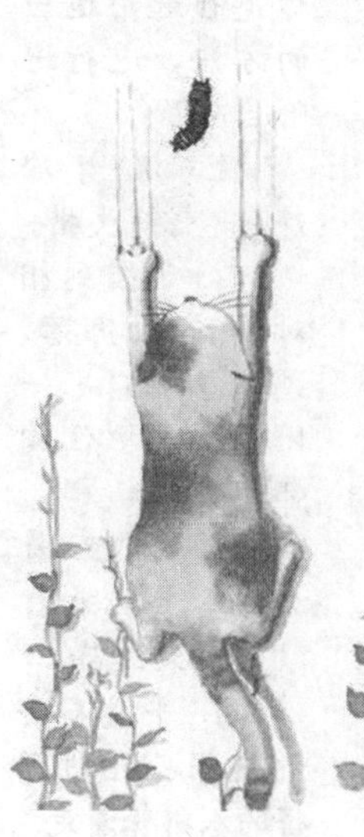

飞机从半空中掉下来

每当林莉走过市中心的黄河大厦，她就不自觉地去抚摸自己脖子上的伤疤。15 年过去了，自己已经是一个 8 岁孩子的母亲，而自己的那些同学，却永远停留在了 17 岁。

林莉忘不了那天中午。那天整个市区都洋溢着喜气，人们奔走相告：市中心的黄河大厦要开业了，为了营造氛围，吸引人气，大厦领导决定举行别开生面的开业仪式，特地重金聘请两架促销飞机，在大厦上空进行超低空飞行表演，届时还有“从天而降的惊喜”。于是在大厦开业的那天，每一条通往市区的道路上都奔跑着各种车子，车上载满了满脸兴奋和向往的男男女女、老老少少。

林莉就读的中学就在市中心，离黄河大厦有不到 5 分钟的路程。吃过中午饭后，林莉像往常一样来到教室学习。教室里静悄悄的，没有别的人，林莉知道好多同学都跑去看飞机表演了。林莉也想去，可是马上就要考试了，自己的功课还没有复习，于是一个人坐在了教室。

突然，教室门咣当一声被推开了，同学陈娜跑了进来，一把拽起林莉：“快走，飞机表演就要开始了。”

林莉只好跟着陈娜跑。大街上人山人海，人人都仰着脖子朝天空望去。那时在这个北方小城，大街小巷跑的大多是拖拉机，一辆小轿车就能引来无数的围观者。飞行表演对小城的居民来说无异于天外来客，并且，超低空飞行表演的飞机还要朝人群空投“精美的礼品”。

陈娜拽着林莉，一头钻进拥挤的人群，她灵活地钻来钻去，很快就来到了“表演中心”。飞机从远处飞了过来，在人们头顶盘旋，人们能清晰地感到飞机翼下的风。飞机突然沉下身子，似乎要压到人们的头顶，人群发出一阵惊呼，全都弯下了腰。飞机却又侧歪身子，轻盈的像只飞燕，忽地就跃到半空。

感悟 gănwù

狭窄的地方、拥挤的人流往往隐藏着更多的危险，亲爱的朋友，当你遇到突发的危险时，你是否选用适当的方法，进行避险自救？

1. 沉着冷静，不惊慌失措。

2. 退缩到相对安全的角落，或者蜷缩成一团，注意护住胸部和头部。

3. 身上着火，马上就地打滚，压灭火苗。

4. 平时不要看热闹，遇到拥挤的人群躲着走。

一会儿，从飞机上撒下了花花绿绿的广告、电子表和小额的人民币，这下子人群几乎沸腾了，争着抢这些东西。有些年轻人甚至跳起来。拥挤的人群像潮水一样，跟着天上的飞机跑来跑去。有人跌倒了，有孩子哭了起来。

林莉对陈娜说："就这么多内容了，咱们别看了，太挤了，回去吧。"

陈娜却不想走，她一心想给自己的弟弟捡一块电子表。于是林莉只好一个人往回走。

刚走出拥挤的人群，就听见背后一声巨响，接着是混乱的奔跑声、哭喊声、惨叫声，林莉刚一回头，就见一个火球滚过来，林莉躲闪不及，一下子给撞翻了，头上、身上立刻燃烧起来，林莉吓得在地上滚来滚去，居然把火给压灭了。旁边跑来一个小伙子，一把拽起林莉："快跑，飞机爆炸了！"

街上到处是惊慌失措的人，有往街外跑的，也有人呼喊着跑向爆炸地点。

失魂落魄的林莉不知道自己是怎么回到校园的，一进教室，她就趴在桌上哭了起来。

后来才知道，那天飞机在作超低空飞行表演时，机翼突然撞在黄河大厦上边的铁柱子上，飞机爆炸后坠落，当场死亡33人，重伤46人。几天过去了，那条大街还是一片焦黑，还有散落的鞋子、手套等遗物。

林莉的好朋友陈娜再也没有回来，同时离去的还有5名同学。

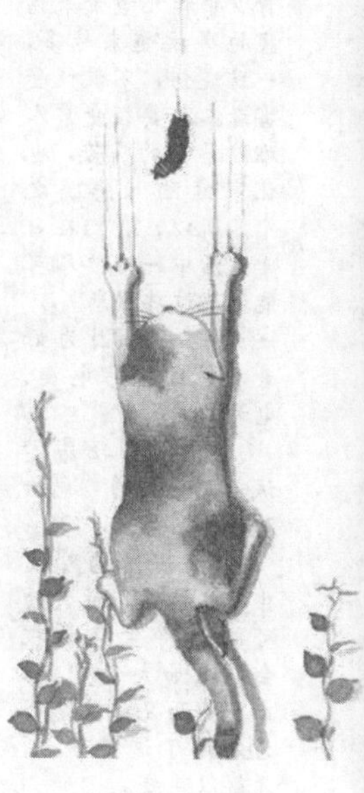

· 危险的游戏 ·

2013年4月6日傍晚6点左右，连云港市东海县石榴街道麻汪村七组发生一起惨剧，3名年龄不到10岁的男孩在一起玩游戏，游戏的内容是其中的一个男孩把一对亲兄弟用绳子绑在树上，随后在他们脚下点燃杂草，结果两名被绑的孩子由于

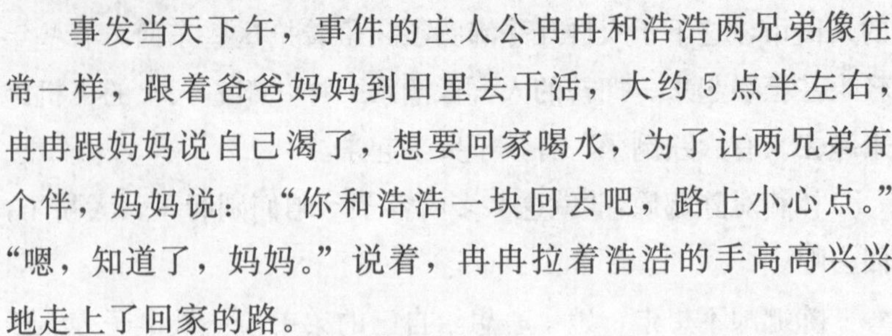

无法挣脱被严重烧伤。

事发当天下午，事件的主人公冉冉和浩浩两兄弟像往常一样，跟着爸爸妈妈到田里去干活，大约5点半左右，冉冉跟妈妈说自己渴了，想要回家喝水，为了让两兄弟有个伴，妈妈说：“你和浩浩一块回去吧，路上小心点。”“嗯，知道了，妈妈。”说着，冉冉拉着浩浩的手高高兴兴地走上了回家的路。

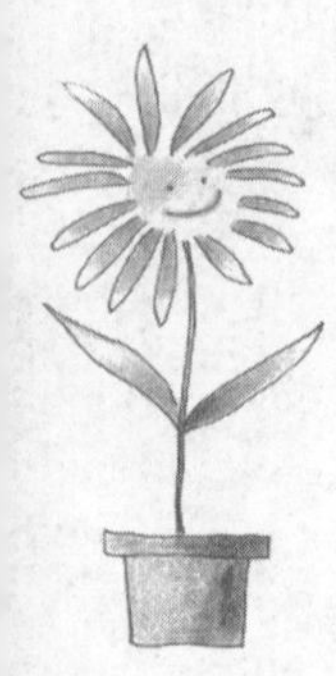

一路上兄弟俩有说有笑的，走到村口时碰到了小伙伴顺顺，于是本来要回家喝水的两兄弟临时改变了主意，和顺顺去村口的小树林玩了起来。到了小树林里，三个孩子觉得像平常一样玩没有多大意思，于是顺顺便提议：“不如我们来玩点刺激的吧。”他想到了动画片里的情节，想模仿着将冉冉和浩浩绑在树上，然后让他们自己脱险，冉冉和浩浩觉得这是一个好主意，于是三人便开始了这个“危险”的游戏。由于没有工具，其间顺顺还特意跑回家里找了工具——绳子，回来后便将冉冉和浩浩绑到了树上。还将旁边的一堆杂草点燃了。由于刚好是春天，杂草一遇到火便不可遏制地烧了起来，直烧到了冉冉和浩浩的脚边。刚开始顺顺还以为他们俩一见到火就会自己想办法逃出来，可是，他不知道自己将绳子绑得太紧了，冉冉和浩浩根本无法挣脱，顺顺顿时慌了手脚，不知该如何是好，吓得一溜烟地跑了。此时的火势已越来越大，冉冉和浩浩边哭边大声喊着“救命，救命”。

呼喊声惊动了附近的村民和刚好路过村口的李宝官，当晚6时左右李宝官办完事回家路过村口，远远看到两个孩子浑身着火。他赶紧跑过去，直接用手拍打孩子身上的火苗，把绳子解了开来，然后跑回去告诉孩子的父母。冉冉和浩浩的爸爸李康听到消息，和村民一块赶紧将两兄弟送往医院。经诊断，8岁的冉冉和5岁的浩浩均为重度烧伤，其中冉冉全身40％特重度烧伤，主要集中在下肢，情

感悟 ganwu

现在关于火灾给青少年和儿童带来伤害的事故越来越多，一旦烧伤，不仅仅受害者本人要经受常人难以忍受的痛苦，也让家庭陷入悲痛之中。所以，我们在日常生活中一定要尽可能远离这些祸患。

1. 不要因为好奇，盲目模仿电视、电影中的情节。

2. 不要轻易尝试与火有关的“危险游戏”。

3. 一旦意外发生，要尽自己最大的可能求得生存的机会，比如大声呼救，文中的两兄弟就是因为采用了这种办法，才得以获救。

况已经稳定，浩浩全身80%以上特重度烧伤，医院多次下达了病危通知书。

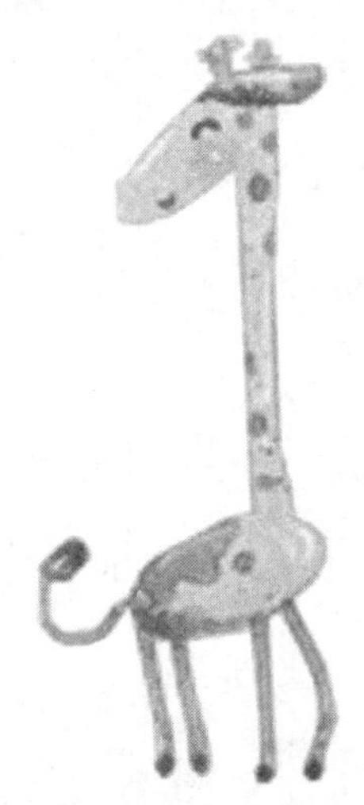

仅仅两天时间，家里已经花去了3万多元。据医院介绍，两个孩子光前期手术就需要费用20万，完全康复可能需要上百万。李康说，家里条件本来就不好，他原本打算出国打工赚钱的，这下也走不了了。本来幸福的一家，现在陷入了无尽的痛苦之中。虽然有很多好心人听到了消息后纷纷捐款、捐物帮助这对重度烧伤的兄弟，但这两个孩子即使治愈了，他们以后的生活道路上还是会经历比他人更多的磨难。

第5章

野外生存靠智慧

劫后余生的鲁滨孙用坚忍在荒岛上写下漂流记，神秘岛上的居民用智慧和友谊创造了自己的文明，读他们，我们对自然的渴望和向往油然而生。终于，我们来了，来到了自然的怀抱。可是，我们在感受天地之美的时刻，也看到、听到了……

■ 江宏和同学来到村后的山上，突然他们听到从黑漆漆的岩洞里传出了微弱的呼救声：“救命啊……”

■ 饶辉成为了给自己攒学费，偷偷上山采药。天色越来越暗，饶辉成加快脚步，突然脚下一滑，眼前一黑，整个人向山下滚去……

■ 柳萍觉得脚脖子痒痒的，就用手挠了挠。咦，怎么滑溜溜的？回头一看，“啊！”只见几条黑褐色、状如面条的虫子叮在她的小腿上……

朋友，你想知道大自然隐藏有哪些危险，我们该怎样防范这些危险吗？那么，请一起走进我们的“野外生存篇”吧。

感悟
ganwu

年仅15岁的武哲靠自己顽强的毅力，坚持8天不进食而存活，创造了医学奇迹。亲爱的朋友，你是否已经知道了武哲生存下来的秘诀呢？如果是你，你该怎样避免发生这样的事情呢？如果一旦有了同样的遭遇，你知道怎样保护自己吗？

1. 一个人不进行冒险活动，尤其是进入深山老林或自己不熟悉的地方。

2. 一旦不幸发生，一定要有顽强的毅力和坚定的信念。

3. 保持体力和精力，不乱跑乱动，想办法呼救。

4. 就地寻找食物和水，尤其是水。

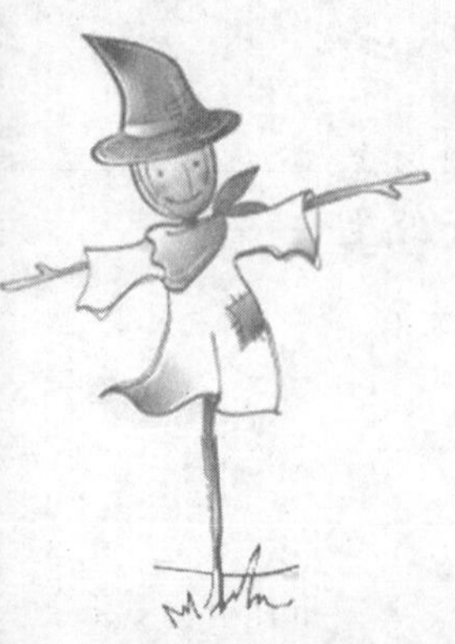

岩洞传来的呼救声

期末考试结束后，四川省自贡某中学学生江宏和几个同学来到村后的山上，想找点玩具枪的子弹。突然听到了微弱的声音，似乎在喊“救命”。江宏和同学好奇地顺着声音寻找。

他们爬到半山腰，怎么也找不到人，声音也消失了。于是江宏大声问：“你在哪里?”呼喊几声后才有了微弱的应答：“我，掉进山洞里了。”山洞！江宏急忙和同学爬上陡峭的山坡，呼救声就是从半山坡的一个岩洞里传出来的。

这是一个“U”形山谷，山谷两侧都是悬崖峭壁，传出呼救声的岩洞就在东边的陡峭岩壁上。洞口黑漆漆的，弯弯拐拐，深不可测。江宏询问后才得知，掉进洞里的竟然是失踪8天的同班同学武哲！江宏大吃一惊，急忙和同学回村求救。

武哲是怎么掉进岩洞里的呢？这得从8天前说起。那天早上7点多，武哲就到学校去拿期末考试的成绩单，回家后见母亲不在家，就扔下书包跑到后山玩。他捡了许多小石子，当做子弹，拿着弹弓练射击。独自玩了一会儿，觉得没意思，就朝山坡上爬去，想进行“探险”。没多久，武哲就发现了这个洞口窄窄的岩洞，似乎就一米深的样子。武哲好奇地爬进去看——他哪里知道这是一个十几米深的洞啊。因为洞口是倾斜的，阳光只能照着入口处，里面黑漆漆的。武哲站起身弯腰继续往里走，可刚走了几步，就感觉脚下一空，整个身体失控，像掉进了万丈深渊，然后重重摔在地上，失去了知觉。

不知过了多长时间，武哲才苏醒过来，感觉手和头有点痛。他艰难地站起来，可是周围一片漆黑，什么也看不见。武哲手扶洞壁，摸索着走来走去，发现洞底还比较宽敞。他抬头往洞顶看，除了一片黑暗，什么也看不见。他害怕了，大声喊起来：“救命啊！”嗓子都喊累了，也不见人来。武哲又累又饿，不知不觉就睡着了。

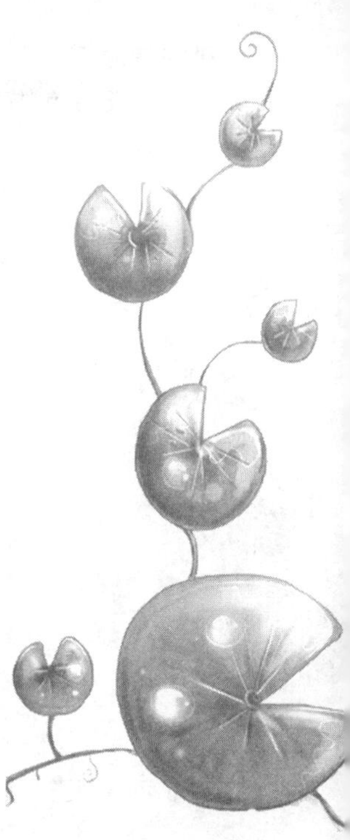

没多久，武哲被冻醒了。他坐在地上，用双臂紧紧抱着自己的身体，把身子蜷成一团。洞内除了黑暗和安静，几乎没有别的。好冷！好饿！武哲恨不得吃自己的手指头。他想：“我是不是一辈子都出不去了？我是不是要死在这里啊？我要是死了，爸爸妈妈该多么伤心难过呀！不行，我得活下去！好多好吃的，我还没有吃过呢！……”武哲一会儿想父母，一会儿想同学和老师，一会儿想母亲炒的回锅肉和父亲讲的故事，他鼓励自己坚持下去，父母、老师和同学一定会来找他的！

武哲饿了，就幻想母亲做的好吃的；渴了，就用嘴舔岩壁上的水。

过去了几天？武哲不知道。听不见父母的声音，听不见老师、同学的声音，听不见哭声，也听不见笑声。武哲盼望着，坚持着。有一天，他突然听到蝙蝠“扑哧哧”扇翅膀的声响，他急忙侧耳倾听，就像在听仙乐一样专注、虔诚。原来蝙蝠扇翅膀的声音也这么美啊，简直就是世界上最美妙的声音了！

武哲已经站不起来了，他靠着洞壁，望着洞顶，倾听着洞外的所有动静，他一点也不敢松懈，不敢放弃！

武哲的父母听了江宏的讲述，惊喜交加，急忙来到了山谷。很快，公安局消防支队的特勤中队也紧急赶到现场。

经过紧张艰难的营救，被困在洞内长达 8 昼夜零 9 小时的武哲终于被安全救出，送进了医院。

·带我回家的路·

当失踪 5 天的饶辉成衣衫褴褛地站在母亲面前时，母亲惊呆了！

饶辉成的家乡盛产药材，一到周末和假期，饶辉成都要随父亲上山采药，贴补家用。后来饶辉成的父亲打工去了，母亲就不让饶辉成再上山了。

放假后，饶辉成决定偷偷上山采药，为自己攒下学期的学费。这天，母亲和弟弟去姥姥家参加舅舅的婚礼，饶辉成找了个借口没去，一个人向深山进发了。

饶辉成在山里找来找去，几乎快爬遍了以前采药的山崖，却收获不大。饶辉成有点不甘心，决定往深山里走。周围的山越来越陡峭，路越来越窄，树木逐渐高大、严密，遮得天色似乎也暗了下来。饶辉成一心只顾着寻找好的药材，他翻过一座山峰，突然，他的心狂跳不已：眼前的山坡上长满了绿绿的七叶一枝花，这可是价格很贵的药材啊！

饶辉成激动地爬上了山坡。很快，他就采了满满一背篓。天晚了，饶辉成高高兴兴准备回家。走着走着，天色越来越暗。饶辉成加快脚步，突然脚下一滑，眼前一黑，整个人向山下滚去……

深夜里，阴冷的山风将饶辉成吹醒。他感到一阵阵疼痛，他意识到自己从几十米高的崖口滚下来，幸好，崖下是厚厚的草坡，受的伤不是太重。他就着月色四下里看，周围全是碗口大的石头，一两米外就是万丈深渊。

饶辉成倚着石头歇了会儿，开始艰难地向山下走去。由于长时间滴水未进，饶辉成全身无力，衣服被石头、树木挂破。他饿了就啃一把青草，渴了就喝几口山泉。饶辉成又累又饿，于是靠着一块大石头，不知不觉就睡着了。

第二天，透过树梢的阳光照在饶辉成的脸上，他醒了，站起身，拉过来一根树枝，吮吸了树叶上的露珠。肚子咕噜噜又叫了起来。“得想办法找点吃的！”饶辉成到处寻找食物，后来他发现一处矮矮的灌木丛挂着红红的果实，急忙摘下来放在嘴里，有微微的甜味，接着大口吃起来，可咀嚼后满嘴是涩涩的苦味。

该往哪里走呢？饶辉成仔细观察身旁的大树，然后果断地

感悟 ganwu

朋友，如果你在山林中迷了路，你会找到“带你回家的路”吗？

1. 千万不能慌乱，一定要镇定。

2. 如果有水流，要沿着水流的方向走，这样就有可能找到人家。

3. 认真观察树木或树桩，判断方向。一般来说，树木南侧的枝叶茂盛，北侧的稀疏，树桩年轮宽面是南方。

4. 如果是在岩石众多的地方，可找醒目的岩石观察，岩石上布满青苔的一面是北侧，干燥光秃的一面为南侧。

5. 注意补水，可以喝洁净的溪水、露水或者植物的汁水。

6. 以野果充饥时，一定注意不要误食毒果。如果难以判断，要注意观察周围的动物。凡是动物能吃的，人都能吃。

朝一个方向走去。就这样，饶辉成白天翻山越岭，穿林过溪，晚上蜷缩在树底下、岩洞里休息，渴了喝山泉、露水，饿了吃野果、植物根茎。就这样5天时间过去了，饶辉成奇迹般地活了下来，出现在家人面前。

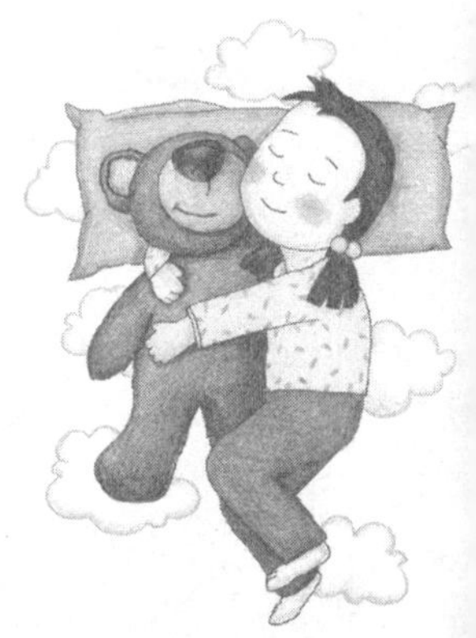

饶辉成讲完自己的经历，母亲忍不住大哭起来。闻讯赶来的亲友把饶辉成送进了医院。医生检查后告诉他们：饶辉成除了一些擦伤、水肿外，别无大碍，休养几天就好了。

稻田里的“吸血鬼”

为了让女儿体验生活的艰难，柳萍的母亲利用五一长假，带着女儿来到了大学同学的老家。“乡村四月闲人少，才了蚕桑又插田。”在城市长大的柳萍第一次看到了真正的“田园生活”，欣喜不已。

老伯挑着码得像宝塔似的秧担向前移动着。来到田边，他们放下扁担，提起秧把，手腕一旋，秧把在空中画了一道优美的弧线，“啪嗒啪嗒”匀和地站在水田里。

稻田里的插秧妇女高高地挽起裤腿，撸起衣袖，从身后抓起秧把，很快把秧把上的稻草扎拆去，左手握住秧把均匀地分着，右手快速地接住，在拇指、食指、中指捏住秧根的一瞬间，秧苗已经点进了泥里。在你追我赶的欢声笑语里，一个个绿色的音符渐渐演化成为一根根绿色的琴弦，整整齐齐地在水田里延伸着。

柳萍看呆了，迫不及待地跳进了稻田。她站在房东大婶的旁边，学着大婶的样，左手拿着一把秧，右手把秧苗一株一株地插下去。尽管她小心翼翼，边插边看，可还是插得歪歪扭扭。

大婶笑着说：“要用右手的大拇指和食指把秧苗插下去，但不要太用力；同时，用左手把秧苗分均匀。刚开始插，不要

感悟
ganwu

蚂蟥又叫水蛭，主要生活在水田和丛林中，专靠吸食人和动物的血液为生。柳萍愉快的长假生活，因为蚂蟥而产生了小小的波折。如果你遇到了和柳萍一样的事情，你该如何防止和处理被蚂蟥叮咬呢？你想知道大婶的那个“秘方”吗？

1. 可穿胶鞋，或者在腿、脚等处抹些肥皂、稻田防护膏、大蒜汁、清凉油等。

2. 如果蚂蟥咬住你，要用手掌、鞋底用劲拍打，或者用肥皂液、浓盐水、烟油、酒精滴在其前吸盘处，或用燃烧着的香烟烫，让其自行脱落。

3. 压迫伤口止血，并用碘酒涂搽伤口，以防感染。

着急，慢慢来。”

突然，柳萍觉得脚脖子上痒痒的，就用手挠了挠。咦，怎么滑溜溜的？回头一看，“啊！”只见几条黑褐色、状如面条的虫子叮在她的小腿上，虫子叮的部位还流着血。

柳萍吓坏了，赶紧扔掉了秧苗，惊慌失措地向田埂上跑去，边跑边用手去拨拉。柳萍坐在田埂上，一边惊叫，一边用那颤抖的手指拽，可是怎么也拽不出来，并且她越往外拽，那虫子就越往里钻。

柳萍大叫：“妈妈，大婶，快来啊！”还没等妈妈跑过来，大婶已经拎着一只鞋过来，按住柳萍的腿，照准了使劲拍打。大婶边打边说：“这是蚂蟥，你不能强行拉它，要拍打它，让它自己滚下来。”

妈妈也赶了过来，帮柳萍擦干伤口，从包里取出碘酒，仔细地涂在伤口处，血慢慢止住了。

妈妈逗她：“还下去插秧吗？”

柳萍拨浪鼓似的连连摇头：“不，我再也不下去了。”然后问大婶：“难道蚂蟥不咬你们吗？”

大婶笑着告诉柳萍一个“秘方”。柳萍欢欢喜喜照着做，再也不怕可恶的“吸血鬼”了。

长假结束，柳萍恋恋不舍地告别了大婶。她说等稻子成熟了，她还要帮着收割呢！

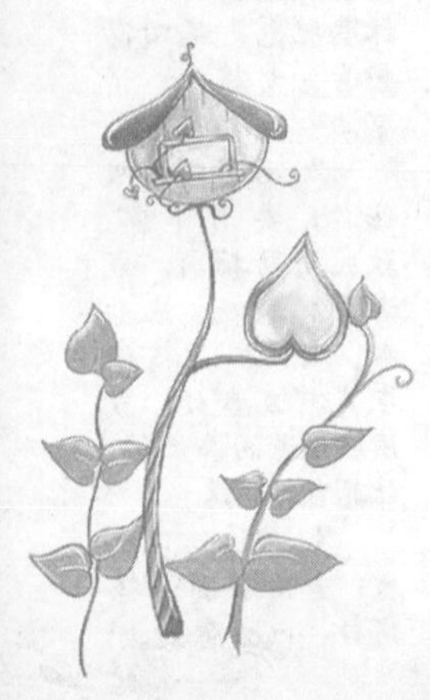

小小蜜蜂不好惹

上个星期天，二班学生外出野炊。

那天天气晴朗，微风徐徐，班主任李老师带着同学们早早就出发了。

他们意气风发地走在广阔的田野上。一眼望不到边的、黄澄澄的油菜花飘来阵阵花香，熏得人心醉。天空的朵朵白云悠闲来去，鸟儿唧唧喳喳地在枝头跳来跳去。他们到目的地后，选择安灶位置，挑选石块搭灶、拾柴火、淘米、洗菜、切菜、取水、给灶膛添柴。大家配合得异常默契。

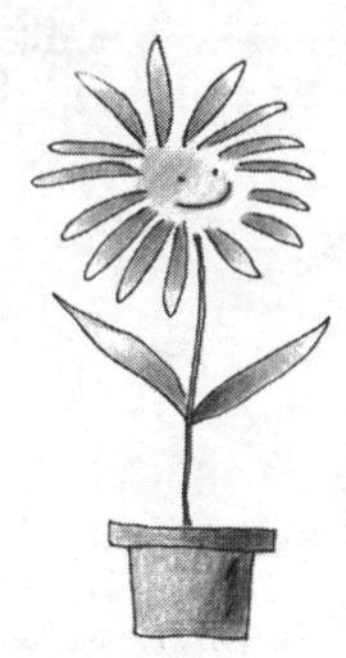

班长徐明跑来跑去，忙着给同学们拍照。李老师在各组之间来回巡视着。有的小组已经点燃了火柴，往灶膛里添柴火，火苗欢快地从石头缝里往外蹿。有的小组却怎么也点不着火，只好撅着屁股，鼓着腮帮"噗噗"地吹，可火就是不旺，奄奄一息。有的小组成员在灶前忙成一团，个个被呛得涕泪直流，成了大花脸。

徐明在各组之间走来走去，拍下了许多有趣的照片。就在这时，李老师告诉他，该吃饭了，再清点一下人数。徐明就挨组数起来，数着数着，他觉得不对劲：好像少了一个人。于是他高声喊："各组组长查查本组的人，看缺人不?"

正烧火的第三小组的组长尤刚直起身来，大声说："我们小组的高伟峰去找柴火了。"

"去多长时间了?"

"有一会儿了。应该回来了。"

话音未落，有同学惊叫起来："看，那是什么?"

大家不约而同地抬头看去，这一看都大惊失色。

高伟峰抱着头飞奔在前面，在他的头顶和身后是一团黑压压的"乌云"。转眼之间，"乌云"就来到面前。原来，高伟峰到处找柴火，越走越远，不知不觉来到一个小树林，看见一棵树有枯枝，于是就扒住使劲往下拽。没想到从上面掉下一个很大的蜂窝，高伟峰躲闪不及，被叮咬了几口。他急忙用手扑打，结果蜜蜂越聚越多，他只好往回跑。

徐明看见带头的蜂王足有大拇指大，在它的带领下，这团黑云紧紧"咬着"高伟峰。

徐明急忙喊："李老师，快看!"

感悟

gǎnwù

春暖花开，又到了踏青野炊的好时节。那么，我们怎样才能避免和蜜蜂的邂逅？如果不小心被蜜蜂蜇伤，又该怎样做呢？

1. 野游时不穿颜色鲜艳的衣服，不搽香水，不使用含有芳香味的洗发精或除汗剂。

2. 远离草丛和灌木丛，发现蜂巢应绕行，见了蜜蜂不要乱打。

3. 遇到群蜂袭来，要遮挡住头颈、面部和身体裸露部分，立即蹲下，或反向逃跑。

4. 如果不幸被蜇，要用针或镊子挑出蜂刺。

5. 最好用肥皂水、食盐水或糖水清洗伤口。

6. 涂药：万花油、红花油、绿药膏等都可。如果没有，将生姜、大蒜、洋葱、马齿苋（一种野菜）等捣碎、嚼烂涂在伤处。

7. 症状比较严重的，应该赶快送往医院进行抢救。

李老师闻声抬头一看，立刻大喊起来：“大家快蹲下，用衣服捂住头。”说着他自己也戴上帽子，用衣服裹住头和脸，抓起地上的塑料布迎着蜂群跑去，一下子用塑料布蒙住高伟峰的头和身子，一把拉住他：“拽紧了塑料布，往回跑!”两个人逆着蜂群往远处跑去。

不知道过了多长时间，嗡嗡声才渐渐远去，消失在无边的田野。

大家心有余悸，好长时间才敢站起来：“老师呢？高伟峰呢?”

徐明也站起来，东张西望地，突然，他往远处一指：“来了，他们来了!”

远处，李老师扶着高伟峰走了过来。高伟峰的脸和手又红又肿，连眼睛都找不到了。

远远地，李老师就喊：“快化些碱水，切几片洋葱。”

很快一切准备就绪，李老师先用碱水给高伟峰清洗伤处，然后拿着切好的洋葱片轻轻擦着伤处。徐明也拿片洋葱，学着李老师的样子给高伟峰涂抹、轻擦。李老师又把伤口里的毒针一根一根拔了出来，仔细地用食醋清洗伤口。

同学们静静地看着，敬佩地说：“老师，您真行！您怎么什么都知道呢?”

李老师回答道：“我们来到了野外，就得掌握一些必要的知识，否则就要吃大亏了！你们说呢?”然后对大家说：“大自然是奇妙无穷的，但是也存在许多危险。我们一定要认真吸取这次的教训，多掌握一些野外生存知识。好，现在快点收拾，准备返回。我们必须抓紧把高伟峰送进医院。”

野炊就这样匆匆结束了。

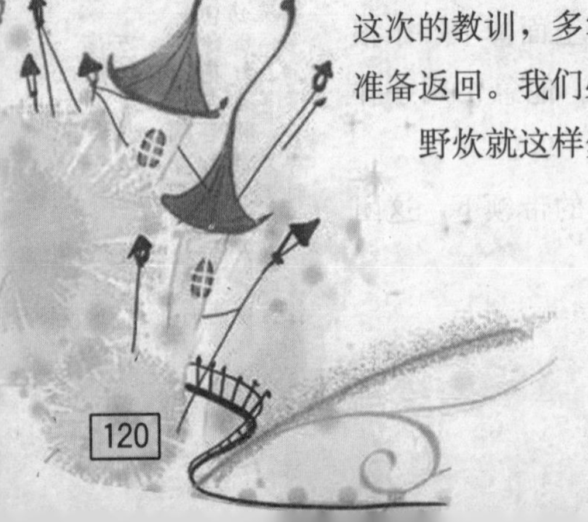

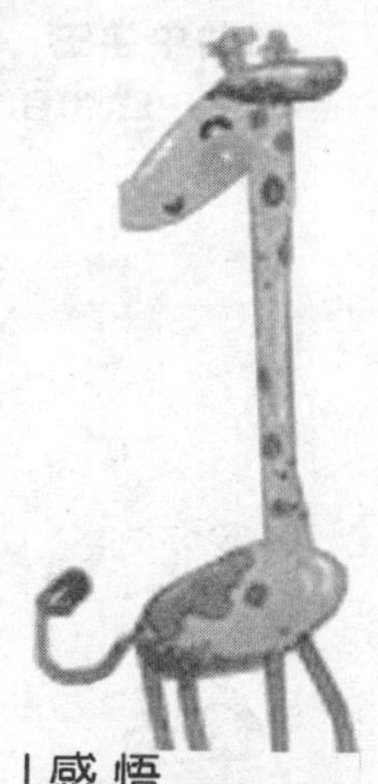

雪山里被困的来客

美国俄勒冈州一家老少三代驾车外出旅游。为欣赏山中秀美风光，他们另辟蹊径走小路，没想到被困在深山大雪中整整17天！

下面就是他们的历险故事。

彼得·斯蒂弗斯夫妇携带一家人：10岁的儿子萨巴斯泰安、8岁的女儿加布耶尔、孩子的奶奶和爷爷，从俄勒冈州亚什兰出发，驾驶着他们的房车朝着太平洋沿岸进发，准备利用周末的两天休息时间去海边玩耍。

痛痛快快玩了两天，疲倦的一家人踏上了回家的路。一开始他们沿着大路行驶，但几个小时后，他们决定沿着山间小道行驶，这样可以顺便欣赏郊外山区秀丽的风光。

然而，山区的天气说变就变，突然下起大雪。一家人决定原路返回，可是房车被卡在山路上无法行驶。就这样，斯蒂弗斯一家被困在了海拔1159米的高山上，而山上的积雪已达到1.22米深！

彼得·斯蒂弗斯悄悄告诉了父母和妻子。为了避免两个孩子惊慌，他们努力保持镇静，并告诉孩子，山谷里风景不错、空气清新，他们打算在此停车，在山中露营。

孩子们拍手称快，四个大人却心里发慌：荒郊野外没有信号，无法利用手机求救。未来不确定的日子里，他们必须耐心地等待救援。与此同时，他们还要百般遮掩，不能让孩子发觉异常。

幸运的是，离家前斯蒂弗斯夫妇准备了充足的燃料和食物。从那晚起，一家六口人挤在10.7米长的房车上开始了艰难的生活。他们饿了就吃压缩饼干，渴了就下车取些干净的雪来，煮开后沏茶喝。

感悟 gǎnwù

一家人几乎陷入绝境，可是他们依靠自己坚强的毅力、强烈的求生欲望、丰富的自救知识，使这个遇险故事有了一个幸福的结局。亲爱的朋友，你看了这个故事，有什么感想呢？

1. 出游前，作好充足的准备，并告知亲友自己的出行路线和归期，以防万一。

2. 出游时，尽量不要改变出行路线，和亲友保持联系。

3. 一旦被困，如果有同伴，轻易不要分开，更不要轻易离开自己的交通工具。

4. 正确估计形势，有计划地分配携带的物品，不要浪费体力、食物和能源。

5. 坚定乐观，不放弃生的欲望和希望。

而天真的孩子一点也没有觉察到陷入的困境。他们兴奋地蹦来蹦去，非常开心。每天晚上，两个孩子为给大人们解闷，折纸飞机、讲笑话。听到孩子们的笑声，激起了大人们强烈的求生欲望。

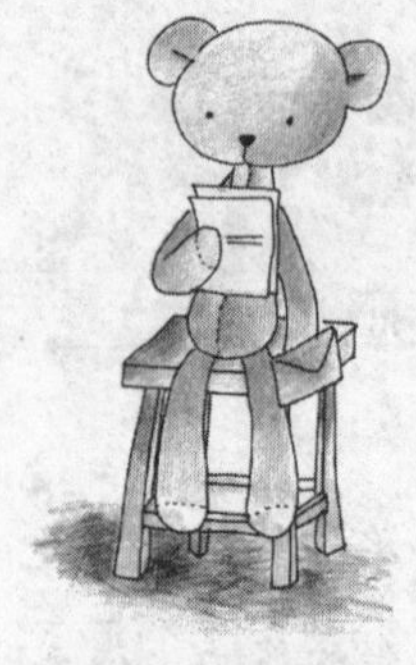

斯蒂弗斯先生是当地一家连锁商店的工作人员。周一那天，一向守时的他没能出现让同事感到意外。同事试图联系他，但家中电话无人接听，手机显示不在服务区。于是就向警察局报案。

俄勒冈警方将这一情况报告了邻近的加利福尼亚州，希望加州警方配合搜寻。但是，除了同事们称他们周末去海边度假外，其余情况一无所知。谁也没有想到，一家六口竟会开着房车被困在海拔 1159 米的高山上。

一周过去了，斯蒂弗斯一家人依然下落不明。警方推测，斯蒂弗斯一家很可能去了迪斯尼乐园，或者去了别的地方，他们决定中止搜寻。这一切，斯蒂弗斯一家全部看在眼里——房车上有一台小型黑白电视机，凭着微弱的信号，他们从电视中看到警方正在寻找他们。

燃料即将耗尽，食物所剩无几，警方又停止搜救——斯蒂弗斯夫妻决定“自救”。第二天一大早，斯蒂弗斯先生与妻子带上金枪鱼、蜂蜜、一张毯子、两只暖手器、一顶旧帐篷踏上了求救之路。临行前，他们对孩子们撒了谎，说想要到附近走走，让孩子与爷爷奶奶待在一块儿。

夫妇俩靠着指南针在雪地走了整整一天一夜。次日，天刚蒙蒙亮，他们终于看到了 17 天以来见到的第一个陌生人：一名土地管理局的工作人员！他们欣喜若狂。

和警方取得联系后，搜救人员驾驶着直升机迅速找到了斯蒂弗斯夫妇的父母和儿女，另一些救援者也驾驶雪地车赶往营救。

10多天来，两个孩子自始至终也不曾察觉身处危险中。当救援人员驾驶着雪地车、开着直升机来到他们身边时，两个孩子不知所措，对救援人员吃惊地张大了嘴！

·捉蛇遇险记·

许戈在县城读书，星期天和妈妈来乡下看望姥姥和姥爷。饭后，许戈拉着小舅，非得让他帮忙抓条活蛇，好拿回学校做标本。小舅刚开始不答应，可是禁不住许戈的死缠硬磨，只好答应了。

要抓蛇，那就非去后山沟不可。这沟里长满了碗口粗的桦树和一人多深的荒草，荒草丛中藏着很多蛇，有又黑又粗的“乌虫”、花花绿绿的“野鸡脖子”、扁乎乎的“铁树皮”，还有跟地皮一样颜色的“草梢子”……但是那地方太危险了，大家轻易不敢去那里。小舅和许戈对家人撒了个谎，偷偷溜了出去。

他们到了后山沟，取出早已准备好的诱饵——一只青蛙。他们用细绳拴住青蛙的一条腿，来到蛇藏身的乱石堆，用棍子捅青蛙，让青蛙蹦跳或叫唤，两人蹲在旁边眼睛一眨不眨地监视着。

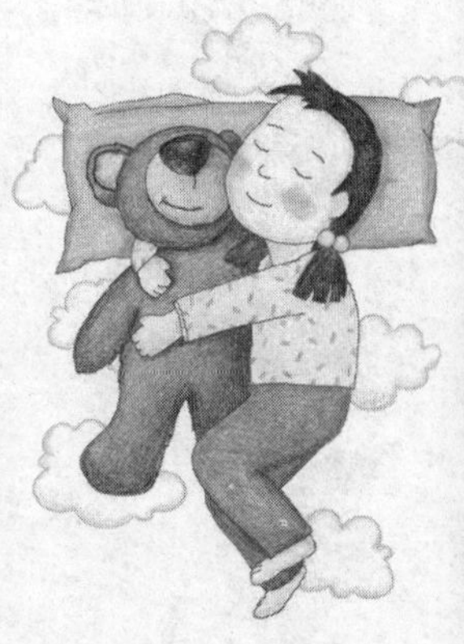

过了一会儿，一条蛇从石缝里露出了头。“出来了！”许戈刚一出声，那蛇就像听见似的，“嗖”的一下又把头缩了回去。小舅忙把手指头朝嘴上一竖，示意她不要声张。又过了一会儿，那蛇又把头探出来了。小舅看清楚了，这是一条“铁树皮”，也叫蝮蛇，是沟里最毒的蛇。

刚刚从冬眠中苏醒过来的蛇，行动还有些迟缓，小舅很快就用头上带小杈的木棍按住了蛇头，蛇不甘心就范，尾巴左摇右晃，打在小舅脚上“叭叭”直响，摇了一会儿，它就不动了。

感悟
ganwu

一提起“蛇”这个字，你是否就联想到了“嗞嗞”作响的蛇芯子和尖利牙齿、致命的蛇毒？既然我们来到了广阔神秘的大自然，就很有可能遇到它们。如果我们不慎被这“神秘的自然之子”咬伤，我们该怎样处理呢？

1. 立即就地自救或互救，千万不要惊慌、奔跑，那样会加快毒素的吸收和扩散。

2. 用皮带、布带、手帕、绳索等物在距离伤口3～5厘米的地方缚扎，以减缓毒素扩散速度。每隔20分钟放松2～3分钟，以避免肢体缺血坏死。

3. 用清水、生理盐水或高锰酸钾液冲洗伤口。如果发现有毒牙残留，必须拔出。

4. 用消过毒或清洁的刀片，在伤处做“十”字形切口，使毒液排出。

5. 可点燃火柴，烧灼伤口，破坏蛇毒。

6. 经处理后，要立即送附近医院。

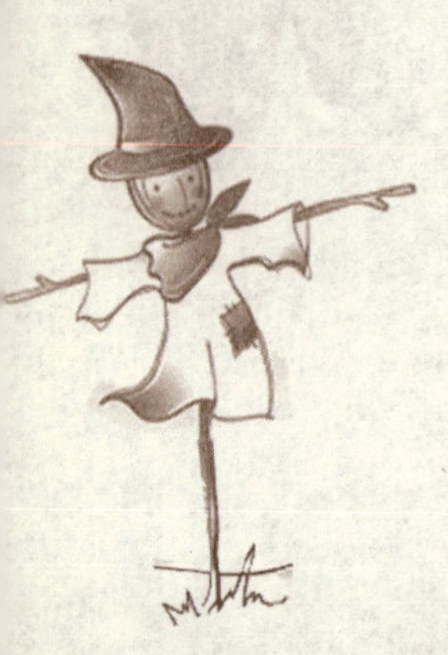

小舅伸手捏住蛇头，把它装进塑料袋。这时，许戈惊叫起来：“不好了，一条大蛇！”随着许戈的手指，小舅看到一条茶杯粗的大蛇从石缝中钻了出来，它显然已发现小舅抓住了自己的同类，瞪着鼓溜溜的眼睛，“愤怒”地盯着小舅，似乎随时准备冲上来和小舅搏斗。

小舅看着面前的大蛇，也严阵以待，他对许戈说：“快，去找一个大棒子，朝蛇头上猛打。我身子不能动，一动弹，这蛇就会扑上来。”

许戈不敢怠慢，忙去找来一根木棒子，悄悄向大蛇靠近。大蛇正虎视眈眈瞅着正面，没防备侧面有人向它进攻，被许戈一棒子击中颈部，大蛇痛得在地上打滚，小舅趁机一步冲过去，踩住蛇头，不料蛇身“嗖”的一声抡起来，尾巴死死缠在小舅的脖子上，一口咬在小舅的胳膊上。许戈一见，慌得没了主意，急忙死死掐住蛇的尾巴往下拽，谁知越拉，那蛇缠得越紧。小舅头上的青筋都暴了出来。

小舅已说不出话，只能用眼睛向许戈示意，许戈明白了，忙从背筐里取出镰刀，用力向蛇的脖子砍去。大蛇被割断了脖子，身子马上瘫软了，“扑通”掉在地上。

许戈急忙解开系青蛙的绳子，紧紧扎在小舅的胳膊上。小舅坐在地上，气喘吁吁地对许戈说：“快，回去叫人。”

许戈拔腿就往村里跑，一刻也不敢耽误。幸好，姥姥姥爷都在家，两人一听吓坏了，急忙分头找人，直奔后山沟，抬上小舅就上了县医院。

因为抢救及时，小舅安然无恙。可是，两个人再也不敢私自去后山沟了。

战胜泥潭

陈瑞报名参加了一个暑期旅游团，来到了一直向往的大草原。可是不巧，刚到目的地，就连下了几天大雨。为了这些孩子们的安全，老师安排他们待在旅店，不准他们外出。这下可把陈瑞憋坏了。

到了第三天，雨还没停下来。陈瑞和同屋的吴杰悄悄商量，想偷偷溜出去玩。吴杰也早就闷坏了，两人一拍即合，拿着伞，带了点吃的，蹑手蹑脚溜出了旅店。

陈瑞和吴杰拦了一辆来往于村镇之间的汽车，晃晃悠悠地在泥泞中行进。两个人兴奋地扒着窗户往外看，盼望着一碧千里的壮丽景色。但是，细雨如丝一般模糊了人们的视线，灰蒙蒙的天仿佛要塌下来一般。供游人骑的马匹都闲了下来，在一旁默默地接受小雨的冲刷。

陈瑞和吴杰不顾汽车司机的阻拦，执意在一条小路边下了车。从草原上吹来的风，冷飕飕的，夹着冷冰冰的雨丝。站在路边瞭望草原，空旷与冷风、冷雨交织在一起，看不到“蓝蓝的天上白云飘，白云下面马儿跑”的景色。

突然陈瑞看到离他不远处有一朵小花，在雨中摇摇摆摆，始终没有倒下去。陈瑞感到一阵莫名的激动，他匆匆地向那边跑去。

令他奇怪的是面前竟然横着一条小路——由一块块木头搭成的“路”，这条路在雨中延伸，对面是一片小小的树林，两侧是青青绿草，草间一汪一汪的雨水，水上的水花开开败败。

吴杰试探地问：“这是桥，还是路？”

陈瑞摇摇头：“我也不知道。看着挺好的，咱们走走试试。”说着，抬腿就走了上去。

陈瑞和吴杰不知道，这是一片沼泽区，这一块块木头就是通过沼泽区的路。左右大部分地区，是比人还深的软浮泥。

陈瑞蹦蹦跳跳地走在上面，一会儿停下来，撩撩草间的水，揪揪摇曳的小草。吴杰则谨慎得多，小心翼翼，生怕掉下去。陈瑞嫌他走得慢，不停地回头催促他：“走快点呗。”

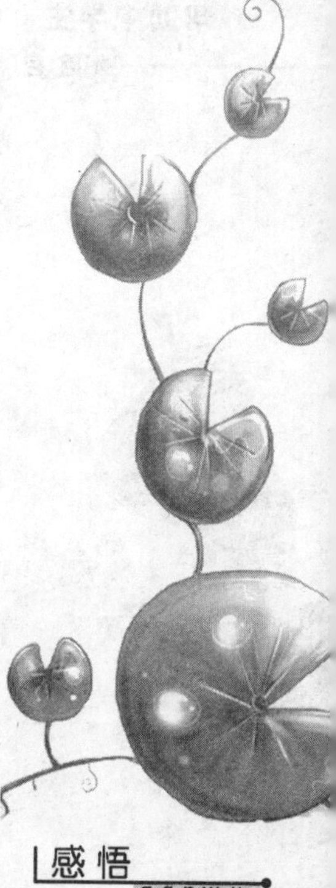

感悟 gǎnwù

陈瑞和吴杰擅自出游，差点搭上自己的性命。幸好，两个人有一定的自救知识，这才转危为安。亲爱的朋友，如果是你身陷泥潭，你知道怎样脱险吗？

1. 遇险不惊，沉着进行自救。

2. 如果双脚下陷，立即仰卧在地面上，同时张开双臂。

3. 慢慢地把陷在泥中的部位拔出来，并采取仰泳般的姿势慢慢向安全的地方“游”。

4. 到有水有草的地方去，最好随手带一根手杖，随时试一试地面的软硬程度，以免发生危险。

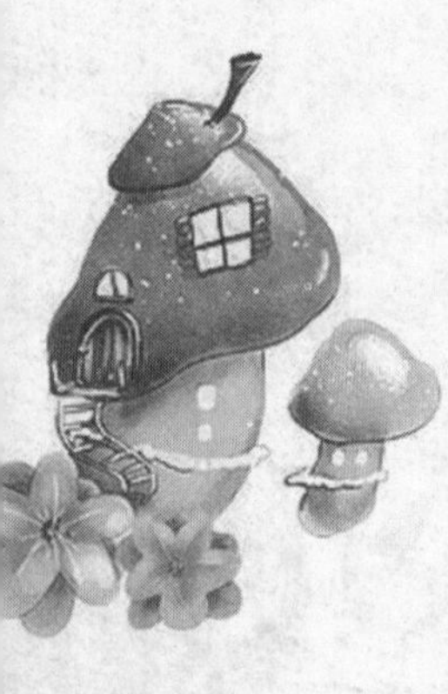

突然，陈瑞一个趔趄，掉了下去。起初，他感到脚下的地面有点软，还觉得挺新鲜的，索性就在水里走起来。走了没有几步，他感到越来越艰难，双脚陷了下去。很快，烂泥已经没过了他的脚踝，正慢慢向双膝进逼！

陈瑞知道自己陷进了沼泽，急忙大声呼救，同时按照旅游团老师讲的做：先把身体后倾，轻轻地躺倒在沼泽上，同时张开双臂，十指大张，贴在地面上。他尽可能地伸展身体，慢慢将双脚从烂泥中拔出。他不敢用劲太大，因为老师说过：如果用力过大或过猛，极有可能造成更深的陷入。

这时吴杰赶了过来，把伞把递了过来："陈瑞，抓住！"吴杰俯下身子，一边抱紧木头桥，一边尽力往前探身子。

陈瑞紧紧抓住伞把，一点儿一点儿靠近了木头桥，终于被拉了上来。

当陈瑞和吴杰像两个泥猴一样回到旅店时，老师和同学正在到处寻找他们，差点就要报警了。两个人惭愧得一句话也说不出来，脸红彤彤的。

"热情"的太阳

刘博超身体不错，又是班上的体育委员，每次校运动会，都能拿到名次，为班集体争得荣誉。没想到去郊外爬山的时候，他竟然昏倒了。

那是 7 月上旬，学校期末考试结束后，几个好朋友约刘博超一起去郊外爬山，好放松一下紧张的心情。

这段时间为了迎接考试，刘博超每天晚睡早起，加班加点，一心想拔头筹。终于考试结束，刘博超本来想好好休息。一听说要去爬山，兴奋异常，一夜未眠。第二天一大早，还不到 5 点就起床了。他胡乱吃了半块面包，就急急忙忙背上头天晚上就准备好的面包、香肠和照相机出发，早早就来到了约定的地点。半小时后，人员到齐，大家说说笑笑出发了。

那天的天气格外晴朗，由于几天没下雨，气温格外高。大清早的，就能感到太阳的热度。

身边的朋友对刘博超说："今天的太阳可够毒辣的，你带太阳帽了吗?"

"我不怕太阳晒，从来就不戴太阳帽。"刘博超不屑地回答。

朋友停下来，取出太阳帽戴上。几个人继续往上攀登。渐渐地，刘博超跑到了最前面。

太阳越升越高，很快，就跃上了头顶。尽管山路两旁树木葱茏，强烈的阳光依然透射过来，疯狂地把光和热倾泻在几个攀登者身上。好渴啊！刚到半山腰，刘博超已经口干舌燥了。他放下背包，想取出水来喝。可翻遍了，也没有找到水瓶。

"我的水哪里去了？我明明准备了一壶水的，怎么会没有呢?"刘博超想了又想，终于想起来了：自己是准备好了一壶水，可是忘记装进背包了。

刘博超懊恼不已。怎么办呢？也许朋友带的水多。他刚想问，后面传来朋友的问话声："刘博超，还有水吗？我们的水喝完了。"

刘博超失望地摇摇头，看来只好坚持到山顶了。已经爬了一半，顶峰就有卖矿泉水的了。

他一咬牙，又继续往上爬去。

爬着爬着，他就觉得头昏耳鸣，胸闷恶心，四肢无力，两眼发黑。突然，他昏倒在石板路上。

"刘博超昏倒了!"后面的朋友看见了，一边大声呼喊，一边跑了上来。

喊声惊动了几名登山的老人，他们一看晕倒的是学生，也急忙围了过来。其中一位花白头发的老人见刘博超紧闭双目，面色苍白，急忙伸手摸摸他的额头：不热，也没有汗。

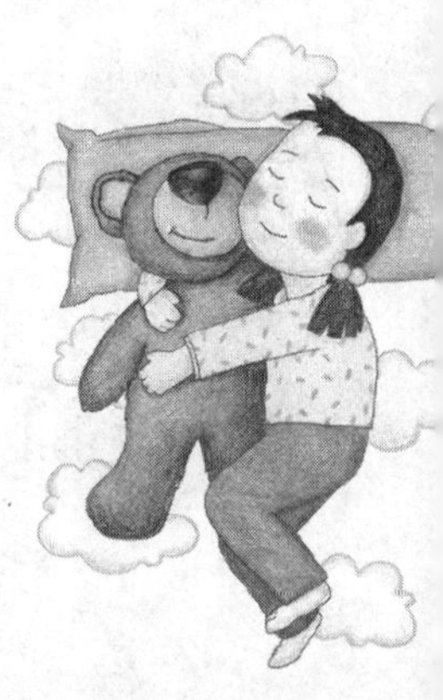

感悟 ganwu

有备则无患，亲爱的朋友，你知道在阳光灿烂时出游，应该注意哪些事项吗？

1. 喝水。要带上充足的水或带些水果等解渴的食品。大量出汗后，要及时补充水分。

2. 降温。外出要准备太阳伞、遮阳帽，穿浅色透气性好的服装，做好防晒工作。

3. 备药。随身带一些仁丹、十滴水、藿香正气水等药品，以备不时之需。

4. 一旦发生中暑，要把患者抬到通风阴凉处，尽快降低体温。如有可能，可用冷水、酒精擦头、擦身。

5. 患者不省人事时，可掐人中穴和合谷穴。

6. 患者苏醒后，可服仁丹、十滴水、藿香正气水等药物，并补充水分。

7. 如果中暑症状严重，应该立即送医院诊治。

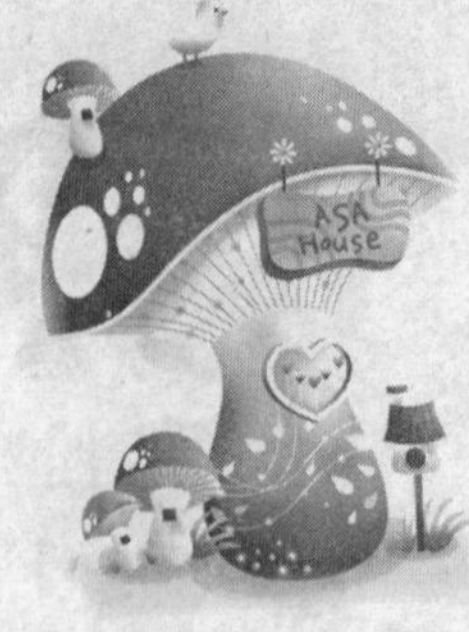

老人断定刘博超是中暑了，就立即招呼大家把刘博超抬到路边的树荫下。老人一手紧掐刘博超的人中穴，一手紧掐其合谷穴（拇指、食指三角约2公分处），其他的老人用扇子、草帽给刘博超扇风。

不一会儿，刘博超缓过劲来，慢慢睁开了眼睛。老人给刘博超喝了一瓶十滴水后，递给他一瓶矿泉水："孩子，多喝点水。休息一会儿，就没有事了。"

刘博超纳闷地问："我这是怎么了？"

老人说："你这是中暑了。"

刘博超不相信地问："我中暑？那怎么可能啊？我身体一向很棒的！"好朋友也跟着点头作证。

老人笑了："孩子，身体好也会中暑。在太阳暴晒下，进行强体力劳动、站立或行走，由于排汗不畅，或事先休息不好，或腹中无食，或水分补充不及时，都会造成体温上升。轻度中暑会感到头昏、耳鸣、胸闷、心慌、四肢无力、口渴、恶心；重度中暑可能会伴有高烧、昏迷、痉挛等。你好好休息一会儿，就没事了。"老人离去前又叮嘱了几句。

刘博超在树荫下休息了20多分钟后，又精神抖擞地爬向山顶。

野火烧不尽

国庆节放假期间，徐文和几个伙伴一起到野外旅游。

晚上，他们扎好帐篷后，几个人没有丝毫的睡意。徐文说："在城市里，难得看到繁星点点，咱们好好享受享受星光和月光，来个'星月光浴'，如何？"

大伙一听，齐声叫好，连连称赞徐文有创意。

于是徐文和同学穿上厚厚的防寒服，走出了帐篷。野外的天空高远清幽，星光灿烂。一弯月牙斜挂枝头，含羞带俏，似乎怕被人看，不时扯过一缕云彩遮住自己的面貌，可又耐不住寂寞似的，很快又扔了。空气中凉丝丝的，好像充满了水分。

徐文感叹道："此时此刻，我才体会到了什么是夜色如水！"

"是啊，英雄所见略同！"好朋友李子腾回答道。

"嗨，我提议咱们来个野外烧烤。同意的举手。"突然有人发出了倡议。

徐文不用看就知道是"馋猫"熊飞。大家哄的一声全笑了。

熊飞一下子急了："笑什么笑，难道你们不饿？"一听这话，肚子真的就感到了饿。徐文征求大伙的意见，一致同意。于是，徐文分配几个女生找柴火，男生"埋锅造烧烤台"。真是"众人拾柴火焰高"，很快一切准备就绪。

徐文"亲自"点燃了"圣火"，他那庄重的样子逗得大家捧着肚子直乐。

"酒足饭饱"之后，徐文和同学们钻进了帐篷，马上就进入了甜美的梦乡。

烧烤后的灰烬还泛着红红的火星，其中一根树枝没有完全熄灭，在夜风的吹拂下，一点一点燃烧了起来……

半夜，一阵喊声惊醒了徐文："快起来，失火了！"

徐文一听，顾不上穿外套就跑了出来。只见他们住宿的这个山谷浓烟弥漫，近处的树被火烧得不时发出"噼噼啪啪"的爆裂声。火舌直奔他们而来。

徐文急忙招呼大家快跑。有同学喊："我们的帐篷，还有东西……"徐文一把拽住她："快跑，保命要紧！"他提醒大家带上自己的水和毛巾，快点逃离。

跑着跑着，有人掉进了一个大坑里。坑很深，周围光溜溜的。掉进坑里的同学大喊："徐文，坑这么深，咱们就在这里躲着吧，火烧不到这里。"

感悟
gǎnwù

火患猛于虎，在大火中有人失去了生命和财产，有人却安然逃脱。如果我们去郊游时，遇到了突发的山林大火，我们该怎样保护自己呢？

1. 沉着冷静，坚决逃生，不要试图扑灭大火。

2. 尽快往河流或公路的方向跑。

3. 如果附近有小溪或池塘，尽快跳进去，或者将衣物、毛巾浸湿后，保护皮肤不被灼伤。

4. 道路被阻后，尽快跑到没有植物和草的开阔地带，注意不要顺着风跑。

5. 躲在低洼地带，将脸贴在地面上，避免吸入浓烟而窒息。

6. 等大火过去再起身，寻路突围。

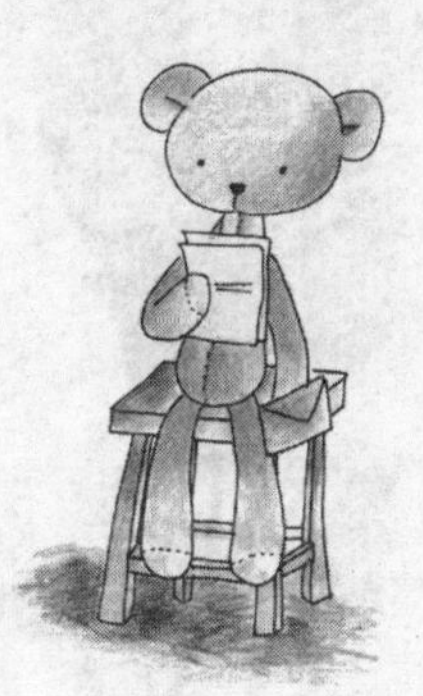

浓烟越来越大，气温越来越高，他们已听得见火焰的呼呼声。

徐文站住脚，说：“不能这样跑，我们是跑不过大火的。好的，大家赶紧跳进这个坑里。”又叫大家屏住呼吸，用水濡湿毛巾、衣服紧紧捂住口鼻。

大家感到一阵阵的灼痛，火终于跃了过去。徐文抬起头，呼唤大家起来，身上着火的在地上滚动，压灭了身上的火苗。还好，没有人受伤。

大家精疲力竭地坐在被烧黑的地上。徐文招呼大家：“不要停下，万一大火再杀个回马枪，那可就麻烦了。”

徐文仔细看了看风向，领着大家，顶着风后撤。随风飘来的浓烟呛得他们喘不过气来，大家都紧紧捂着口鼻，艰难地前进着。

终于，他们找到了一块“安全岛”。

蹚过大山里的河流

天空蓝蓝的，天上的云变得五颜六色，绚烂的霞光肆意泼洒在空旷的河滩上，河水打着旋涡哗哗地往远方流去……

冉茂群和一群伙伴走进了连绵不断的大山中，在山里痛痛快快玩了一天。天色将晚，他们决定踏上归程。听到哗哗的流水声，他们跑了过来。

山中的景色真是太美了！眼前潺潺的流水，远处白练般的瀑布，西天灿烂的晚霞，归鸟欢快的啼鸣，树林里暖暖的云烟，无不让人流连忘返。

冉茂群是这群中学生的班长，他们利用假期来到此地旅游。这是一片很少有人来的原始山林，因此，现成的道路根本没有，更别说桥梁了。如果河道上能有一根不知躺在那里多少年的大树的话，就算是好的桥梁了。所以，涉水过河成了家常

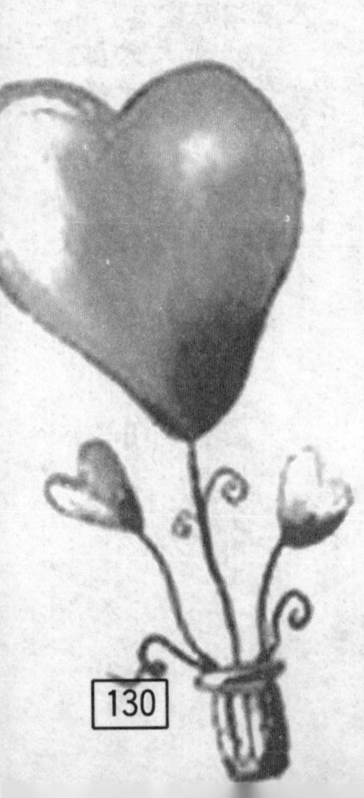

便饭。

现在，他们站在这条河边。这是一条只有五六米宽的河，水清澈明亮，闪闪的霞光在水面跳跃，像是一条条的小银鱼，机敏灵活。水面一道道的波纹追逐远去，偶尔，有鱼儿高高跳起，又“扑通”跌落下去，像调皮的儿童。在河流中间，旋涡聚在了一起，缠成一个吸洞似的大旋涡，一边转动一边远去。

冉茂群认真看了看眼前的河。它似乎并不很深，水流也不是很急。朝上下游望去，也看不到有独木桥之类的东西。看来只有蹚过去了！

冉茂群征求大家的意见，大家一致同意直接穿越过去。这几天出来游玩，他们已经习惯了跋山涉水，不仅不觉得苦，反倒觉得有意思。

冉茂群弯腰作起了过河准备。一个年龄较小的同伴动作快，已经迫不及待地跳进了河里。他一手提着鞋，一手举起背包向河对岸走去。

冉茂群听见响声，一抬头，暗叫一声“不好”，马上站起身来，奔了过去。

果然河水漫过了那个同伴的膝盖，又漫上了腰，水流开始冲击得他歪歪斜斜，站不稳脚步。他焦急地回过头喊：“救我啊！”话音未落，他已经被湍急的河水冲倒。

冉茂群沿着河边疾跑，“扑通”一声跳进水里，一把把河里的小伙伴拉起来。虽然水流不是太急，但也冲得人摇摇晃晃。冉茂群用自己腰里的绳把同伴系上，岸边的同学齐用力，终于把他们拉上了岸。

大家七嘴八舌地批评同伴不遵守纪律。冉茂群拦住了大家，说：“天色越来越晚，我们还是抓紧准备过河吧。”

冉茂群腰系绳索，手持一根木棍，走在最前面。后面的同伴依次紧跟，大家都是一手抓着腰里的绳，另一只手像冉茂群一样，手持木棍，勇敢地踏进了河中，前进，前进！岸，就在前方！

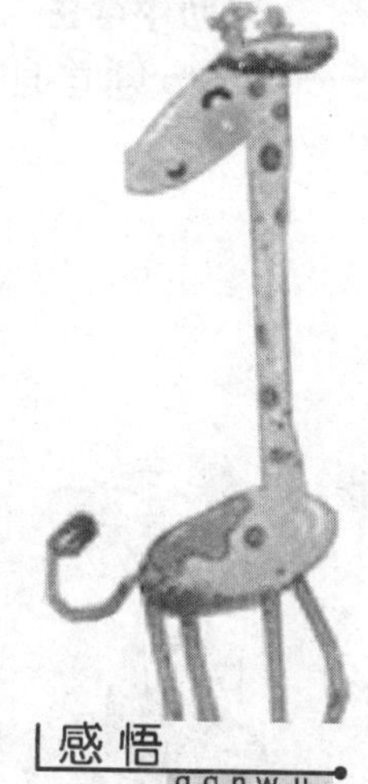

感悟 ganwu

看来，穿越一条小小的河流也不是什么容易的事。亲爱的朋友，你学会他们巧妙安全的过河方法了吗？除了这些，你还知道其他的注意事项吗？

1. 要选择河水较浅、水流平缓，无暗礁、暗流和旋涡的地点。

2. 最好穿鞋过河，以免河底尖石划破脚。如果河底是淤泥，要脱去鞋袜，赤足过河。

3. 手持一竹竿、帐篷杆、树枝等支撑在水的上游方向，腰间绑上保护绳；集体涉渡时要用绳拴在一起，缓慢移动过河。

4. 行走方向尽量与水流方向保持垂直，这样不易被水流冲走。

5. 冬季涉渡冰河，应将棉衣和棉鞋脱下，过河后再立即穿上，应注意不能穿棉衣裤和棉鞋过河，这样容易造成冻伤和失温。

·汪洋中的一条船·

茫茫大海，遥无边际，一艘小船在澎湃的海浪里飘摇。食物早已断绝，淡水也已耗尽，没有同伴，没有救援，一天，两天……五天过去了，小船上的人还能活下去吗？

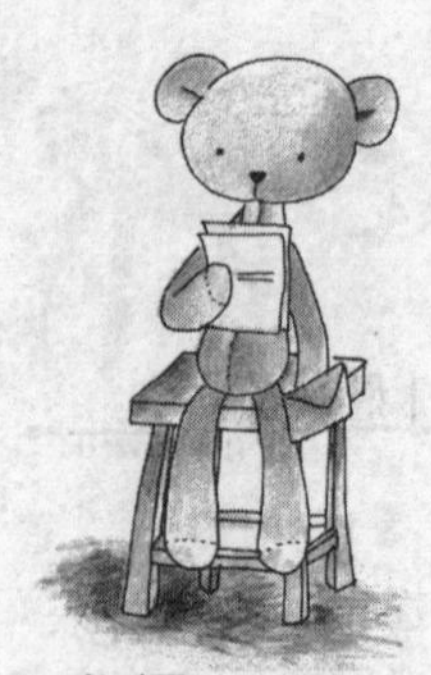

萨沙是黑海边一个渔民的孩子，父亲卡列诺夫总是说他是"海的儿子"。

10月的一天傍晚，卡列诺夫和朋友马尔季良一起出海，准备趁日落前打回一网鱼。正在做作业的萨沙请求父亲带他一起去。这一天的天气出奇的好，往日波涛汹涌的大海也变得十分温驯，再加上只准备去不远的地方，于是卡列诺夫就同意了，马尔季良也带上了自己5岁的儿子埃季克。因为他们预计很快就回来，所以他们连食品和淡水都没带，萨沙没完成的作业还摊在桌上。

卡列诺夫和马尔季良摇着小船出发了。

夕阳映照下的黑海蓝得像一块翡翠，静得像一面镜子，小船缓缓在海面上驶过，慢慢地离开了海岸。他们慢慢停下船桨，拿出渔网准备撒网。就在这时，突然从山谷中吹来的一阵强风横掠海面，小船立刻失去了控制。飓风和咆哮的海浪无情地把小船推向深海。仅仅几分钟，小船就远离了海岸。

一叶孤舟在茫茫大海中随风漂泊。海上寒气逼人，没吃没喝的渔夫们裹紧了身上的衣服，可是仍然抵御不了寒风的侵袭。

三天三夜过去了，忍饥挨饿的渔夫们已经精疲力竭，谁也不知道命运会把他们带到哪里。

第四天，太阳刚跃出海面，萨沙便在似睡非睡中睁开了眼睛，可是卡列诺夫已经在夜里停止了呼吸，他的手中还紧紧地握着橹把；5岁的埃季克的心脏也停止了跳动。失去亲生儿子

感悟 gănwù

茫茫大海，一片汪洋，一条小船就像诺亚方舟一样成全了创造世界纪录的俄罗斯少年萨沙。亲爱的朋友，如果是你漂流在汪洋大海，没有食物，没有淡水，你该如何自救呢？

1. 要有坚强的意志和克服困难的决心，只有这样才能激发无穷的智慧、战胜重重困难。

2. 要抵挡住海水的诱惑，不喝海水。喝海水不仅不会补充水分，海水中的盐分还会吸走体内的水。

3. 时刻准备迎接"天赐之水"。每当有下雨的预兆时，要做好接水的准备。

4. 如果没有雨水，可以在鱼和海鸟身上挤出淡水，甚至喝自己的尿。

5. 想办法觅食充饥，想办法制作鱼钩、捞网等工具，捕捞鱼、浮游生物、海鸟及海藻等。

的痛苦彻底摧毁了马尔季良的求生欲望，当天夜里他也绝望地死去。

第五天，茫茫大海只剩下一叶孤舟，陪伴萨沙的是三具尸体。幸好一连几天的狂风巨浪，居然没有掀翻这条孤立无援的小船。萨沙试着脱去尸体上的衣服给自己御寒，突然，他发现：父亲身下居然有两条小鱼！萨沙连忙把小鱼放进嘴里，腹中总算有了一点食物。说来也巧，天上又下起了大雨，他赶紧拿出船上仅有的一只盆来接雨水。整整五天没有喝过一滴水的萨沙，终于暂时解除了干渴的威胁。

小船在漫无边际的大海上随波逐浪地漂泊。两天又过去了，雨水也喝完了，萨沙开始喝自己的尿。萨沙口干舌燥，浑身无力，他渐渐支持不住，闭上了眼睛，他进入了半昏迷状态……

10 月 31 日，俄罗斯海岸边防部队接到了一艘在黑海上航行的土耳其货轮的报告，距海岸线 150 海里外发现一条俄罗斯小船，船上还有一个不省人事的孩子和三具尸体。

在黑海中漂泊了整整九个昼夜后，俄罗斯少年萨沙得救了，并且创造了一项前所未有的纪录：在没有任何淡水和食品的情况下生存了九天。

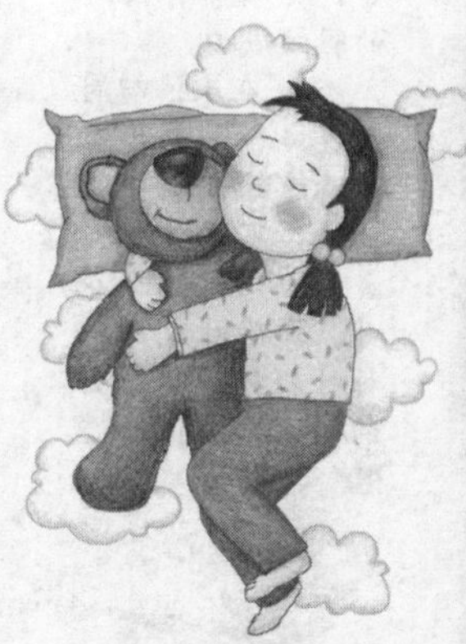

·人蚊大战·

终于盼到了夏令营开营的这一天，杨阳兴奋不已，带上妈妈早已准备好的大背包直奔集合地点。

大旅行车载着这一群小鸟似的中学生直奔训练基地。这个训练基地被群山环抱着，苍茫的远山连绵不绝，山坡上郁郁葱葱，长满了高高低低的树木。山中有清泉和瀑布，处处可闻潺潺的流水声、婉转的鸟鸣声。美丽的景色使这群孩子惊叹不已。

他们来到了一条小河旁。女生们跑到山坡，采摘花花草草，男同学则挽起裤腿，扑扑通通跳进河里游泳、捞虾、捉鱼，玩得不亦乐乎。

晚上，老师决定，就在距河岸不远的一块高地上宿营。

白天大家玩得太累了，所以吃完晚饭大家就早早地休息了。杨阳也很快进入了梦乡。可没多久，他就被一阵痛痒弄醒了。他摸出手电，打开一照，不禁大吃一惊：原来是一群群的蚊子！

天哪！这是什么蚊子啊！简直就是轰炸机嘛！只见这群盘旋在大家头顶上的蚊子，不仅体型比平常见到的大几倍，连鸣叫声也要响几倍。满眼是飞舞的蚊子，满耳是蚊子的轰鸣声。这些蚊子似乎从来没有见过这么多的人，从来没有喝过如此新鲜的血，兴奋地吹着喇叭呼啸而来，一头扎在身上，开口便吸。

不但杨阳被咬醒了，整个夏令营的老师、同学都被讨厌的蚊子给咬醒了。

顾铁城边用手拍，边问杨阳："你说，这只蚊子是雄的，还是雌的？"

杨阳还没回答呢，张章抢着答道："应该是雄的，雄蚊子不咬人的，只吹喇叭。"

"哄"的一声大家全笑了。

杨阳追着一只大蚊子跑来跑去，这是一只长得粗黑雄壮、彪悍勇猛的家伙，狠狠地吸食了杨阳的血，杨阳对它恨之入骨。终于杨阳双手一合，大喝一声："杀无赦！血债要用血来偿！"

杨阳摊开手掌一看，大声叫了起来："哇噻，听山里的亲戚讲，山里的三个蚊子就是一盘菜。这只蚊子一个就是一盘菜呢！"

顾铁城见张章背上叮着一只大蚊子，于是悄悄移过去，猛

感悟 gǎnwù

野外风光无限好，最让人烦的是蚊子咬！蚊子叮人不仅使人痒痛难忍，还会传播疾病。那么我们在郊游和露营时，应该怎样防蚊子叮咬呢？

1. 出游前取维生素 B_1 5～10片，溶于温热水中，搅匀后洗浴。身上散发的特殊气味可使蚊子不敢靠近。

2. 宿营时，应避开水塘、小河、沼泽、湿地等蚊虫滋生的地方。

3. 可以在营地附近点燃艾草、青柏树叶、野菊花、浮萍草或干橘子皮等，其烟雾有较好的驱蚊威力。

4. 在床位四周放置4～5盒开盖的清凉油或洒些风油精，可驱蚊子。

5. 用凤仙花叶、薄荷叶或西红柿叶搓擦身体暴露的部位，也可驱蚊。

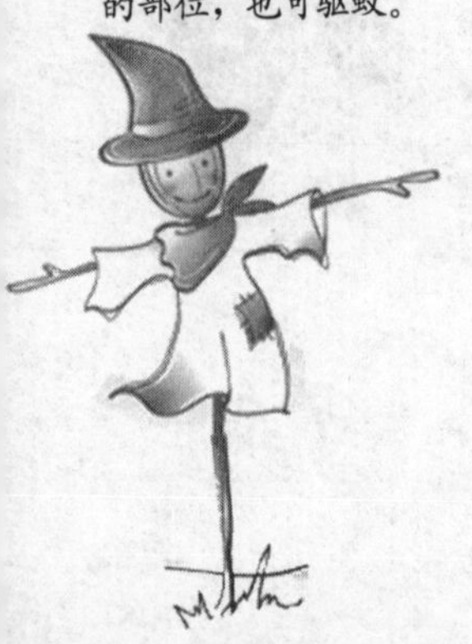

地出手，只听“啪”的一声，蚊子应声粉身碎骨！顾铁城双手合十：“阿弥陀佛！善哉善哉。”

经过一番苦战，虽然蚊子已经尸横遍野。但是山里的蚊子是斩不尽、杀不绝的，它们兵员充足，并且颇有“前仆后继”的精神，源源不断的蚊子吹着喇叭，轮番上阵。

累得大家再也顾不上打蚊子了，纷纷拿出清凉油等药物抹自己身上的一个个大包。杨阳和同学钻进睡袋，还有的同学穿上衣服，浑身上下裹得严严实实。可是，那嗡嗡的声音一直在耳边回响，震耳欲聋似的，吵得人心烦意乱，怎么也睡不着觉。

没办法，老师只好把几个同学叫起来，到附近山坡上拔了不少野蒿草，在营地周围用火点着。野蒿冒出一阵阵烟雾，虽然味不太好，可还真有效，蚊子被赶走了！

大家舒舒服服地一觉睡到大天亮。

爬山历险记

秋天的阳光格外晴朗，天空格外高远，张志强和王伟这两个爬山发烧友此时却顾不上享受这初秋的美景。他们为了挑战过去的纪录，选择了一条从未走过的路，往山上爬去。

但是他们没有想到，这一选择使他们后来不得不面对前无去路、后无退路的局面。

他们绕过一个陡坡，向上走了大约半小时，前方就看不见脚步走过的痕迹了，而且也没有了路。抬眼望去，坡上的石头覆盖着青苔，幸好这段时间雨水少，上面还不是太滑。

整个山坡到处是松动的碎石，看去很牢稳的岩石，可当他们用手去抓的时候，它就松动了。好不容易找到一块他们认为可以作支撑的石头尖，可他们踩下去的时候，石头就会突然滚落下去。

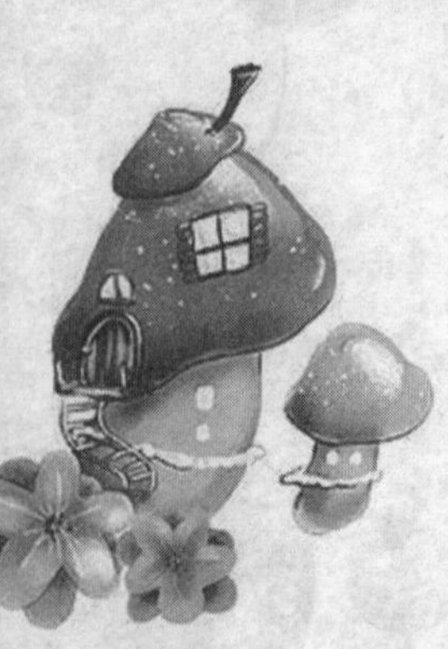

张志强紧跟在王伟后边，胳膊不时地被踩落的石头击打，隐隐作痛。他们坚持往上爬着。山坡上的树木变得稀疏，树与树之间相隔约一米。这些小树是唯一可以让他们休息并感到安全的岛屿了。

正爬着，王伟突然惊叫一声，失脚滑下。张志强急忙伸手想拉住他。幸好下面有一个突出的树根，王伟及时抓住了树根，但是身上已多处被擦伤。他往下一看，下面竟然是空无一物的悬崖！王伟死死地抓紧了树根，脚下使劲蹬住了一块小石尖，张志强也用劲往上拽他。王伟终于攀过了这道坎。

俩人继续攀登。

张志强现在爬到了前面，他不停地对王伟喊道："离我稍远一点，小心上面的石头！"

"一定要抓紧树根，稳住脚跟，一步一步来！"

"跟着我的脚步，注意看着我脚踩的地方！"

"去左边，那里坡度缓些。小心，抓紧下面那根藤条！"

他们几乎用了两个小时的时间，才走过这不到五十米的山路！

张志强的腿在快要到达山顶的时候抽筋了。幸好这段山坡平缓多了，并且长有一棵大树。他忍痛靠在树上，不停用手揉搓。可是只要一放在地上，腿又钻心地抽痛起来。这时王伟也过来了，他顾不上休息，就蹲在地上帮助张志强揉腿、抻拉，又找出携带的云南白药涂抹伤口。休息一会儿后，两个人互相搀扶着登上了峰顶。

但是"上山容易下山难"，已经筋疲力尽的两人随着人流慢慢向山下走去。

啊，终于回到人间啦！他们俩长出一口气。这时的阳光已变成暖洋洋的金红色。张志强抬眼望向远处，望向他们的来路，感慨万千。

"明年我们还来！"张志强在心里说。

感悟 ganwu

爬山不仅能考验我们的体力，还能锻炼我们的意志，是深受青少年朋友欢迎的一项户外运动。但是爬山也潜伏着一定危险。为了保证安全，你知道怎么做吗？

1. 最好由朋友、老师或家长带领，不要单独行动。

2. 慎重选择爬山地点，要选择一条安全的爬山路线，尽量不要开发新的路线。

3. 备好运动鞋、绳索、干粮和水。夏季要带足水，因为爬山会出汗，如果不补充足够的水分，容易发生虚脱、中暑。

4. 最好随身携带急救药品，如云南白药、止血绷带等，以便在发生摔伤、碰伤、扭伤时派上用场。

5. 登山时间最好放在早晨或上午，午后应该下山返回。不要擅自改变登山路线和时间。

天上的响雷地上炸

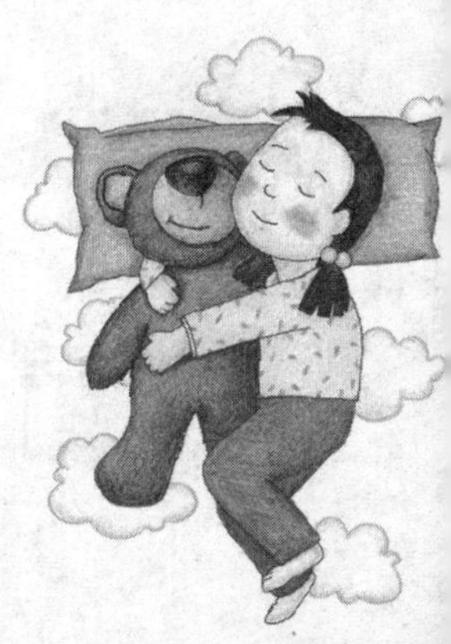

暑假，查庆国被爸爸送回了老家。这下，他可如鱼得水，每天和表哥等一帮伙伴不是上山，就是下河，从没有老老实实在家里待过完整的一天。

这天一大早，查庆国就被伙伴叫走了，不顾姥姥在身后喊：“今天预报有雨，不要出去了。”表哥嘟囔道：“不想让我们出去玩，就拿雨来吓唬我们。别说是雨，雹子也不怕。”

原来几个男孩早就约好一同上山采摘大白杏。后山那一片杏林，挂满了熟透的杏子，散发出诱人的香味儿，早就让他们坐立不安了。他们飞一样地来到山上，一个男孩甩掉脚上的鞋，噌噌几下就爬到了一棵树顶，他骑坐在树杈间，伸手摘着一个大杏，得意洋洋地朝他们虚晃一下，“啪”地一下扔到了自己的嘴里。

表哥不甘示弱，左脚踩住右脚上的鞋，用劲一扭，鞋子从脚上褪了下来。表哥搓搓双手，抱住树干，噌噌也上了树。查庆国一看，也脱下鞋子，抱着树干，努力往上爬。可爬了老半天，不仅没有上去，反倒跌坐在了地上，惹得伙伴们大笑不已。查庆国脸红红的，只好跑来跑去，捡表哥和伙伴扔下的杏，边捡边往嘴里塞。

山里的天气变化无常，尤其是盛夏，刚才还是晴空朗朗，一会儿便乌云密布了。他们赶忙兜着杏儿下山。

可雨不等人，还没等他们到半山腰呢，就电闪雷鸣，大雨倾盆了。一个伙伴哈腰就要往一棵大树下跑，表哥眼疾手快，一把拽住他：“危险，不能去那儿躲雨！”

幸好这些孩子都是小山精，熟悉山里的情况。他们三拐两拐，来到一座小破屋，几个伙伴进屋避雨。几个人嘻嘻哈哈，一边拧着衣服，一边说笑。小屋的墙外，有一个排水的铁管

感悟 ganwu

查庆国用知识挽救了伙伴的性命，真是令人敬佩。亲爱的朋友，雷雨天在外，你知道怎样进行自我保护，避免遭雷击吗？

1. 牢记两条：尽量降低人体位置；两脚要尽量靠拢，最好选择干燥处下蹲。

2. 下雨时不要站在山顶、山脊、大树下、树林边或草垛旁，也不要站到高耸的物体，如旗杆、高树、尖塔、烟囱、电线杆下。

3. 不要随身携带导电的物体，如金属杆伞把、铁锹、锄耙、弹弓等。

4. 不穿湿衣服赶路，不在开阔的水面游泳、划船或在稻田中行走。

5. 不靠近金属物体，不站在避雷针附近。

子，管口像拳头那样粗，从里面哗哗地淌出雨水。

“嘿，咱们冲冲脚上的泥。这一路跑下来，脚上的泥有二斤半重了。”一个男孩说着，走到铁管子跟前。就在他的手放在水管口，任雨水冲洗的瞬间，天空一道亮闪。他抬头看了一眼，仍然用手扶住铁管子，继续冲脚。

查庆国正和表哥说笑，一回头看见冲脚的伙伴，赶紧喊起来：“快回来，离开铁管！”

大伙诧异地望着查庆国：不就是冲冲脚吗？干吗急成那样？

查庆国见伙伴不停，一步跨了过去，一把拽走了伙伴。俩人刚刚离开，只听“轰隆”一声巨响，一个火球在地面上翻滚。地上的稻草忽地就燃烧了起来……

伙伴们大惊失色，好半天才回过神来。

小虫钻进了耳朵

这是一个春光明媚的星期天。某中学新生来到了他们的培训基地，开始了为期半个月的军训。

培训基地在郊区，学生们乘坐的大客车飞驰在高速公路上。学生们趴在车窗上，好奇地看着窗外。只见大堤两旁杨柳依依，伴随着和煦的春风轻轻飘动。田野像巨大的棋盘，纵横交错，深深浅浅的绿拼成了一幅幅美丽的图画。田间地头偶尔会看到一两株小花，在风中摇曳，让人心生感动。

到了基地，学生们可以分组活动了。张云迫不及待地拉着好朋友奔向了田野。清新的空气，混着泥土的芳香，几个女生被陶醉了。她们一会儿采摘田边的小花，一会儿捕捉花间的蝴蝶，和煦的风和温暖的阳光把她们的脸吻得红扑扑的。

晚上，张云把自己采摘的野花，插进饮料瓶，放在自己的床头。袅袅花香中，张云进入了甜美的梦乡。

凌晨3点多钟，一声惊叫，把大家从睡梦中惊醒。原来，张云左耳疼痛难忍。打开灯一看，同学们发现她的耳道内钻进了一只绿色小虫。

张云的好朋友齐娟急忙摘下头上的发卡就去掏。结果，越掏小虫越往里爬；有同学赶紧翻书包，找出掏耳勺，伸进张云的耳朵掏，也没用。虫子在张云的耳朵里乱飞乱钻，弄得张云的耳朵嗡嗡直响。消息传开，热心的男同学找来一根细铁丝，把它弯一个小钩，准备把小虫给钩出来。可是，小钩根本伸不进耳朵。

看着张云难受的样子，大家都慌了手脚，同学们只好把带队的老师找来。

老师看了看情况说："同学们不必惊慌，咱们把灯关上，不要有一丝光亮。"

"开着灯，还抓不出来虫子呢，关上灯能行吗？"有同学不解地问。

而有的同学马上就明白了，懊悔地说："我怎么就没想起这个办法呢？"

宿舍漆黑一团，连窗帘都被同学拉得严严实实，一丝月光也透不进来。老师用手电筒对着张云的耳朵照，不到一分钟，小虫子就从张云的耳朵里爬了出来。

老师对同学们说："遇到这种情况千万不能惊慌，也不能用发卡、掏耳勺去掏，更不能用镊子夹，用小钩钩。你越用东西触动小虫，它就越往里钻，造成的伤害和痛苦越大。我们可以利用某些小虫趋光性的生物特点，在暗处用手电筒的光照射外耳道口，小虫见到亮光后会自己爬出来。当然方法还有很多，我们以后再讲，现在休息！"

感悟
gǎnwù

在我们与大自然亲密接触的时候，自然界有许多"好奇"的小生物也亲密接触了我们。如果有迷路的小虫子钻进了你的耳朵，你知道"遣返"它们的正确方法吗？

1. 虫子钻进耳朵后不可乱掏，因为不慎会损伤鼓膜和耳道。

2. 可采取在暗处用手电筒的光照射外耳道口，小虫见光后会自行爬出来。

3. 向耳朵孔里吹一口香烟，把小虫呛出来。

4. 取食醋适量，滴入耳内，小虫会自己爬出。

5. 患耳向上侧卧，往耳内滴入3～5滴食用油，将虫子粘住或杀死、闷死，然后把头歪向患侧，小虫会随油流出来。

长城路上"水中毒"

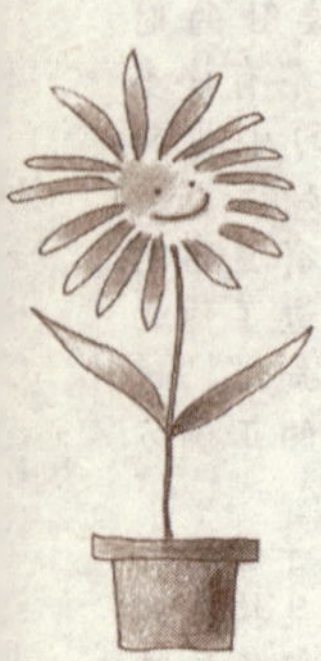

去年暑假，薛娜随妈妈来到北京，游览雄伟的八达岭长城。本来想做一回登上长城顶端的"好汉"，却没想到走了一半的路，就被抬下了长城。

在去长城的路上，天空还阴阴的，谁知道还没来到长城脚下，阴霾已然散尽，接着便是突如其来的、明亮得刺眼的阳光。整个天地间都是澄澈透明的，好像原来蒙满灰尘的眼镜，经水洗、布擦后一样。天空万里无云，净是纯正的白和蓝，像一匹铺开的织锦。

薛娜背着包和妈妈随着人流，走上了将城墙分为两段的登城口。来这里游览的人真多呀！男的、女的、老的、少的、中国人、外国人、一群群、一队队，摩肩接踵，络绎不绝。每一个人的眼里都闪着兴奋的光。薛娜不仅看长城，还东张西望地四处看人。

太阳光越来越毒辣，晒得人睁不开眼睛，更别说抬头看它了。薛娜的脸被晒得红红的，本来就爱出汗的她早已汗流浃背了。薛娜很快就感到口干舌燥，她取出背包里的大水瓶，咕咚咕咚喝了下去。一大瓶水很快就被她喝光了。

薛娜跟在妈妈后面，继续往上攀登。刚攀到一个坡顶，薛娜已经气喘吁吁了，她停下来，扶着城墙想休息一下。她突然感到眼前一花，原来是阳光，竟然透过薛娜的太阳帽，狠狠"烤"了她一下。薛娜感到自己的后背的汗像水一样流淌下来。她又想喝水了。可是自己的水已经喝完了，于是她只好向妈妈要水喝。

妈妈看她咕咚咕咚地猛喝，爱怜地说："慢点，别呛着。"

"没事，妈妈。我快要渴死了。这下又被您救活了！"薛娜冲妈妈挤挤眼睛。

感悟
ganwu

夏季是我们学生出游的旺季，因为天气炎热，我们会大量出汗。在这种情况下，如果我们盲目地大量补水，就很容易导致"水中毒"。为了我们的旅行愉快，我们该怎样预防"水中毒"呢？

1. 未渴先饮。早晨出游前尽量多喝水，包括早餐的牛奶和稀饭。

2. 小口慢饮。旅途中口渴时只能间歇含饮几小口清水或茶水，切忌"牛饮"，以免破坏体内水盐平衡。

3. 以浆代饮。途中饥渴时不妨以绿豆汤、八宝粥之类浆液代替喝水，这较符合生理要求。

4. 不贪冷饮。身热口渴时勿贪冰淇淋、冰汽水之类冷饮，否则越吃越渴，还易伤脾胃。

5. 寻泉为饮。尽量不喝野外自然水，万不得已时只喝山林间的泉水，勿饮河水、融雪水、路边溪水。

6. 要喝适量的淡盐水。这样既可补充肌体需要，同时也可防电解质紊乱。

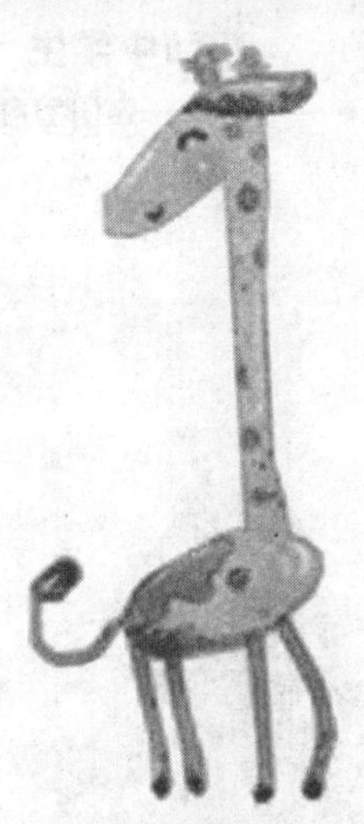

妈妈的一大杯水也被薛娜喝光了，薛娜举着空杯子，犯愁地问："水都被我喝光了，可还有这么长的路，该怎么办呢?"

妈妈抬手往上面一指："上面就是商业区，到那里再买几瓶矿泉水!"

母女俩互相鼓励，很快就登上了这个城堡。宽阔的走道两旁摆满了小摊，有卖纪念品的，有卖食品的，甚至还有表演抬轿子的。薛娜和妈妈来到食品摊，妈妈问薛娜："你喝什么水?"

"我要冰的。"薛娜急忙回答。

母女俩补足"给养"后，又精神百倍地出发了。

一路上人挤人，人挨人，太阳又越发的肆无忌惮，薛娜被晒得不停地出汗，于是她就不停地喝水。喝完了买，买了就喝，越喝越渴。一路上，薛娜都不知道自己喝了多少瓶水!

走着走着，薛娜突然感到浑身无力，接着头也跟着痛起来。薛娜停下来，靠着城墙站着，想休息休息。没想到，刚放下背包，还没站稳呢，就感到一阵恶心，呕吐不止。妈妈急忙扶住她，并请路人帮忙，准备喂薛娜吃藿香正气药丸。薛娜已经倒在妈妈怀里，神志不清了。

妈妈吓坏了，不停地呼喊薛娜的名字。围观的人有出主意的，有打急救电话的，纷纷伸手相助。很快有保安过来，匆匆把薛娜抬下长城，送进了医院。

医生诊断后认为，薛娜是因为喝水过多中毒了。

薛娜的"长城之旅"就断送在"水"上。

·漫步沙漠·

一听到"沙漠"这两个字，你是否就想到了古人的诗句"大漠孤烟直，长河落日圆"，或者眼前就出现了黄沙漫天、遮云蔽日的景象?马克就一直遗憾自己没有亲眼看见大漠汹涌的万里黄沙，更没有亲耳听见大漠驼队的铃响。去年8月在地质队工作的父亲回来探亲，适逢暑假，马克就求父亲带上自己归队。

于是带着对沙漠的强烈向往，马克和地质考察队的父亲马冀一起来到了中国最大的沙漠——塔克拉玛干。

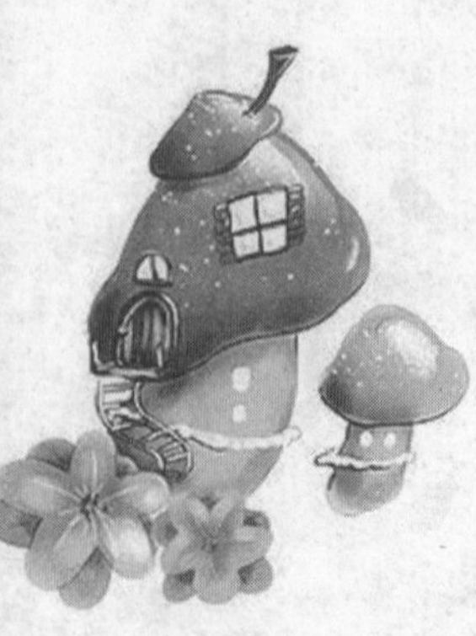

父亲告诉马克，32万平方公里的塔克拉玛干沙漠是仅次于撒哈拉沙漠的世界第二大流动性沙漠。塔克拉玛干还是世界上最大的地下文化宝库。它虽然吞噬了不计其数的城镇、村庄，吞噬了生命、传奇和细节，但留下了废墟和遗址，留下了遥远的回声、零星的记忆和无限的遐想。

马克站在起伏绵延的无边沙海之中。这里的沙丘高上百米，远远望去，有如刀刃的沙脊线上，层层叠叠。黄昏的斜阳使沙丘背阳处留下阴影，衬托出向阳面沙丘的黄亮和天空的碧蓝。那种色彩搭配和造型，极其简练而又恢弘，这才是沙漠的感觉。这片大漠，南北纵深约500华里，东西横宽近千华里。

马克问父亲："我们什么时候进入塔克拉玛干呢?"

"好好休息，两天后。"

第二天，父子俩驱车驶向了塔克拉玛干。他们不在人们经常往来的道路上行驶，却铤而走险，插到一条小路上。

然而，汽车刚走出600米就无路可寻了。马克的父亲在试图拐弯时，不幸撞到一块带有尖棱的石头上，水箱被撞坏了，水开始向外流。又行驶了大约20公里，水箱的水开始沸腾了。

怎么办呢？父子俩本来只想在沙漠观光，没有带太多的饮用水和食品，仅有的两瓶水很快被他们一人一口喝完了。

这时马克的父亲采取了一系列措施：让马克在汽车的阴影下休息，自己将车里的一条毯子裁成条状，组成"SOS"（求救信号）字样，同时卸下倒车镜，准备借用阳光的反射向空中的飞机发出求救信号，又将备用的轮胎浸透了油，以便随时点着为求救的信号，将四个轮胎罩放在地上，用来采集清晨的

感悟 ganwu

沙漠的生存环境是比较恶劣的，一旦在沙漠中遇到危险，更需要用知识和勇气来战胜它。在沙漠中求生，有这样六个原则。朋友，你知道吗?

1. 喝足水、带足水、学会找水的各种方法。

2. 要"夜行晓宿"，千万不可在烈日下行动。

3. 动身前一定要向朋友、亲人等通告自己的前进路线、动身与抵达的日期。

4. 前进过程中留下记号，以便救援人员寻找。

5. 学会寻找食物的方法。

6. 学会发出求救信号的各种方法。

露水。

白天马克的父亲给马克和自己涂上厚厚的防晒霜。后来马克父亲又将马克的身体埋在沙子里，找份报纸将他的脸部盖上，然后将自己也埋在沙里。

越来越渴，马克的父亲四处寻找，发现不远处有一棵树，就走出沙堆，折断树枝，剥去树皮让马克吸树液。中午气温过高，马克的脸皮都破了，父亲收集小便，用破布抹在马克的脸上。

树枝被折光了，父亲又盯上了仙人掌。父亲曾对马克说："形形色色的仙人掌是沙漠里的天然的水库。"现在能救他们性命的就是这天然水库了。父亲将仙人掌切开在火上烤，吸水滴借以解渴。后来父亲竟然找到一种瓶状的仙人掌，它的含水量最为丰富，只需挤压一下就能畅饮一顿。

一天又一天，父子俩已经处在了极度危险之中。

地质队的同事发现父子俩失踪以后，就开始分头寻找。三天以后，他们发现了父子俩的求救信号，父子俩终于得救了。

会"咬人"的荨麻

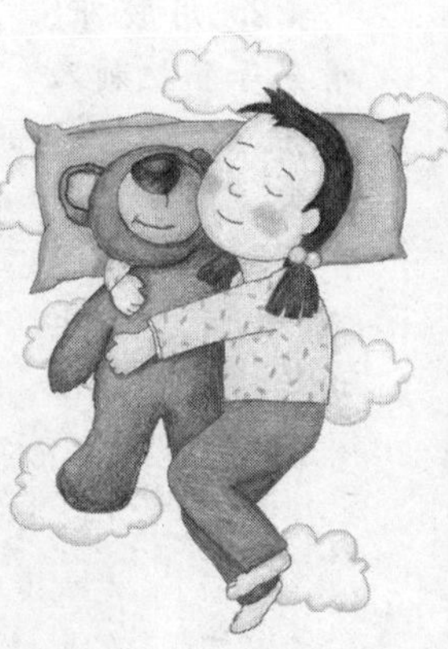

星期天上午，几辆大客车载着某中学七年级的全体同学到郊区去游玩。

到了目的地后，老师们先带领着学生们参观郊区农民经营的苗圃、蔬菜大棚和花田，学生们惊叹不已。

吃过中午饭是自由活动时间。黄菲菲和几个同学来到一座小山，进行爬山比赛，累得黄菲菲气喘吁吁。几个同学已经走得远远的，看不到人影。黄菲菲索性一个人下山，坐在山脚下的小河边休息。

突然，黄菲菲看见一班的程希拿着个萝卜，就问她在哪里拔的。

程希把她带到大桥下面，指着地上冒出的几片绿叶说："这底下就是萝卜。"

黄菲菲半信半疑，但还是蹲下了身子，用手慢慢地挖着。"啊，我也找到了萝卜！"说着就使劲往外拔，终于一颗小巧玲珑的萝卜露出头来，她高兴地又叫又跳。

其他同学听到消息也来到桥下寻找萝卜。黄菲菲见桥下挤满了人，心想：既然桥下有，肯定别处也有。河坡这么长，我沿着河坡，再到别处找去。于是黄菲菲就沿着河坡寻找。

突然，黄菲菲看到一种叶形奇特的植物，它颜色翠绿，叶片大大的，就像一个团扇，边缘长有许多锯齿，茎上有纤细的茸毛。黄菲菲从来没有见过，她伸出手，好奇地去摸叶子和茎上的茸毛。可刚一碰这植物的叶和茎，就像被蝎子蜇了一样，她的手又红又肿，又痒又疼。

闻声赶来的同学一听是因为摸了一株植物，大家都感到奇怪。有个同学不相信，伸出手也摸一下，结果他的手也马上肿了起来。这下谁也不敢再乱摸乱动了，赶紧找来了老师。

老师一看两个人的手，二话没说，拉着他俩来到水边，蹲下用河水给他们冲洗，然后找出风湿止痛膏，一点一点往下粘刺入手背的毒毛。经过老师的紧急处置，黄菲菲和那个同学感觉好多了。

黄菲菲看着自己的手，问老师："这是什么植物，还会咬人呢？"老师说："它的名字是蝎子草，又名荨麻，喜欢生长在湿润的山坡上和小溪边。"

同学们围在老师身边，听老师讲解。

"你们看到这茎上的茸毛了吧？蜇人的就是它们。这种茸毛的尖端，尖锐如刺，上半部分中空，基部是由许多细胞组成的腺体。腺体能分泌蚁酸等对人和动物有较强刺激作用的液体。我们一碰它，刺毛尖端就会断裂，蚁酸刺激皮肤，就会产生痛痒的感觉。"

感悟 ganwu

大千世界真是无奇不有，连一株小小带刺的荨麻都会还击"侵犯的敌人"。亲爱的朋友，如果你不慎被荨麻这种"咬人草"给咬了，你知道正确的处理方法吗？

1. 用淡盐水、肥皂水清洗伤处，如果没有，清洁的溪水、河水、井水都可以，以洗去残留的毒液。

2. 用胶布、膏药等物把刺入皮肤的毒毛粘出来。

3. 请皮肤科或外科医生诊治。

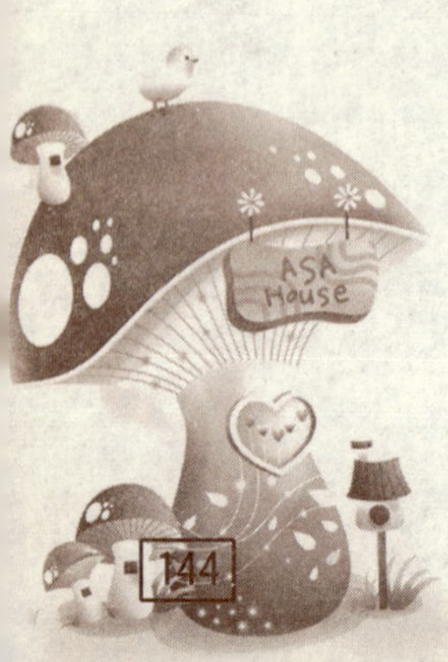

老师环视身边的同学，警告他们："别看这种刺毛微小，可威力很大，连牛、羊、鹿等，也不敢啃食它们的叶片。你们可要注意啊！"

同学们听得惊讶不已，连连点头称是。

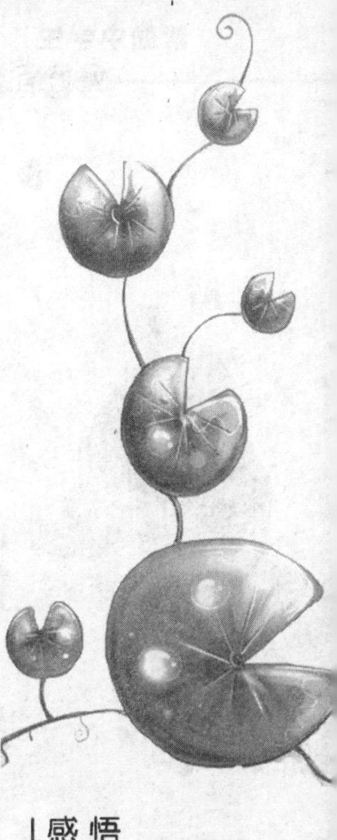

没有"源头"的水

乔峰跟着父亲的考察队走了很长时间。这一次的任务比较艰巨，他们从大本营出来已经整整两个星期了。这两个星期以来，他们爬高山，过大河，越沙漠，几乎踏遍了这片土地的沟沟坎坎。

现在，他们陷入了最大的险境：他们携带的饮用水已经消耗殆尽了。

因为乔峰年龄最小，大家都很照顾他，最后一滴水滋润了他的嘴唇。但是，现在连他的嘴唇都干裂起泡。父亲心急如焚：必须尽快找到水源！

乔峰的父亲走在队伍的最前面，他一会儿侧耳倾听，一会儿抓起一把泥土放在鼻子下闻。乔峰感到不解："水还能被闻到？"

父亲走走，停停，看看，闻闻，突然他眼睛一亮，领着大家直奔山脚。拐过去一看，果然有一个小小的水潭！

大家欣喜不已，乔峰一个健步来到了潭边，蹲下身子，捧起水就要一饮而尽。父亲和叔叔们同时喊起来："不能喝！"

"为什么？"乔峰疑惑地问。

父亲告诉他："在野外，水可是不能随便喝的，弄不好会出人命的。"

父亲翻起背包，似乎在找东西，可什么也没找到，于是他问别的叔叔："你们谁带净水药片了？"

"没有，想着咱们带的水充足，时间又不长，就没带。"叔

感悟 ganwu

亲爱的朋友，如果有朝一日，你置身野外，在饮用水已尽、干渴难熬之际，你发现了一湾水潭，你该怎么办呢？你会把这些污浊的水改造成"救命之水"吗？

1. 过滤：用一竹筒或长管，一端蒙上一层干净的袜子，在底部铺一层碎石，上面铺一层沙子和一层木炭粉，做成一个简易净水器。

2. 渗透：在离水源3～5米之处向下挖一个坑，让水从砂、土的缝隙中自然渗出。

3. 沉淀：在水中放入少量的明矾或捣烂的木棉枝叶、仙人掌、核桃仁，搅拌匀后沉淀30分钟。

4. 消毒：在存水容器中，加入净水药片，搅拌摇晃，静置几分钟。

5. 如果没有净水药片，用医用碘酒、漂白剂或食醋对水进行消毒，但要放置较长时间（20～30分钟）。

叔们遗憾地回答道。

“那咱们只好土法造水了。”父亲说。

乔峰好奇地看着“土法造水”。只见队员叔叔们找来了一些榆树的树皮、树叶，捣烂磨碎，放到水桶中，然后灌上多半桶水，又用筷子搅拌了一会儿，就放在一旁。十几分钟后，水桶中浑浊的水竟然变清了！

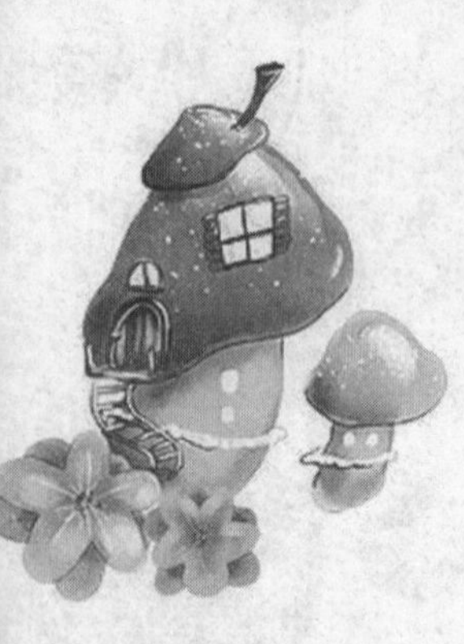

父亲指挥大家将清水倒在另一个桶中，往里面加入几粒高锰酸钾。半个小时左右，水变成了淡淡的紫色。

乔峰趴在桶沿闻了闻，有点铁腥味似的，他疑惑地问："这水现在就能喝了？"

“当然！”一个叔叔舀起一杯，细细品尝一口，回味无穷似的对乔峰说："真乃玉液琼浆，人间无有，天上难寻哪！"

“管它什么，解渴就行。”乔峰二话不说，也舀起就喝。

随后，乔峰的父亲和叔叔们又“造”了些水，补充了足够的饮用水，他们就起程，朝大本营的方向走去。

第6章

提高警惕，小心陷阱

网络、手机、QQ、微信等各种通信媒体平台和交友工具的迅速发展，在给人们带来新的科技体验的同时，其隐藏的各种隐患也随之显现出来，也许在不知不觉中，你已掉进了某些陷阱……

■ 您的电话6252××××已欠费，我们准备给您停机，如有疑问请按9选择人工服务……

■ 县城的一家网吧，娄伟把身上的一沓现金通过视频出示给好朋友袁平看，袁平找了个借口，匆忙下线……

■ 她死死地盯着邓女士，然后用眼睛仔细打量着邓女士，一边叹气，一边摇着头走开了……

精彩而又无奈的新媒体发达时代，给我们带来了多少快乐和伤害啊。只有了解危险，才能躲避危险，保护我们的安全。亲爱的朋友，请走进我们的安全故事吧。

小心这样的陷阱

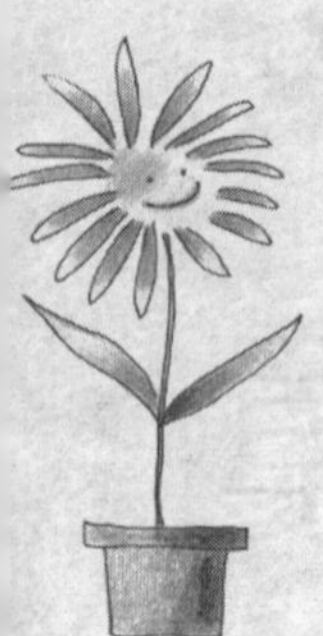

“您的电话6252××××已欠费，我们准备给您停机，如有疑问请按9选择人工服务。”北京的李女士在家中接到该语音提示电话，尽管没有申请此号码，但李女士还是按了“9”想弄明白。

随后，一名自称电信局工作人员的男子详细询问了李女士的姓名、身份证号等相关信息，称她此前在昌平某地申请了该号码的固定电话，目前已欠费2689元。李女士否认后，对方劝她到昌平公安分局报案，并表示可以帮忙转接电话。

李女士向警方介绍，几分钟后，一位自称昌平公安分局经侦队高军的男子打来电话，在自报姓名、警号后，他仔细询问了李女士的遭遇。他表示，经过了解，李女士“确实捆绑了电话，而且现在已经欠费，扣电话费的卡是招商银行的卡”。

为了引起李女士的重视，该男子称可能是银行泄露了李女士的个人资料，导致她被牵扯到一起全国性的洗钱案件中。该男子要求李女士配合调查，然后又将电话转接给“全国洗钱防治中心王主任”。

据李女士回忆，“王主任”在电话中询问她有哪些银行卡，卡里分别有多少钱。李女士以为事态严重，将自己的存款情况如实告诉了对方。“王主任”当即以账户涉案要冻结为由，要她把钱转到安全账号，并要求她在下午1点前办完。“他说否则我的存款可能被犯罪分子转走。”李女士说。最后，对方留下了李女士的手机号码。

“王主任”随后给李女士打电话，并告诉她不要挂断，“王主任”“遥控”李女士到附近的ATM机，指挥李女士进行“安全转账”操作。

操作完成后，“王主任”对李女士说48小时后会再和她联

感悟 ganwu

如果同学们或家长接到类似文中所提到的电话一定要提高警惕。首先，不要向对方曝露自己的个人信息。其次，涉及银行存款的问题应先与银行进行核实、沟通。第三，切忌按对方指令盲目进行转账汇款。

系，并要求此事不能对任何人说。

两天后，李女士意识到自己可能上当受骗了，于是马上到银行进行查询核对，李女士发现自己几张银行卡内共计 259 万余元的现金已被全部转账划走。李女士立刻去了海淀公安分局报案。

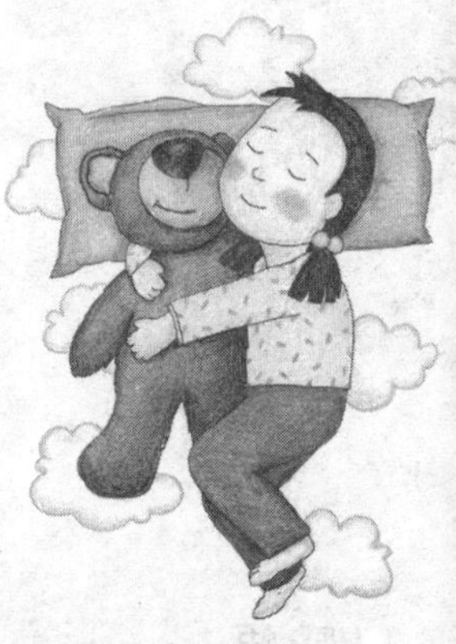

·视频引发的入室盗窃案·

2005 年 3 月 13 日，湖北省某村娄伟的父亲从县法院领回了家里被盗的现金，他感慨地说："虽然小偷可恶，但我家被盗也怪儿子。"

这是怎么回事呢？原来刚过春节，放假在家的娄伟就跑到县城的一家网吧，与好朋友袁平视频聊天。袁平和娄伟从小学到初中都是同学，后来袁平辍学，投奔远嫁到宜昌市的姐姐，在姐夫开的网吧做网管。

两个人很快就海阔天空地聊起来。说着说着，娄伟抑制不住心里的喜悦，对袁平讲述自己刚才去银行取了一大笔钱。袁平满脸怀疑："你家怎么可能有一大笔钱？再说，就是有，也不能让你去取呀!"

娄伟一看袁平不相信自己，就急得赌咒发誓自己所讲句句是真。

袁平却一脸不屑地嘲笑娄伟："是不是穷急了？做梦上银行取钱呢?"袁平又说："如果是真的，你把钱拿出来，我看到了，才能证明你说的是真话，否则就是吹牛。"

娄伟犹豫不决，既担心袁平嘲笑自己吹牛，又害怕别人看到。可是袁平不依不饶，非要娄伟把钱拿出来。娄伟招架不住，就把身上的一沓现金拿出来，通过视频出示给袁平看。

袁平看到那么厚的一沓钞票，就打起了歪主意，于是他找了个借口，匆忙下线，找到新交的朋友李俊，策划盗窃娄伟家里的钱。

感悟 gǎnwù

当你和别人聊天的时候，请千万注意，有些事情是不能告诉别人的，否则会"祸从口出"的。亲爱的朋友，你知道哪些事情不能告诉别人吗？

1. 自己的真实姓名、就读学校、家庭住址和电话等个人信息。

2. 父母的姓名、职业、电话和工作单位。

3. 家里的经济情况和家里发生的事情。

4. 亲友的情况。

5. 可千万不要为了"镇住"别人，向人炫耀自己的富有。

袁平、李俊二人先后从宜昌潜回家乡。两人在袁平家会合后，立即到娄伟家里侦察情况。恰好那天娄伟家里没有一个人。袁平、李俊就撬开门锁，把娄伟家里的 6 800 元现金偷走了。

现金失窃后，娄伟父亲伤心不已：这是给娄伟攒的学费啊！娄伟也懊悔不已。

现在学费失而复得，娄伟父亲放心了，直接把它交到了学校。

感悟
ganwu

随着网络的发展，网上购物也成为一种时尚。同学们在进行网上购物时一定要选择信誉度高的网站，通过正规渠道网购。不要轻信信誉度不高的商家，当被要求先预付款时，应先核实后确认其真实可信再付款。超过预定时间发货时应提高警惕性。

男子在拍卖网站的诈骗

据《联合报》报道，台湾一男子黄文斌看准公仔玩具热，在知名拍卖网站预售公仔，强调限量，要买家先下单付款。彭姓公仔迷组团购买，花了 170 多万元，可是最后连公仔的影子都没看见，才惊觉受骗，警方依诈骗罪对黄文斌进行起诉。

警方调查，黄文斌此前就曾以相同手法，在网络贩卖圣斗士模型玩具，收钱后便音讯全无，诈骗金额达 500 万，当时有超过两百人受骗。黄文斌因此被判刑十个月，没想到他出狱后，又重拾“老本行”。

黄文斌从 2010 年开始，就在知名拍卖网贩卖卡通、电影公仔，他向买家诈称，可以帮忙到其他网站代购，要网友先下单付清钱款，他再帮忙订购寄回。

警方表示，黄文斌为吸引买家上钩，强调贩卖的公仔多为限量、稀有预购品，彭姓公仔迷除自己下单外，还找一堆朋友“共襄盛举”，陆续下单购买高价公仔。

黄文斌却以“需要报关”“海关查验”“卖家调货”“家人生病需要照顾”等为由，迟迟不寄出商品。彭姓公仔迷一开始信以为真，前后汇了 171 万元给黄文斌，等了快一年，结果连玩具的盒子都没看到，才知道被骗而报警。

黄文斌到案后承认商品未出货的理由是编造的，但否认诈骗，表示自己确实有向上游订购商品，也有汇钱出去，东西没来，他也没办法。警方认为，黄文斌此前就有过“前科”，现在却对犯罪事实诸多托辞，纯属狡辩。

“常听到客人说被骗!”专卖模型公仔的某玩具店徐姓老板说，很多公仔由于限量或绝版，价格上扬，因此不少人抱着“捡便宜”或“非买到不可”的心态到网络搜寻，黄文斌就是利用消费者的这种想法，假贩卖，真诈骗。

放生池里“钓”硬币的男孩

南京市郊有一座八仙宫，是有名的佛教圣地，向来香火旺盛，尤其逢年过节时候，更是游人如织，善男信女络绎不绝。

可令看门的何师傅奇怪的是，近一段时间来八仙宫的学生也额外多起来。他们一不烧香，二不拜佛，三不看风景，一进来就直奔放生池，然后就趴在池沿老半天。何师傅曾悄悄走过去，想看看他们到底在干什么。可还没等何师傅靠近呢，这些男孩就警觉地直起身，装模作样地对放生池里的金鱼指指点点。

这天晚上 9 时许，何师傅在院里巡视。突然，何师傅看到两个黑影从门前一闪而过。工作人员早已下班，这么晚了会是什么人？何师傅立即跟了上去，一番“较量”之后，终于抓住了这两个“不速之客”，他们竟然是两个 13 岁的男孩。

这两个男孩一个叫胡亮，一个叫彭勃，都是附近中学的学生。两个人酷爱打电子游戏。无奈家长对他们的上网严格限制，他们只好偷偷上网吧玩。没多久，家长给的零用钱就全部送给了网吧。眼瞅着网吧里其他人热火朝天地玩游戏，而自己因为没有钱，只能眼巴巴看着，心里别提多难受了。

胡亮实在忍不住了，他用胳膊碰碰彭勃：“嗨，你不是有名的‘小诸葛’吗？快想个主意啊！”彭勃苦恼地摇摇头：“这又不是别的事。能去哪里找钱呢？天上又不会掉……掉，钓……”正说着，彭勃的眼睛突然亮起来，他拉住胡亮转身就走：“有了，我有了一个好主意。”胡亮一听也兴奋起来，不停地追问。

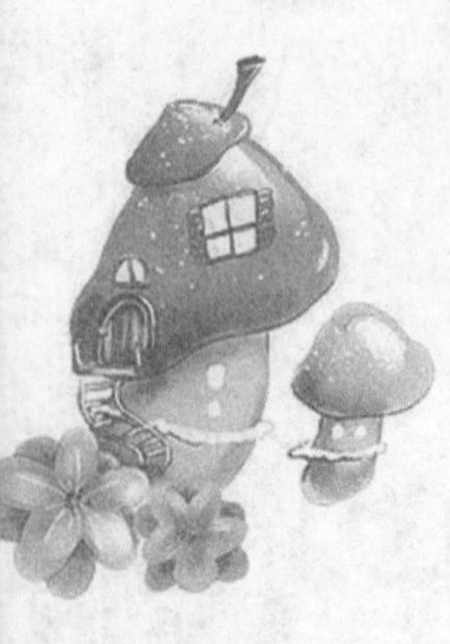

彭勃拉着胡亮来到网吧外面，用手一指远处的八仙宫：“八仙宫的放生池不是有钱吗？那些为了祈求平安幸福的人，不是往池里扔很多硬币吗？”

“是啊。可那些硬币都沉在池底，我们总不能跳进去捞吧。”胡亮摇摇头，对这个主意不感兴趣。

“不用跳进去，我们只需……”彭勃怕被人听见似的，趴在胡亮的耳朵边嘀咕起来。

胡亮一听就乐了，佩服地说：“你真不愧是‘小诸葛’啊！”

说干就干，胡亮和彭勃回家，分头作起了准备。胡亮拆掉了家里收音机上的磁铁，彭勃找来了绳子，然后两个人直奔八仙宫的放生池。彭勃让胡亮在旁边掩护，自己把磁铁用绳子系好，放进池子，再提上来，磁石上就吸满了硬币。一旦发现有人注意他们，胡亮就急忙提醒彭勃，彭勃就很快收起工具，装作欣赏金鱼的样子。

就这样，两个人一没有了玩游戏的钱，就跑来放生池里“钓”钱。

时间一长，别的同学也知道了这个方法，纷纷效仿起来。彭勃担心白天“钓钱”的人多，太引人注目，决定改为晚上行动。可谁知道晚上第一次出手，就被逮住了。

彭勃和胡亮不停地说：“我们错了，我们一定改正，决不再犯。请伯伯原谅。”

何师傅教育他们几句后，让他们赶紧回家，不要再贪恋游戏了。望着两个小小的背影，何师傅陷入了沉思：这些孩子是

感悟 ganwu

为了弄到上网打游戏的资金，两个男孩竟打起了放生池的主意，真是让人好气又好笑。亲爱的朋友，面对网络游戏的诱惑，你是否能够作出正确的选择呢？

1. 正确对待网络游戏，不要沉溺其中。

2. 培养多种业余爱好，多参加室外活动，增强体质。

3. 端正学习和生活态度，扩大视野，多与人交流、沟通。

4. 和家长协商制定一个上网章程，对上网时间和项目作出明确规定，并严格执行。

怎么了？

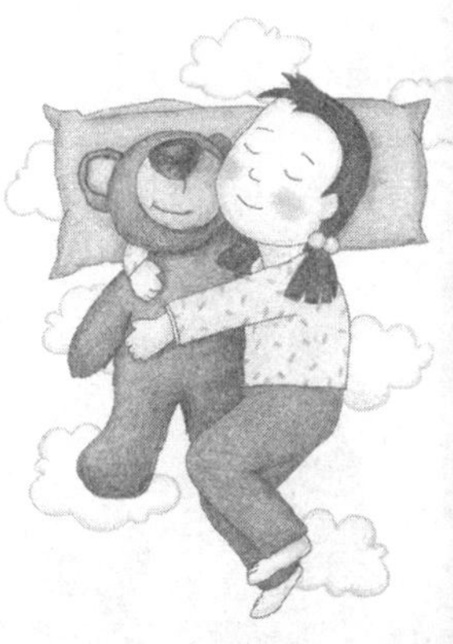

迷途的“羔羊”

15岁的女孩高扬趁父母不在家，留下这样一张字条：爸爸妈妈，我要出去闯一闯。然后就悄悄离家出走了。

高扬的父母看完字条，大吃一惊，马上来到公安局报了案。从公安局回到家，两位老人坐立不安。他们知道高扬是个内向的女孩，学习刻苦努力，成绩优异，有远大的理想，就是不擅长与人交往，所以朋友不多。整天一个人闷在家里，不是学习，就是上网。父母一直为自己的女儿感到欣慰：现在社会环境这么复杂，女儿不往外跑，真让人省心。现在高扬突然离家出走，对二位老人无异于晴天霹雳。

就在高扬父母惴惴不安的时候，电话响了。母亲拿起电话，电话里传出了高扬的啜泣声：“妈妈，我想您……”

母亲着急地问：“你在哪里？妈妈马上接你去。快告诉妈妈你在哪里？”

“嘟，嘟……”电话断了。父亲抢过电话，急忙回拨过去，可是对方的手机已关机。一会儿，电话又响起来，父亲急忙拿起来，这次是高扬的好朋友孟云打来的，她说出了高扬的事情。

原来高扬在网上认识了一个网友，两个人越聊越投缘，索性在网上注册结婚，还举行了盛大的结婚典礼。高扬这次离家出走，就是为了去沈阳找网上的“老公”。高扬的“老公”有25岁左右，是做传销的。

高扬父母听完孟云的讲述，想起了那个曾让家里电话费猛增的外地电话号码，这才恍然大悟。父亲赶紧找出电话单，拨通了那个电话。对方承认是高扬在沈阳的网友，但只说了句“见到高扬会让她给家里打电话的”就匆匆挂断了电话。之后，

感悟 ganwu

亲爱的朋友，你是否像高扬一样，对自己的成长和未来有很多完美的想法，可是现实却与这些美好的想法有太大的差距，于是转向网络，寻找精神安慰？可是，你知道在虚幻的网络中怎样保持清醒的头脑，保护自己的安全吗？

1. 认清网络是虚幻的世界，分清虚拟世界和现实生活，避免自己沉迷于其中。

2. 加强体育锻炼，树立正确的人生观，培养高尚的生活情趣。

3. 和同学、老师、家长多沟通，多交流思想和看法。

这个电话就再也打不通了。

高扬父母焦急万分，他们立刻买了车票，直奔沈阳，他们要找回自己迷途的女儿。

沈阳警方也已介入，帮助高扬父母寻找高扬。

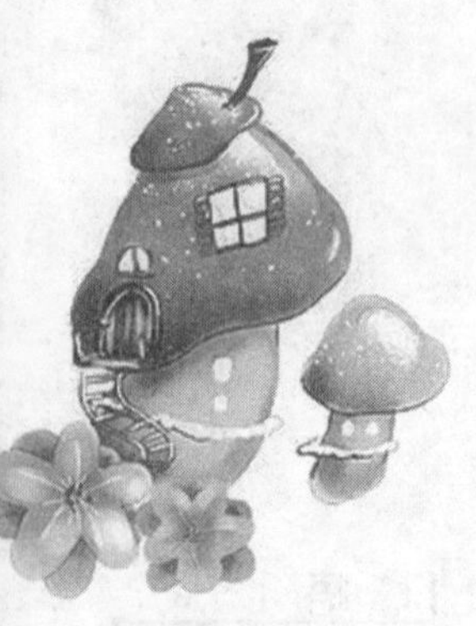

少年黑客

“我当初并不知道是机关的网站，我一开始就没有犯罪的主观意念，我进入网站的目的是阻止别的非法入侵者继续破坏网站……”那天，全省闻名的网络黑客案正式开庭审理，一脸无辜的少年“黑客”潘晓不停地这样说道。

潘晓今年16岁，初中刚刚毕业，是一名电脑爱好者，他所有的闲暇时间，全用在学习电脑技术上。潘晓的哥哥是大学计算机专业的高才生，教会了潘晓很多先进的计算机技术。

2005年6月的一天，潘晓在一家网吧上网时，利用从互联网上黑客教程获取的方法，下载软件后，尝试扫描到IP地址为“某政府机关的公众信息网”服务器上。潘晓很敬佩网络黑客的高超技艺，他总想一试身手。看到自己迈出了成功的第一步，他欣喜不已，于是“乘胜追击”，远程登陆了这台服务器，创建了具有系统管理员权限的用户。

潘晓取得最高管理权限后，远程控制了这台服务器，修改了系统所有用户的密码、SQL用户密码，下载、安装、运行含有“病毒”的软件，制作“警告管理员!!.txt”留言，致使该服务器主机最高权限密码失效，造成该服务器主机系统管理失控约12个小时，导致该政府机关网站瘫痪，严重影响了市政府的正常工作。

案情惊动了省公安厅，迅速成立了专案小组，很快就锁定了侦破方向和目标，不到一天时间，就把潘晓“请进”了公安局，随后以潘晓涉嫌犯“破坏计算机信息系统罪”，把此案件

感悟 ganwu

潘晓没有料到自己的“恶作剧”会带来如此严重的后果。请你记住，即使是在虚拟的网络中，也要依法行事噢。

1. 上网前，先要接受普法教育，树立法律意识。

2. 控制自己的好奇心，在网上作些有益的探索，不在网上制造病毒，传播黄色垃圾，窃取国家的机密。

3. 不在网上散布谣言，不发布对他人不利的言论，以免给他人制造痛苦和麻烦。

4. 高科技既可以扬善，也可以作恶，希望用我们的努力，来维护一片网络晴空。

移送检察院审查起诉。

现在法庭正式开庭审理。经过激烈的辩论，公诉人认为，潘晓的犯罪事实清楚，证据确凿、充分，应当以破坏计算机信息系统罪追究其刑事责任。

消息传出，大家深深替潘晓感到惋惜，他是一个天分很高的少年，堪称计算机奇才，却因一时不慎，酿下了苦果，既给国家造成了严重损失，也给自己和亲人带来了伤痛。

少年黑客在法庭上洒下了后悔的眼泪。

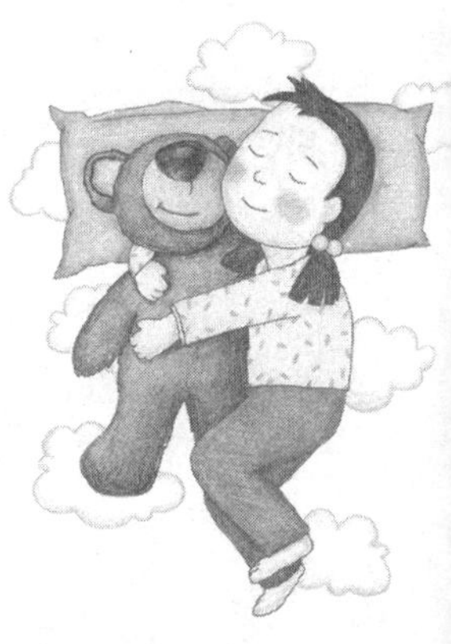

网上的“大灰狼”

这个故事发生在美国。

故事的主人公是个网名叫做“蚕豆”的 13 岁男孩，他是个远近闻名的电脑高手，经常上网冲浪。蚕豆是个话不多的男孩，但是却爱到聊天室里聊天。蚕豆认为在那里可以认识来自美国各地，甚至世界各地的朋友。虽然老师和家长都提醒他上网要注意安全，可他总把这些话当做耳旁风。他觉得在这大千世界，茫茫人海，即便有危险，也不可能这么巧就发生在自己的头上吧。

这一天，蚕豆在聊天室里遇到了一个名叫“彼得大帝”的网友。彼得大帝也是个电脑高手，两人聊得非常投机。彼得大帝告诉蚕豆他是个 16 岁的高中生。蚕豆一听，倍感亲切，马上把他视作自己的亲哥哥。随着交往的深入，蚕豆觉得彼得大帝特别亲切，不仅会体贴照顾人，还会很多新鲜的玩意儿。面对一无所知的蚕豆，彼得大帝一点也不觉得烦，始终是耐心地解答蚕豆的疑问。蚕豆认为彼得大帝比自己的亲哥哥都好。

从此，蚕豆与彼得大帝无话不谈，有时蚕豆周末出去参加野营活动，都要把营地的地址告诉彼得大帝。不过彼得大帝从来不与蚕豆通话，哪怕蚕豆苦苦哀求，彼得大帝也没有答应。

感悟 ganwu

互联网缩短了空间距离，把地球变成了村落。但是，有些坏人也利用互联网虚拟空间的无限性，肆无忌惮地把魔爪伸向我们这些涉世不深的年轻人。亲爱的朋友，为了防备自己陷入网上“大灰狼”的魔爪，你知道上网冲浪的禁忌吗？

1. 不要轻易相信网络上的任何人。

2. 绝对不要把自己的信息和个人资料交给网上认识的人，要保护自己的隐私。

3. 遇到网友提出非分的、不合情理的要求，马上断绝与他的联系，并告诉家长，寻求帮助。

4. 千万不要以为这样的事情不会发生在你自己的头上。什么都是有可能的！

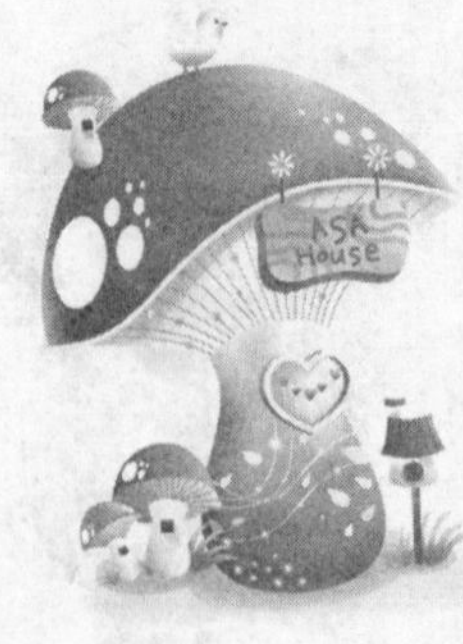

蚕豆一直渴望见到自己仰慕、爱戴的彼得大帝哥哥。有一次，彼得大帝提出要与蚕豆玩一种游戏，两人互相交换自己的裸体照片来收藏。蚕豆犹豫了，他知道这样做很不好。但是彼得大帝很快就发来了“自己”的照片，而且还寄来了一个特制的照相机，并再三强调说这件事只有他们两人知道。最后又说了一句：大男孩需要尝试一些新的东西，这样才能变得成熟！蚕豆思来想去，最后因为担心被人说“不成熟”，害怕失去一个“哥哥式的朋友”，失去彼得大帝的信任，只好照着做了。

有一次，蚕豆的母亲上网查资料，无意间看到了彼得大帝写给蚕豆的信。她一眼就看出这绝对不是一个16岁的男孩可能写出的文字。蚕豆母亲当时还不知道他和彼得大帝之间的事情，只是向彼得大帝写了封信，警告他不要再来骚扰她的儿子，否则就对他不客气。

蚕豆听了非常失望也非常伤心，他不相信妈妈所说的话。虽然蚕豆接受了母亲的建议，不再和彼得大帝来往，但是蚕豆一直在生母亲的气。

几个月后，母亲的话被证明是正确的。警察开始调查这个彼得大帝，还把蚕豆找去问话，蚕豆交出了彼得大帝给他的照片，警察告诉他那不是彼得大帝。

蚕豆这才知道，彼得大帝因在网上从事儿童色情活动，曾经被判刑入狱。才出狱不久，就又故态复萌了。

蚕豆受到的打击很大，一度感觉这个世界上再没有什么可以信任的东西了，但在大家的帮助下，重新变得坚强起来了。

轻信，让他们成了网友的人质

2005年1月5日深夜，奔波一天的王军父亲刚躺下，家里的电话突然急促地响起来，王军父亲一跃而起，拿起了电话，是儿子王军的声音！可儿子刚呜咽着叫了句“爸爸”，话筒就被人夺走了。电话里的人一字一顿地说了两句话："速往某某账号打进13万块钱，否则，你的儿子王军性命不保！"电话里传出的声音低沉阴郁，令人不寒而栗。听着听着，王军父亲的手抖了起来。

王军父亲瘫坐在床边。儿子已经失踪整整三天了。开始家人以为王军躲在哪家网吧玩游戏，也没太在意。可连着三天三夜都不见个人影，王军父母着急了，开始四处询问、到处寻找，可一点线索也没有。王军父亲隐隐有点不祥的预感。王军父亲是一家公司的总经理，家里的经济条件在当地数一数二。尽管平时自己对王军要求很严，可难免有居心叵测的人惦记。

第二天早晨，天刚亮，王军父亲就直奔公安局。王军父亲报了案，还没走出公安局大门，就迎面撞上了王军同学吕建华的父亲，原来吕建华也被劫持，他家也接到了索要赎金的电话，劫匪还在电话里威胁吕建华父亲，晚一分钟就撕票！

一天两名中学生遭到绑架，并索要巨额赎金！案情重大，公安局立刻成立专案小组，火速研究营救方案。现在唯一的线索是那个电话号码，而那个电话是从遥远的云南打来的。于是公安局刑警大队迅速选拔精干的民警，于当晚坐飞机赶往云南，准备解救人质。

民警到达云南后，在当地警方的全力协助下，终于在10日下午6时许，将两名被绑架的中学生成功解救。

王军和吕建华痛悔不已。

原来，王军在网上聊天时认识了一个名叫"江湖浪子"的网友。2005年1月2日，"江湖浪子"请王军到合肥玩。王军一听非常高兴，就邀请同学吕建华一起前往。

见面一看，"江湖浪子"并不是想象中的样子，王军心里稍微有些失望。在一家小旅店住了一晚后，"江湖浪子"对他们两人说："茫茫人海，我们能相见、相知，真是有缘。从今天起，我们就是兄弟。我带你们出去开开眼，路上的一切费用

感悟 ganwu

天上不会掉下馅饼来！亲爱的朋友，当有意外的好事突然降临在你身上时，你知道该怎么办吗？

1. 决不轻信，置之不理，或马上中断与对方的联系。

2. 如果对方纠缠不休，一定要告知家长或老师，请他们帮忙解决。

3. 不要受对方的利诱，答应与网友会面，更不能轻易跟网友离家出走。

4. 如果已经离家，请随时与家人保持联系，认真观察对方的一举一动，提高警惕。

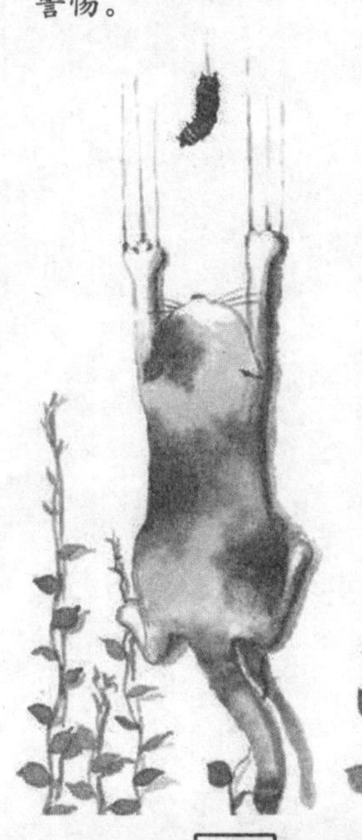

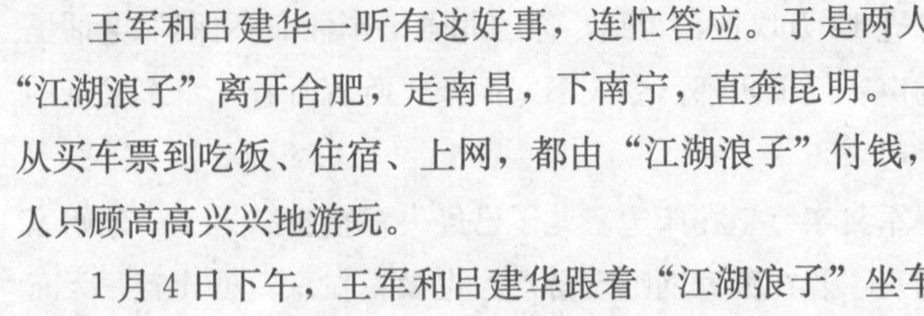

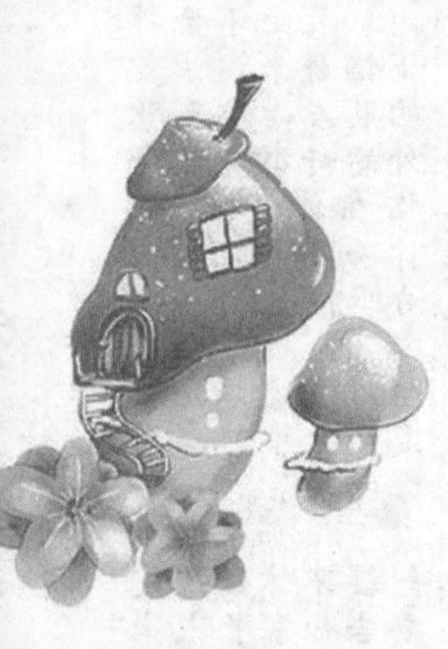

我全包了。”

王军和吕建华一听有这好事，连忙答应。于是两人跟着“江湖浪子”离开合肥，走南昌，下南宁，直奔昆明。一路上从买车票到吃饭、住宿、上网，都由“江湖浪子”付钱，两个人只顾高高兴兴地游玩。

1月4日下午，王军和吕建华跟着“江湖浪子”坐车来到中缅边境的一个小村庄。王军疑惑地问：“大哥，我们这是去哪里啊?”“江湖浪子”笑着说：“对面就是缅甸，你们难道不想看看异国风光?”两人又惊又喜。

在一座破旧的竹楼，一个叫“涛哥”的人接待了他们。“江湖浪子”说去上厕所，一去再也没回来。

“涛哥”和另外一个大汉把他们两人带到一间草屋，逼他们轮流给家里打电话，要王军家人汇13万、吕建华家人汇10万来赎人。开始王军拒绝打电话，非要找“江湖浪子”，结果两人惨遭拳打脚踢，还被罚跪了整整一夜。

两个人这才意识到自己被网友骗了，成了人家的人质。

好在两地警方及时联手解救，王军和吕建华才最终脱离了危险。

不要问我从哪里来

15岁的袁晓丽有两大爱好：一是喜欢上网，只要有一点时间，就会见缝插针地上网“冲浪”，被母亲称为“小网虫”。她的第二个爱好就是旅游，尤其是徒步旅游。她希望有一天自己能扛上大大的背包，走遍世界各个角落。

袁晓丽上网最关注的就是世界各地的风土人情和奇闻轶事，经常浏览“驴（旅）友”的博客。谈起这两件事情，袁晓丽就滔滔不绝。用母亲的话形容她，就是“滔滔不绝如黄河之水天上来，绵绵不断似春蚕之丝体内生”。

这不，刚一放暑假，袁晓丽就求母亲让她上网发布旅游信息，找个合适的“驴友”，一块在周边城市过把“驴瘾”。母亲沉思一会儿，答应了她的请求，但再三叮嘱她注意安全，慎重选择，不要轻易泄露自己的真实信息。

袁晓丽诺诺连声，高高兴兴回到自己的卧室，在网上的电子布告栏（BBS）上发出旅游咨询信息。

袁晓丽有一个非常有趣的网名——蓝雪儿。信息发出去以后，她每天都会收到数十条来自四面八方的信息，这真让“蓝雪儿”大开了眼界。

令袁晓丽奇怪的是，在这么多的信息中，有多条竟是同一个人发来的，那个人的网名叫“洛阳女神”。

“洛阳女神”可真不一般啊！此人谈吐优雅，知识渊博，他（她）竟然还是一名资深的“驴友”，曾独自背着背包走遍了大江南北，长城内外，不仅攀登过雪山，还徒步穿越了大沙漠，前些日子刚组织一群“驴友”，重走了长征路。如此丰富的阅历，真让袁晓丽瞠目结舌，佩服得五体投地，大有相见恨晚的感觉。从此，袁晓丽就把“洛阳女神”当做了挚友，除了母亲再三交代的“禁谈事项”外，对他（她）无话不谈。

可是，最近几天，袁晓丽颇感为难。原来随着交往的深入，“洛阳女神”开始不断打探她的真实身份。有几次，袁晓丽几乎忍不住，差点就要如实告之。可到最后关头，想起母亲的叮嘱，还是忍住了。

上周，“洛阳女神”发出了会晤邀请。他（她）说：如果“蓝雪儿”不能按时赴约，自己只好忍痛“割袍断义”了。最后还附了一幅掩面而泣的插图。

这下可让袁晓丽左右为难，苦恼不已。如果不去，恐怕就会失去这位投缘的网上密友；如期赴约，又担心对方人面兽心。怎么办呢？

“有了！”聪明的袁晓丽终于想出了一个两全其美的好办

感悟

ganwu

朋友，你是不是像袁晓丽一样，也是一名时常上网冲浪的“网虫”，还交了很多网友？但是，网络毕竟是一个虚拟空间，鱼龙混杂，很难识别网友的真实面貌。亲爱的朋友，为了避免伤害，你知道网上交友的注意事项吗？

1. 不说出自己的真实姓名和地址、电话号码、学校名称等个人信息。

2. 最好不与网友会面，如果非要见面，最好选择人多的地方，并要请人同去。

3. 对网上求爱者不予理睬。

4. 对谈话低俗的网友，不要反驳或回答，把他加入黑名单，断绝与他的联系。

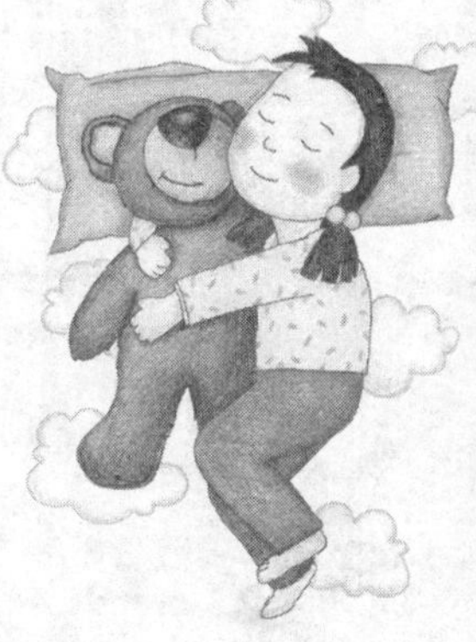

法——请父亲作陪，并将约会地点定在离公安局较近的图书馆门口！

袁晓丽手捧一大把艳丽的玫瑰，和父亲准时来到图书馆。可是左等右等都不见“洛阳女神”踪影。眼看过去了大半个小时，“洛阳女神”还没有出现。

袁晓丽有些着急：难道“洛阳女神”发现了自己的爸爸，生气回去了？袁晓丽焦急地胡思乱想起来。突然，袁晓丽远远地看见一个手持玫瑰花的人向这边走来，她不禁有些紧张。等到对方走近些一看，发现那人竟然是她的表姐。

袁晓丽有些疑惑，正要问时，表姐已经喊了出来：“请‘蓝雪儿’恕罪，‘洛阳女神’来迟了。”

原来，一直对“网虫”女儿不放心的母亲为了增强袁晓丽的网上自我保护意识，特意和袁晓丽的表姐导演了这幕喜剧。

·母子之间的“潜网”·

13岁的七年级学生杨震跟在母亲身后，无精打采地往家里走去。

昨天晚上，杨震一夜未归。焦急的母亲从村头找到村尾，挨家挨户地询问，终于在一家网吧旁边的一辆三轮车上找到了儿子。母亲气得眼泪不停地流淌。短短半个月时间，这样的事情已经发生了三次。

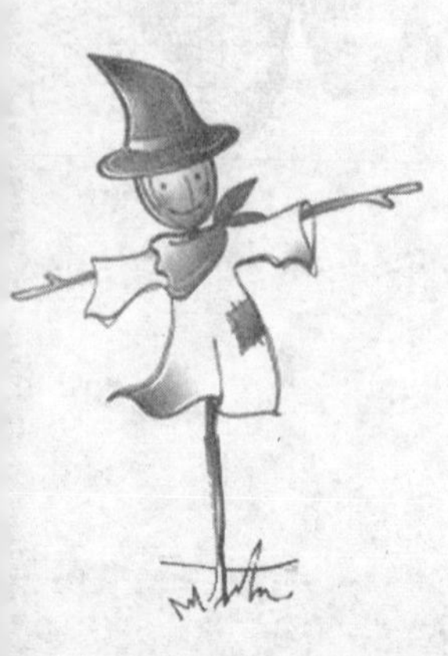

杨震家住农村，他还没满2岁，父亲和母亲就把他托付给爷爷奶奶，远去广东打工。年迈的爷爷奶奶艰难地把杨震拉扯大，送他进了小学。上学后的杨震沉默寡言，常常独自玩耍。

眨眼间，杨震长成了一个半大小伙子。可是杨震始终与自己的父母保持着距离。除了问父母要钱，从来不会主动和父母说话。母亲伤心不已，可又能怪谁呢？为了省钱，出去打工的10年，杨震母亲只回了3次家。整整10年，儿子才见过3次母亲，并且是短短的几天时间。眼看儿子与自己越来越疏远，母亲决定不再出去，留下来好好陪儿子。

可是杨震已不再像以前那样渴望母爱了，他有了新的寄托。

那是杨震小学刚毕业的时候，放假在家的杨震百无聊赖地在村里转来转去。同村的伙伴杨伟远远地冲杨震招手："快来，杨震。我带你去一个好玩的地儿。"

"什么好玩的?"杨震问道，"是抓鱼吗?"

"不是，去玩电子游戏。特别好玩!"杨伟眉飞色舞地说，"咱们学校旁边新开一家网吧，现在正优惠呢!"

杨震知道网吧，在他们这个小乡村，就有三四家网吧。可杨震觉得那里面烟雾腾腾，昏暗不明，能有什么好玩的?

杨伟一听，乐了："落伍了吧? 今天我请你玩玩，让你长长见识。"

杨震不知道他这一脚踏进网吧，就陷了进去，再也没有拔出来。

杨震迷上了网络游戏。他三天两头跟家里要钱，一会儿说要交保险费，一会儿吵着交资料费。母亲稍一迟疑，略加询问，杨震就沉下脸，硬邦邦地说："不愿交算了，我不上学了。"一直对儿子心怀愧疚的母亲便不敢多问。渐渐地，杨震开始夜不归宿。

上个月，杨震偷偷拿走了爷爷的300元钱后，直奔网吧，一连3天没有出网吧的门，饿了，就让网吧的老板给买碗吃的，困了，就趴在电脑前打个盹儿。父母亲疯了似的到处找他。当父亲怒不可遏地把他从网吧拖出来时，300元钱已经一分不剩。父亲不顾母亲的劝阻，狠狠揍了杨震一顿，罚他跪了半夜，又写了份保证书。

母亲带杨震回到家，生气地取出四五份保证书摔在杨震面前，泪如雨下："妈妈为了你能过好日子，吃了多少苦，受了

感悟 gǎnwù

网络就像一把双刃剑，使用得当，会给我们的学习和生活带来很大方便，但是如果不懂节制，沉迷其中，就会伤害自己和家人。亲爱的朋友，别让自己沉迷其中，从而失去人间最宝贵的爱哟。

1. 正确理解网络，正确使用网络。

2. 可以在网上搜索自己熟悉的话题，比如喜爱的运动员、音乐家或者自己喜爱的科目等。

3. 培养广泛的兴趣和爱好，拓宽网络的应用形式，不能把玩游戏视为上网的唯一乐趣。

4. 合理安排自己的上网时间，同家长一起制订上网计划，并请家长监督。

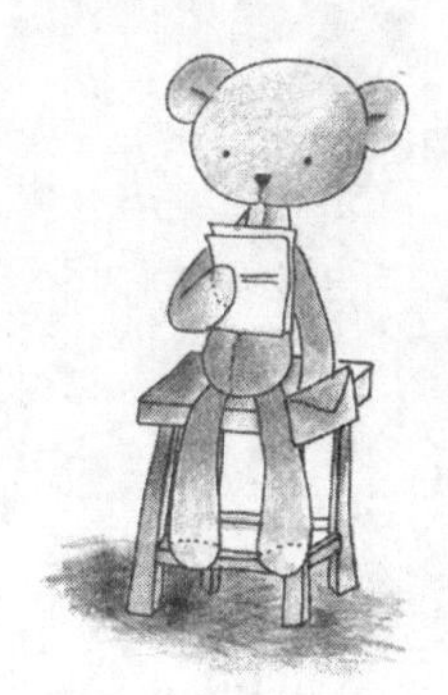

多少罪啊。可你却不争气，竟然去蹲桥洞，睡三轮，玩游戏。你对得起谁啊?”坐在旁边的父亲气得脸都青了。

可是无论父母怎么说，杨震就是一言不发。母亲气极了：“你不说，就照你保证书上说的，把你捆吊起来!”

父亲便用绳子捆住儿子的上身和手脚，吊在自家卷帘门横轴上，仅让他的脚尖着地。这样一直吊了3个小时。

晚上，杨震独自躺在床上，他的额头滚烫，身上却冷得发抖，但他一声不吭。不放心的母亲半夜起床看他，发现他呕吐不止，急忙冲杯白糖水给他喝。可他一喝就吐，身子抽成了一团。母亲吓坏了，喊叫起来。被惊醒的父亲急忙起床，连夜把杨震送进了医院。

虽然经过抢救，杨震醒了过来，可是母子、父子之间却有了一道深深的鸿沟。

母亲，我的“红粉”知己

这天上午，孙磊一大早就走出家门，来到一家网吧，登录了自己的QQ……

已经快12点了，孙磊还没有回来。孙磊的母亲有些着急：儿子说是会准时回家，给自己过生日的。孙磊父亲笑着说：“既然儿子已经告诉你了，一定会准时回来的，你不要太着急了。”

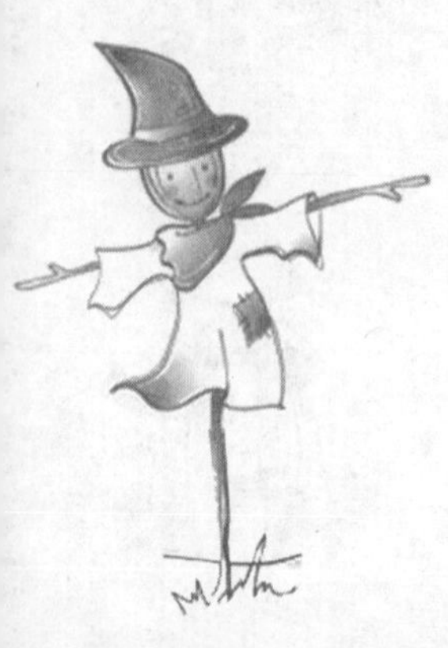

话音未落，门铃响了，孙磊怀抱一大捧玫瑰走到母亲面前：“妈妈，生日快乐。”然后又趴在母亲耳边，轻声说道：“红粉春水，我爱你!”母亲一怔。孙磊狡黠地一笑：“我刚知道，您隐藏得好深哦。”

母亲尴尬地笑了笑，不放心地问孙磊：“你，不生气?”

孙磊望着母亲，真诚地说：“不，一点也不。妈妈，我真的非常感谢您。我有个好妈妈，一个会上网、能聊天的妈妈，我爱您!”

母亲的眼泪不由自主流了下来。她怎么能忘记那些痛苦的日子啊。

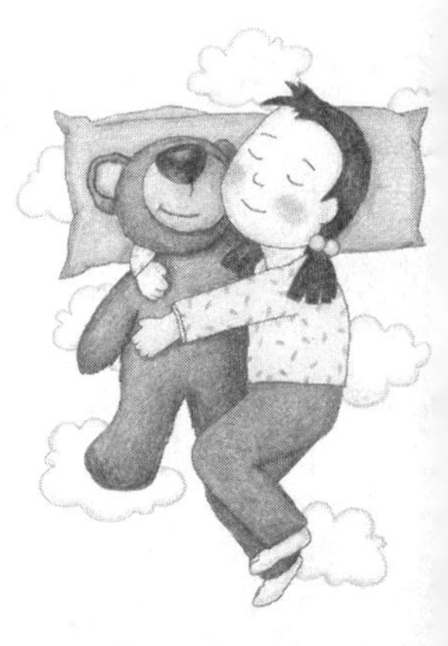

孙磊从小就是一个非常有主见的孩子，成绩优秀，自立能力强。可谁知道一上初中，就来了个天翻地覆的变化，他不再专心学习，一门心思用在了玩电脑、打游戏上。为了唤儿子回头，母亲哭过、劝过，也骂过、打过，一个母亲所能想到的招数几乎用尽，也没能够起一点作用，反而使母子关系紧张到了极点。最后，母亲一怒之下，把电脑搬到了自己的卧室，锁到了柜子里。

这下更糟，孙磊放学后就直奔网吧。母亲烦恼极了：孙磊父亲的工作单位在郊区，一星期才能回来一次，教育儿子的任务只能母亲承担。眼见孙磊一天比一天迷恋上网，母亲忧心如焚。

网络怎么会有这么大的魔力？网上聊天怎么会紧紧抓住一个孩子的心呢？母亲到单位后，主动向几个年轻人请教，对网络有了浅显的了解，但是，这下让母亲更加担忧了：儿子每天究竟在网吧干什么？他们都在网上聊些什么？

面对沉默的儿子，母亲作出一个惊人决定：学会五笔打字法，登录QQ，与儿子进行对话。于是母亲每天晚上就偷偷练打字，一坐就是四五个小时。

工夫不负有心人，两个月一晃过去了，母亲打字的速度进步得很快，已可以上网聊天了。

母亲顺着孙磊在家上网的痕迹查到了他的QQ号，将其列为好友，又给自己起了个“红粉春水”的网名，以引起孙磊的注意。这一招果然有效，她很快就成了孙磊的网友。

自从和孙磊聊上后，母亲大有收获。从孙磊的日常生活到他的学习情况、从娱乐活动到未来打算、从同学友谊到爱情婚姻，母亲都了如指掌。孙磊有什么困惑和疑问，也向“红粉春

感悟

ganwu

母亲为了孩子的成长真是煞费苦心，可贵的是儿子理解了母亲的苦心，走上了健康发展的道路，真是让人感动。亲爱的朋友，虚幻的网络，也有真情，关键是要把握住自己。

1. 积极主动和父母沟通，努力让父母理解自己，也要理解父母。

2. 控制上网时间，拓宽和其他人交流的渠道，而不仅限于网络聊天。

3. 和父母一起上网，登录适宜的网站，搜索有益的信息。

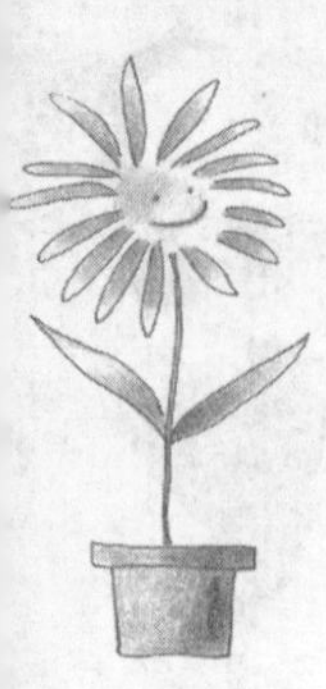

水”倾诉。母亲总是会根据孙磊的情况，给他提出合理的建议，进行积极的引导。

也真怪，一样的话，面对面和孙磊讲，孙磊不屑一顾，假扮成“红粉春水”讲，孙磊就奉若神明。母亲算是认识到了网络聊天的威力了。

孙磊越来越看不懂母亲了：对自己一切事情不闻不问，网吧爱去不去，无论自己干什么，都不讲一个“不”字。孙磊开始小心翼翼行事，去网吧的次数越来越少，停留的时间越来越短。他还把自己的疑虑告诉了“红粉春水”，惹得母亲背地里猛乐。

有一次，孙磊试探地问母亲：“妈，咱家的电脑在哪呢?”

母亲绷着脸：“在哪呢？你不是知道锁在柜子里了吗?”

“您还没搬出来?”

“干吗要搬出来?”

…………

母亲欣慰地看着儿子：自己的苦心总算没有白费。

孙磊一边为母亲盛饭，一边笑着问母亲：“‘红粉春水’，以后还上网聊天吗?”

母亲朝父亲一笑：“当然上啊，我准备将聊天进行到底。”

被“网婚”网住的孩子

才刚上八年级的冯征已经“结婚”一年了，并且前一段时间竟然又当上了“爸爸”。

母亲无意中听见了儿子和同学的对话，大吃一惊，急忙追问儿子到底是怎么回事儿。冯征却没事人似的：“就是网上结婚了呗。”

“网上结婚？什么意思?”母亲一点也不明白。

冯征不耐烦地说：“跟您说不明白。现在流行这个，我们班的好多同学都这样。您哪，就放心吧。”

冯征母亲怎么能放心呢？

冯征从小就没有了父亲，是母亲一手带大的。母亲视冯征为掌上明珠，对他百依百顺。又因为冯征脑子聪明，学东西特快，所以母亲从来不限制他玩电脑。

刚开始，冯征还比较自觉，有所节制，可后来迷上了“魔兽”游戏，就开始没日没夜地上网了。

冯征网上家庭的女主人就是在玩“魔兽”游戏时认识的。在这个游戏中，冯征救过一个女孩“粉羽安琪儿”，两个人就成了莫逆之交，互相告知了QQ号，经常上网聊天。后来，“网婚”成了时尚，眼看周围的好朋友一个个骄傲地走入“网婚”的殿堂，冯征也坐不住了：怎么能一不小心被时尚给甩掉呢？那岂不是太没有面子了？

冯征就向“粉羽安琪儿”求婚，“粉羽安琪儿”欣然答应。于是两个人“遍撒英雄帖”，告知众网友，网友给他们举行了盛大的网上婚礼，还在网上登出了两人的结婚照。从此，两个人在网上过起了“日子”。每天，冯征都要花上个把钟头，上网和自己的“老婆”过日子，又是做饭，又是买礼品、买房子什么的，十分着迷。

前些日子，“粉羽安琪儿”告诉冯征说自己想做“妈妈”，冯征爽快地答应了，就这样小家庭添了一个小宝宝“粉丝豆包”，“二人世界”成了“三口之家”。

母亲听完冯征的讲述，哭笑不得。母亲沉思了一会儿，对冯征说：“组织家庭是很严肃的事情，你们却把它当成了游戏玩，这不合适吧？”

冯征却不以为然：“有什么不合适的，小时候您不也玩过过家家吗？”说着转身回到自己的房间，打开电脑，准备和“粉羽安琪儿”一起上网挣钱，为他们的“粉丝豆包”买玩具和食品。

感悟 gǎnwù

把现实生活中不敢做、不能做、做不得的事，搬到了网络上去做。朋友，你认为合适吗？面对各种思潮泛滥、时尚迭起的网络，我们该怎样保持清醒的头脑，保证我们健康地上网呢？

1. 明辨是非，分清什么该做什么不该做。

2. 明确上网的目的，不在网络中迷失自己。

3. 做事有主见，不随波逐流，追逐风尚。

4. 让父母了解自己的上网情况，多和父母交流，共享冲浪的快乐。

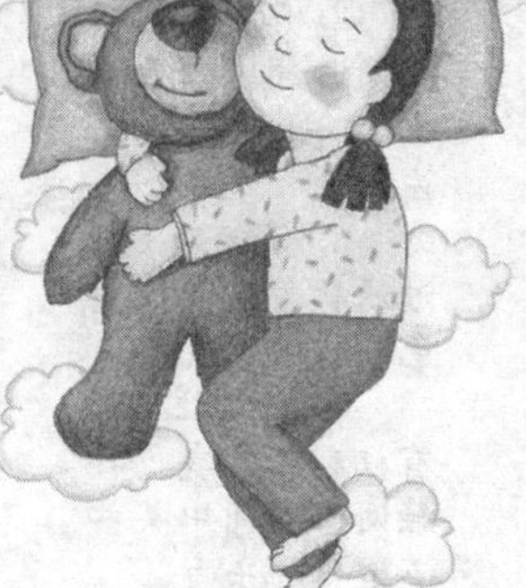

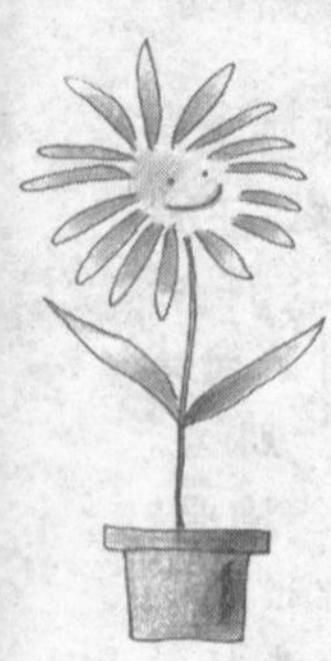

母亲看着儿子投入的样子，百感交集。儿子原来成绩优秀，在学校各方面都表现突出，现在已经彻底被网络网住了，不仅学习成绩一再下跌，而且因为很少锻炼，身体也不如以前，和母亲的交流也越来越少。

“孩子，醒醒吧！”母亲的泪悄然滑落：怎样才能唤回自己的儿子呢?

·不要看·

苏宁搬了新家，居住的小区接有宽带，可以无限上网。苏宁非常高兴，缠着父亲非要再买一台电脑，说一家三口人用一台电脑不方便。父母经过商量，答应了苏宁。

新电脑买回家，接通了因特网，一家三口人都非常高兴。父亲是一名金融工作者，决定用它来管理投资，计划旅行。母亲是一名自由作家，可以用网络收集资料、写作、投稿。最高兴的是苏宁，他早就盼着和世界各地的朋友聊天，这一天终于到了！于是苏宁迫不及待地上网和好朋友聊了起来。

父母和苏宁协商制订了上网规范，告诉他一些注意事项，最后父母强调道：“我们有权随时检查你的所有内容。如果不同意这一条，就取消你独自上网的权利。”苏宁虽说有些不情愿，但还是答应了父母。

起初，苏宁父亲还偶尔在苏宁闲聊时去检查一下内容，后来一忙就疏忽了。只是简单地提醒儿子“要学会自我保护”。

母亲曾经检查过几次，没有发现什么问题，又见苏宁严格遵守了上网规范，从来都按时下线，并且上网时从来不关房门，母亲放心了，渐渐放松了对苏宁的“监控”。

这天晚上，母亲忙完自己的工作后，突然想起来好长时间没有检查过苏宁上网的情况了。于是母亲就来到苏宁的小书房，打开电脑，输入苏宁的入网口令，屏幕上立即显示“你有

感悟 ganwu

网络方便了我们的学习和生活，通过网络我们可以下载信息、理财、购物等，但是网络也传播有害信息，制造黄色毒品来腐蚀我们的纯真世界，让人防不胜防。亲爱的朋友，你知道怎样拒绝这种毒蛇般的诱惑吗?

1. 制定家庭公约，把电脑放在家里的公共区域，上网的内容要让父母进行监督。

2. 限制自己的上网时间，每天只上网 1 个小时左右。

3. 请父母安装过滤软件，清除黄色、暴力等项目。

4. 请记住父母有权利不让我们接触网络空间中某些不适合的东西。

电子邮件”，邮件附有图片。等图片下载完毕，母亲大吃一惊，屏幕上全是不堪入目的画面。

母亲悄悄删除了这些邮件，但是仍然觉得不放心，决定明天一早就去买一些先进的过滤软件，把污浊的内容挡在屏幕之外，以保护儿子纯洁的眼睛和心灵。

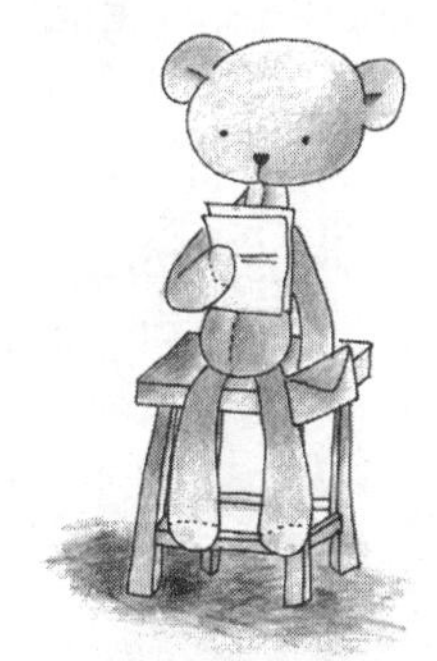

网吧里的坏小子

某中学是萍乡市有名的私立中学，坐落在市郊的开发区，是一所半封闭式学校。

2005 年 2 月中旬，学校开学的日子，学生陆续返回学校。张涛寝室总共住了 5 名学生，几个人已经到齐。晚上，大家聊了会儿天，觉得没意思。张涛就提议：一块去网吧，开课前最后疯狂地玩一次，过把瘾。

真是一呼百应，几个人一致赞同。刚过春节，他们的钱包都是鼓鼓的，难得的资金充裕时期。

学校旁边有很多低矮的民房，自从学校搬到这里，一夜之间，几乎全改成了网吧。每到周末，毫不起眼的房子里就挤满了穿着校服的半大孩子。网吧老板对这些孩子既热情，又服务周到，甚至给这些孩子端茶倒水，有的还提供住宿服务。

5 个人偷偷溜出了学校，来到了离学校较远的一家网吧。此时，网吧里的人不是太多，张涛几个人进去之后，一人一台机器，很快就进入了疯狂的游戏世界。

张涛正玩得起劲，突然背后有人拍他的肩膀。张涛回头一看，只见一个比自己大不了几岁的男孩站在自己面前，男孩的头发一半黄、一半红，耳朵上还戴了个大铁环。张涛觉得奇怪：“干什么？”

“跟我出来一下，我有话说。”染发的男孩用一根手指指着张涛。

感悟 ganwu

网络不安全，网吧更是一个多生是非的地方。亲爱的朋友，为了我们的人身安全，还是尽量少涉足这样的地方。如果不慎在网吧遇到了坏人，你会保护自己吗？

1. 如果是劫钱，先给他，记住他的体貌特征。

2. 马上告诉老师或家长，千万不要因为自己偷偷去网吧，而不敢告诉师长。

3. 如果情节较严重，又遭威胁，不要犹豫，赶快报警。

4. 不要恐惧退缩，否则会使自己面临更大的侵害。

5. 尽量少去或不去网吧，必须得去，约上朋友或家长去合法的安全网吧。

张涛就跟着他来到房后，那里已经站着 3 个男孩，个个叼着烟卷，一见张涛出来，立刻围了上来，把张涛紧紧裹在了中间。

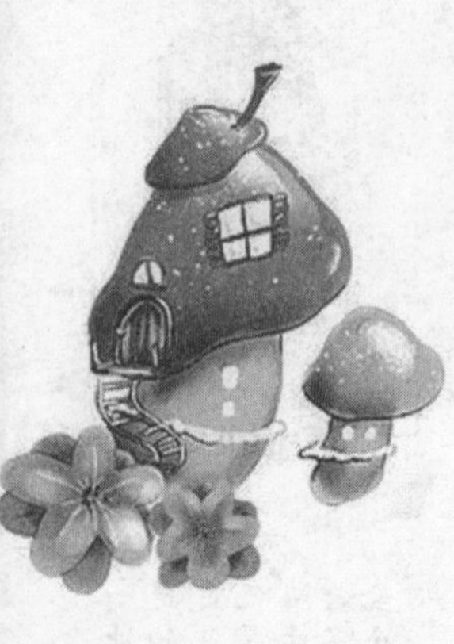

一个理着毛寸的男孩一把揪住张涛的胸部，瞪着眼睛说："小子，经常上网啊，是大款家的少爷吧。你在享福，可哥哥们在受苦啊。难道你不体谅哥哥们吗？"

张涛吓得脸色苍白，一声也不敢吭。

染发家伙的手已经伸进了张涛的口袋，拿出张涛的钱包，一边翻一边说："好家伙，这里有 100 块钱呢。"说着就把钱抽出来，递给了"毛寸"。

"毛寸"看也不看就塞进了自己的口袋。

张涛呜咽着："求求你们把钱给我吧，这是我的生活费。求求你们了。"

"毛寸"恶狠狠地瞪了张涛一眼："想挨揍？快滚！不许告诉任何人，否则就废了你！我们弟兄几个可是常来常往的，嘴巴严实点。"

张涛只好哭哭啼啼回到了网吧，准备喊上同学回学校。哪成想，"毛寸"也跟着进来，把同学李飞叫了出去。不一会儿，李飞回来了，他的脸又红又肿，衣服上沾满了尘土和稻草。

张涛刚想问问情况，"大铁环"走进来，拍拍同学江滨的肩。江滨正玩得高兴，抬手推开了"大铁环"。"大铁环"恼羞成怒，一脚踹在江滨的腿上。江滨也被他们带了出去。

不到 20 分钟，5 个人身上的钱全被抢走了。

第二天上课，他们的班主任李老师见几个人鼻青脸肿的，心知有异，就把他们带到了办公室。经过耐心询问，他们才说出了在网吧被敲诈、挨打的事情。

李老师立即汇报到学校，并向派出所报警，公安民警迅速将这几名社会青年抓获。

醉酒的少女

16岁的左丽娜是一名中学生，去年7月，通过QQ聊天，左丽娜认识了一个名为“大浪淘沙”的网友。

“大浪淘沙”经常对左丽娜说些情意绵绵的话语，令纯情的左丽娜脸红心跳。“大浪淘沙”对左丽娜非常关心，并且见多识广，阅历丰富，谈吐幽默风趣。渐渐地，左丽娜被“大浪淘沙”深深吸引，对他产生了好感。“大浪淘沙”好像了解左丽娜的心事似的，一本正经地劝慰左丽娜：“你还小，正是学习的最佳时间，千万不要分心，要努力学习……”，让左丽娜愈发觉得他是一个正直善良的人。

可没过几天，“大浪淘沙”和左丽娜聊天时又说：“我现在非常痛苦，我在深深地自责，我不知道该怎样把你从我的心头抹去，无论我休息，还是工作，脑子想的全是你……我知道这不应该，可是，已经深深爱上你的我该何去何从呢？……我希望世界真的有忘情水，那么我会一饮而尽，这样才能摆脱这爱的折磨……”这些痛苦的话让左丽娜心痛不已，少女心灵深处的一根琴弦悄然颤动了。

自从说了那些话后，“大浪淘沙”莫名其妙地消失了一段时间。这段时间里，左丽娜坐卧不安，忧心忡忡，她在担心“大浪淘沙”。

仿佛知道左丽娜的心事似的，“大浪淘沙”又到了聊天室。左丽娜迫不及待地和他聊了起来，关切之情溢于言表。

从此，每天一放学，左丽娜就躲进书房，关上房门，打开电脑，直奔聊天室。即使在课堂上，“大浪淘沙”那闪烁的QQ头像也会不时出现在左丽娜的眼前。

很快左丽娜的学习成绩一落千丈。

今年寒假，“大浪淘沙”约左丽娜在一家火锅店见面，左

感悟 ganwu

多亏了细心的母亲，左丽娜才免遭毒手。亲爱的朋友，在我们上网聊天的时候，可千万要注意提防那些“玫瑰”陷阱，以免身心受到伤害。

1. 随时提醒自己是一名中学生，要以学业为主。

2. 以现实中的群体交往为主，发展正常的异性交往，不和单个异性来往过密。

3. 与网友聊天内容要健康，不要投入太多的感情，理智对待甜言蜜语。

4. 建立正确的爱情观，不要急于追求一时的快乐。

5. 不要轻信网友，不要追求时尚，盲目网恋。

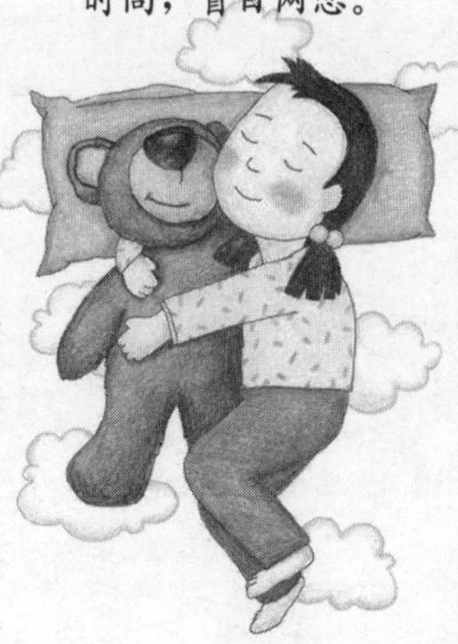

丽娜欣然应允。临出家门时，母亲察觉到左丽娜的神色不大对头，就问她去哪里。左丽娜脸色微微一红，胡乱编了个理由匆匆走出了家门。

母亲越发不放心：没听女儿说要和同学去玩，怎么突然就出去了，还有点鬼鬼祟祟的？细心的母亲正好在家休息，于是悄悄跟在了左丽娜的身后。

只见左丽娜来到一家火锅店门口，东张西望，就在这时，一名高个男青年走上来，两个人没说几句话，男青年就拉住了左丽娜的手，令母亲吃惊的是女儿竟然没有拒绝。目睹两个人肩并肩走进了火锅店，母亲气得浑身发抖，但还是决定继续观察。

男青年领着左丽娜来到大厅的一张桌子旁，两个人相对而坐，只见男青年不停地给左丽娜夹菜，要她喝酒。开始时，左丽娜还摇头拒绝，可是渐渐地就控制不住自己，一杯接一杯地喝了起来。从没喝过酒的左丽娜很快就人事不省，趴在了桌子上。男青年一见左丽娜失去知觉，就匆匆结账，扶着左丽娜出了火锅店，拦了辆出租车。

男青年就要往车子里钻的时候，左丽娜的母亲闪了出来，挡在了他面前，身边站着一名警察……

·算命风波·

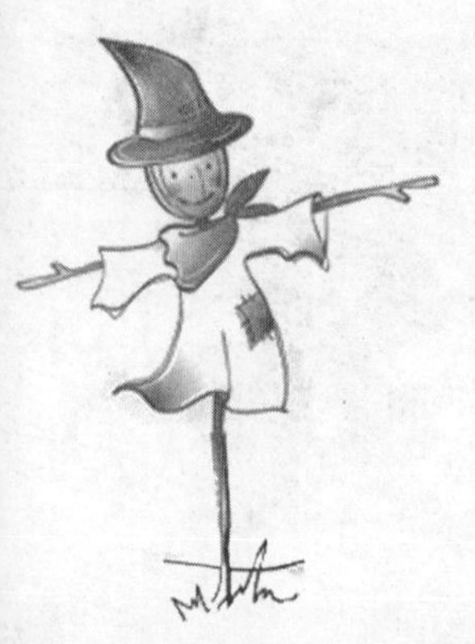

2013 年 3 月 15 日，家住湖南永顺县的邓女士像往常一样坐在自家门口的大柳树下晒太阳，这时，走过来一个 40 岁左右的妇女，她死死地盯着邓女士，然后用眼睛仔细地打量着邓女士，一边叹气，一边摇着头走开了。

邓女士心里很纳闷，这个妇女似乎不是自家附近的人，面孔很生，而且她总觉得那个妇女似乎有什么话要说似的。但是，邓女士也没说什么，便默默地回屋了。几天后，她来到邻居彭某的家话家常，这天，彭某并没有像往常一样出来迎接她，她在院子里喊了几声，也没人应。她以为彭某出去了，于是便准备转身回家，这时，彭某急急忙忙地从屋里跑出来，拉住了邓女士。“忙什么大事呢？那么神秘，我还以为你不在家呢！”邓女士调侃道。“你跟我来。”说着，彭某边拉着邓女士边往屋里走，邓女士进屋才看见彭某的屋里坐着个陌生人，她定睛一看，这不是那天自己见过的那个神秘女人吗。正在她纳闷的时候，彭某先开口说：“这是‘黄大仙’，是我老家亲戚介绍来的，真是算啥啥准，你家有啥大事小情的她一说一个准。”邓女士突然想起那天“黄大仙”看自己的眼神，顿时疑云丛生，不会是自己家有什么事情吧？加上刚才彭某的一番说辞，她突然对“黄大仙”崇拜起来，“黄大仙”见此，便开始说邓女士的很多详细的信息。见“黄大仙”说得有板有眼，邓女士便开始对这个“黄大仙”深信不疑了，“黄大仙”借机声称邓女士之子将有“血光之灾”，要用钱“开光化解”。邓女士心里害怕，遂从银行取出现金 4 万元找“黄大仙”“化解”。“黄大仙”让邓女士将钱用塑料袋包好，假装念起咒语。然后，趁邓女士背对着自己下跪磕头之际，“黄大仙”用事先准备好的包将邓女士装有 4 万元现金的包调换。

在离开现场的过程中，由于邓女士及时醒悟而报警，“黄大仙”等人被公安民警当场抓获，赃款追回并全部退还受害人。在这些被抓的人中还有邓女士的“好邻居”彭某。

原来，彭某是从外地搬来的，她与“黄大仙”等人以给人算命、骗取钱财为生。她们每到一地便开始找寻猎物，通常她们都假装成通情达理的好心人，所以，不用很久就能取得所搬之地邻居的信任，然后彭某就负责把“猎物”的信息传达给“黄大仙”，开始她们的诈骗计划。几年来，她们辗转各地，骗取了不少人的钱财，现在终于落网。

感悟
ganwu

所谓“预测凶吉祸福”“指点迷途君子”，凡此种种占卦测字、看相算命等活动都是彻头彻尾骗人的把戏，但因此而上当受骗者却不少。所以同学们一定要提高警惕，谨防陷阱。

1. 要坚持科学的唯物主义世界观，不相信迷信，不听信虚假的谣传。

2. 不要轻易将自己的个人信息告知给他人，以防被人利用。

3. 如家中有人相信封建迷信，一定要及时与之沟通，对其宣传科普知识。

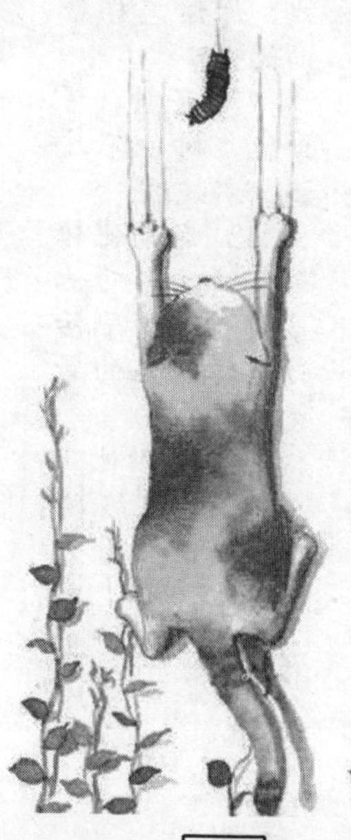

我怎么成了暴徒

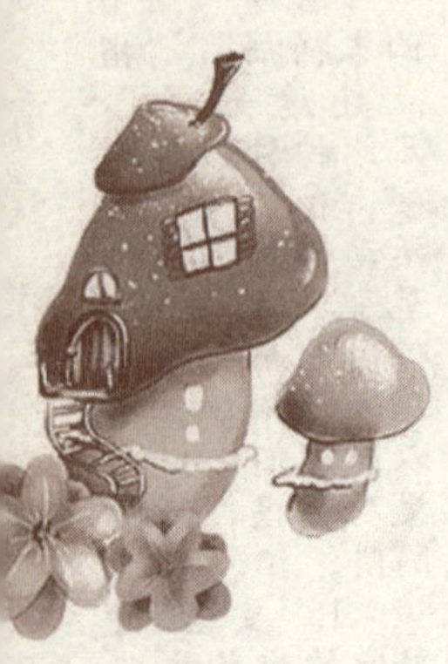

前段时间报纸刊登了这样一则报道，一名15岁的少年为了偷钱上网，竟然将抚养自己多年的爷爷奶奶打成重伤。

这名少年就是黄兵。黄兵两年前偶尔和同学去了趟网吧，就开始迷恋网络游戏，整天沉迷在网吧，再也不思学习，成绩陡然下降。到了初三，已经远远落在同学后边，成了全年级的“垫底人物”，受到同学们的嘲笑，黄兵对学习完全失去了兴趣。

进入紧张的复习阶段，同学们都紧张地为中考备战，黄兵却开始逃学，在网吧一待就是一天。

过段时间，黄兵就伸手向父母要钱，说是要买复习资料。父母虽然一边埋怨“学校怎么经常要钱”，一边还是把钱给了黄兵。因为黄兵的父母长年在县城做生意，黄兵和爷爷奶奶生活在一起。每天黄兵都像其他学生一样，早早就背着书包出门，晚上又背着书包回了家。爷爷奶奶一直以为自己的孙子是个刻苦学习的“乖孩子”。

中考模拟考试过后，老师让同学捎信，把黄兵的父母请到了学校，告知了黄兵的表现。

黄兵的父母一听又气又怒，回家狠狠揍了黄兵一顿。可是父亲的打骂对黄兵已经不起一点作用了。父母没有办法，只好掐断他的经济来源，没收了他所有的零花钱，学校如果收费，直接通知黄兵的父母，父母直接送到学校。

这下像要了黄兵的命，急得他每天抓耳挠腮，整天寻思着怎么“弄钱上网”。有一天，黄兵无意中发现奶奶的枕头下放着200元钱。黄兵犹豫了：自己从小跟着奶奶长大，奶奶对自己是含在嘴里怕化了，捧在手里怕烫了，疼得眼珠子似的。可是上网的欲望像虫子一样噬咬着黄兵的心，他偷偷拿走了奶奶

感悟 ganwu

朋友，请与网络保持一定的距离，不要让游戏毁了你的人生。如果你的好朋友也像黄兵一样沉迷网络游戏，你该怎样帮助他呢？

1. 了解、帮助他，对他不歧视，不疏远。

2. 帮助他转移注意力，劝他多参加体育活动，培养他的新爱好。

3. 帮助他正确认识网络游戏，提醒他如果沉迷游戏中，容易使其发展中的性格增加暴力倾向。

的 200 元钱。

不到一星期，200 元钱花得干干净净。黄兵又打起了爷爷奶奶的主意。那天他无意中听见了父亲的话，说爷爷那儿有 4 000多元钱。4 000 多元钱哪！黄兵的脑子里全是一张张钞票，飞舞在网吧的上空。

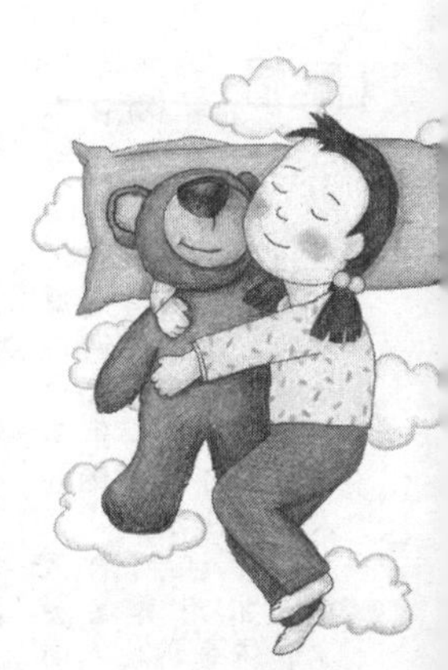

这天晚上，黄兵翻来覆去，怎么也睡不着，一直惦记着爷爷奶奶那 4 000 元钱。终于从爷爷奶奶的卧室传来了均匀的呼吸声。黄兵爬起来，悄悄来到爷爷奶奶的卧室。黄兵在夜色中翻箱倒柜地寻找，可是怎么也找不到那 4 000 元钱，只在奶奶口袋翻到了几元钱。

黄兵不甘心，就站到凳子上准备去橱柜里翻找。就在这时，奶奶听到动静，睁开眼睛看见一个人影，奶奶惊呼起来。惊慌失措的黄兵信手拎起了爷爷的拐杖，挥手砸向奶奶。奶奶应声倒地。他刚想往外跑，惊醒的爷爷像发怒的狮子，猛地扑了过来。他哪里知道这个暴徒就是自己的孙子啊！黄兵已经完全失去了理智，不顾一切地又挥舞着粗大的拐杖冲向自己的爷爷……

在村口山洞躲了两天的黄兵被父母送进了公安局。父母告诉他：爷爷奶奶还在医院抢救，还没有完全脱离生命危险。黄兵从奶奶口袋拿走的几元钱是奶奶为他准备的早点钱。

黄兵的眼泪哗哗流了下来："我只想着拿到钱后就去网吧，根本没想到……"

网络上，不要亮出你的身份

杨丹的父母正在外地旅游。这天突然接到一个自称是杨丹学校教务处李老师的电话。她说："杨丹放学回家的路上被一辆汽车撞伤，肇事汽车已经逃逸，现在杨丹被热心的路人送进了医院。"

杨丹的父母一下子就心慌意乱。母亲泣不成声地问："我的孩子怎样？伤势要紧吗？"

李老师说："尽管杨丹还昏迷不醒，但是医生说没有生命危险，需要尽快做手术。请家长马上到医院好吗？杨丹住在第三人民医院外科5号病房。我在病房门口等你们。"

杨丹父亲急忙告诉李老师："李老师，非常感谢您照顾我们杨丹。可是我们现在在外地，一时半会儿也赶不回去。"

"哦，是这样啊。"李老师沉默了一会儿，然后大声问，"你们家有亲戚在吗？"

杨丹父亲摇摇头："没有，就我们一家三口在北京，亲戚朋友都在老家。拜托您先照看一下杨丹，我们马上去买飞机票，明天就能到家。"

电话那头回答道："照顾杨丹没有问题。可是现在医院让交2万元的住院治疗费。"李老师停了一下，似乎有点为难地说道："我手头也比较紧，只能拿出5 000元。这该怎么办呢？医院要求今天必须交上。我们学校的会计请假没有上班，从学校也借不出来钱。"

杨丹父亲一听，有些怀疑，正在思考的时候，爱女心切的杨丹母亲已经夺过电话："李老师啊，您帮我们这么大的忙，怎么能让您垫钱呢？您说一个账号，我们可以把钱给您打过去。"

杨丹父亲急忙拦住杨丹母亲，扯开话题，询问起杨丹班主任的情况、任课教师的姓名、就读学校的名称和地址，甚至自己家的情况。李老师对答如流，没有一丝破绽，杨丹父亲这才放心，记下了李老师给的账号。

杨丹父母很快就把自己信用卡上的钱转给了李老师，然后匆匆赶往飞机场。一下飞机，杨丹父母直奔第三人民医院外科5号病房，一打听，人家说这两天根本就没有被撞学生住院这回事。

杨丹父母大吃一惊，急忙赶往杨丹的学校。杨丹一见行色匆匆的父母，惊讶地问："爸爸妈妈，你们不是旅游去了吗？

感悟
ganwu

这真是"祸从口出"，杨丹忘记了开放的网络是虚拟的，虚拟的网络隐藏着各种心怀叵测的人，稍有不慎，就可能掉进坏人的陷阱。

1. 上网聊天时，不用真实姓名，不告诉他人自己的年龄、学校、家庭住址、家庭电话、父母工作单位、手机号码等，保护自己的个人隐私。

2. 提防刨根问底的网友，特别是喜欢打听自己家庭情况、索要照片的网友。

3. 不要和网友过多谈论自己的家庭情况、父母行踪和自己周围的事情等，拒做网络透明人。

4. 在公共场所上网，避免输入自己的个人信息，离开之前要记住关闭浏览器。

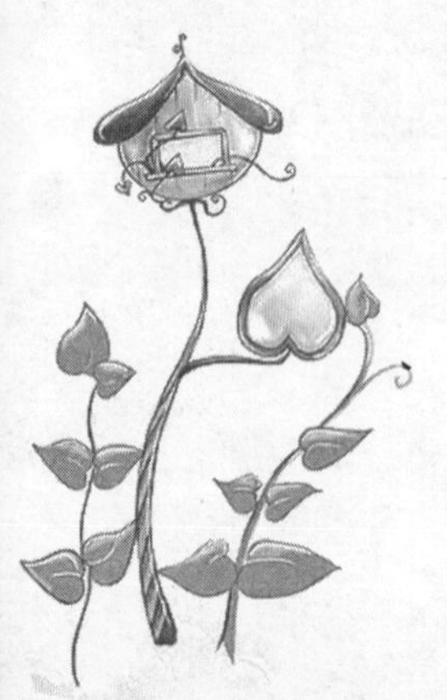

怎么回来了呢?”

杨丹父母马上向公安局报了案。可是，骗子怎么对杨丹了解得这么清楚呢?

说来都怪杨丹。杨丹是个心直口快的姑娘，性格爽朗，心无城府。杨丹学习之余，特爱上网聊天，高兴起来，什么都往外说，简直就是一个透明人。这次父母一块去外地旅游的事，杨丹就对好几个网友说过。

祸起网络游戏

星期六一大早丁强就瞒着父母，偷偷来到一家网吧，疯狂地玩着网络游戏。

一天下来丁强在网上冲杀了无数次，结果还是屡屡败北，每次都喋血而亡。丁强又气又怒。

就在这时，同学李刚吃过晚饭也来到网吧，看见丁强垂头丧气的样子，嘲笑道：“拼杀了一天，饭不吃，水不喝的，还是给别人垫背。真是无私奉献的好人哪。”

丁强的眼睛都红了，一听李刚的话，腾地就站了起来：“你说谁呢?”

李刚见势不妙，急忙摆摆手：“我没说谁。你接着玩。”边说边在角落找个位置坐了下来。

丁强重整旗鼓，再一次冲上了战场。可还是因为自己“化身”技术不行，又一次失败了。丁强已经怒不可遏了。

突然角落传来了欢呼声。丁强抬头望去，只见坐在角落的李刚正侧身看着邻座的电脑，指指点点地说着什么。丁强隐隐约约听见一句：“就这水平，还敢上网打游戏?”

丁强走近一看，原来正是将自己打败的对手。丁强勃然大怒，一脚踹翻了李刚，抡起椅子就砸向了李刚。李刚躲闪不及，一下子就被砸翻在地。丁强气愤地冲上去，又狠狠踢了几

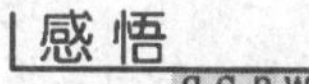

“你是一张无边无际的网，轻易就把我困在网中央……”网络游戏就像一张无形的大网，捆住了我们中的多少人啊，让他们分不清虚拟和现实。朋友，请你远离网络游戏吧。

1. 有节制地上网，不玩网络暴力游戏。

2. 主动与家长、老师和同学多沟通，避免不良情绪的积累。

3. 学习法律法规，树立法制观念。

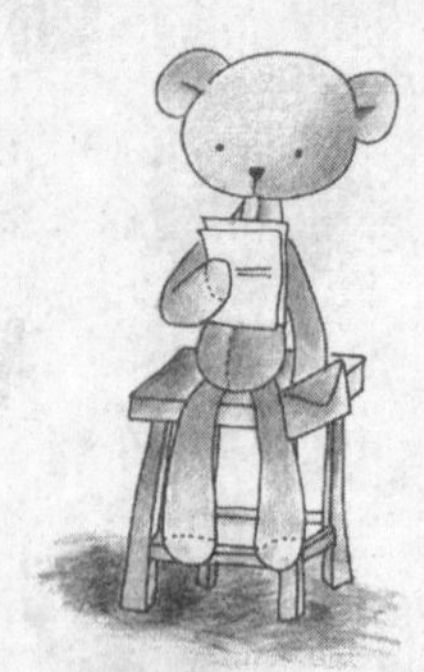

脚，这才怒气冲冲地扬长而去。

丁强被派出所带走了，李刚则被送进了医院。

·王芳家的巨额话费单·

一个初中生，一个月打电话竟然花费了将近10万元！你相信吗？

2005年8月，当王芳的母亲接到邮电局寄来的电话费单据的时候，她一点也不相信，自己家一个月的电话费会达到10万元，她毫不犹豫地提起电话，以不容置疑的语气告诉工作人员："你们把话费单打错了，我家的话费绝对不可能是这个数字的。"

但是，查询的结果的确无误。母亲弄清楚后，后悔不已：都怨自己开通了那个网络长途。

原来不久前，王芳母亲的同事向她推荐了某网络开通的一种长途电话，话费是每分钟0.3元。母亲一听就动心了，因为王芳的父亲在外地工作，家里最常打的就是长途电话。并且这种电话拨打方便，不需加拨一长串数字，于是母亲高高兴兴地开通了这种服务。她还告诉王芳：这种电话既方便又便宜，以后打长途再也不用一直盯着看时间了。

王芳放暑假后，母亲要出差，就把奶奶接来和王芳做伴儿。王芳想起母亲说过打长途便宜的话，就拎起了电话。开始是给母亲父亲打，后来给同学、网友打。有一次，她无意中拨打了一个网上交友电话，听到一个甜美的嗓音讲述一个个天方夜谭般的故事，王芳一下子就被深深吸引了。从此以后，王芳每到夜深人静的时候，就情不自禁拨通了这个交友电话。

母亲生气地看着话费单，却又无可奈何，因为话费单上清楚地写着"信息费"，每分钟2元。

王芳也吓呆了，她万万没有料到，自己打电话竟然给家里"打来了"灾难，一个月居然耗去了父母亲几年的积蓄。

感悟 ganwu

随着电脑的普及，坐在家里上网已经是很平常的事了，但是一些国际网站屡屡设置陷阱骗取话费。王芳就这样一不小心掉进了陷阱，给自己家带来了极大的损失。亲爱的朋友，你知道如何防备这些害人的招数吗？

1. 打电话要惜时如金，不要闲聊闲扯，记住"言多必失"。

2. 选择一种新的通讯模式时，一定要先问清楚收费情况，不要受网络经销商花言巧语的欺骗。

3. 慎重拨打信息、咨询和聊天电话，这些电话收费昂贵，且不适合我们学生。

4. 网上信息芜杂，一定要认真挑选，要练就一双"火眼金睛"。

第7章 保护神圣的身体，善待宝贵的生命

我们对生活充满了好奇，急切地想融入这个缤纷的社会，在生活的大潮中搏击风浪，展现我们青春无畏的风采。可是，看似平静的生活中，却隐藏着各种意想不到的危险。

■ 拥挤的公交车上，一个男人在毛琳身后蹭来蹭去……

■ 舞厅，一群人在疯狂地摇头晃脑，刘佳拿过一片“蓝色精灵”，轻轻放进了嘴里……

■ 年仅9岁的张楠到一家医院做了胯骨整形手术，输了血库的血。4年后，张楠连着一个月高烧不退，浑身不停出虚汗，没有一丝力气，体重迅速下降……

这些危险伤害我们身体的同时，也深深伤害了我们的心灵，甚至会夺走我们的生命！亲爱的朋友，不要恐惧，走进我们的故事吧！学会避险自救的本领，做一个敢于、善于捍卫我们身体和生命安全的人吧。

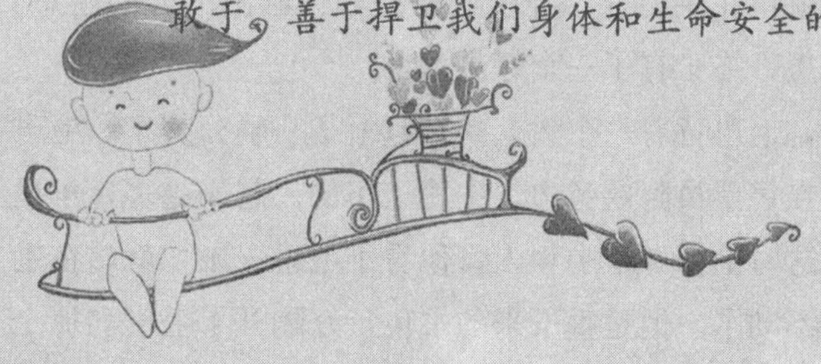

公交车上的“脏手”

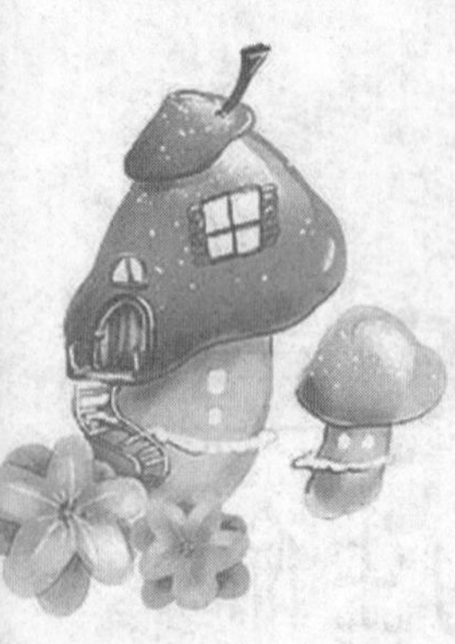

毛琳今年16岁，她身材颀长，皮肤白皙，尤其是那双眼睛，黑黑亮亮，仿佛一汪潭水，清澈透底。

毛琳家离学校很远，需要坐将近一个小时的公交车。这天下午，毛琳一到家就气呼呼地扔下书包，坐在沙发上一声不吭。正在做饭的母亲很奇怪，往常毛琳一到家，就唧唧喳喳说个不停，给母亲讲学校同学和老师的趣事。今天怎么了？母亲走出厨房一看，只见毛琳的小脸红彤彤的，呼呼喘着粗气。

母亲一愣，急忙问：“你这是怎么了？和同学吵架了？挨老师批评了？”毛琳撅着嘴，眼泪在眼眶里打晃。母亲吓了一跳：“有同学欺负你？”

毛琳的眼泪刷就淌了下来。原来今天公交车上的人特别多，毛琳挤上车，站在了车后边。一会儿一个油头粉面的男子也挤了过来，紧紧贴在毛琳身上。毛琳没有办法，只好往旁边躲躲。那个人也跟着往毛琳身边挪。车上的人太多了，毛琳无处可躲。那个人贴在毛琳身上，在毛琳身后蹭来蹭去，用手拧毛琳的屁股，一会儿竟然把手伸向毛琳的胸部……

毛琳又气又怒，感到十分恶心，还有些害怕。毛琳想躲避，可整个车厢挤得像沙丁鱼罐头似的，毛琳无处可躲，毛琳想大声喊，可又没有勇气。

母亲明白女儿遇到了讨厌的“脏猪手”，母亲心疼地望着女儿。女儿就像花朵一样，会引起一些心怀叵测的人的注意。母亲苦思冥想，终于有了一个好主意。

几天后，毛琳背着一个大大的书包上了一辆公交车。毛琳上车后就站在售票员阿姨旁边。中途上车的人越来越多，车里拥挤不堪。这时上来一个中年人，他看了毛琳一眼，就站在毛琳身后一动不动了。但是垂下来的书包正好隔开了毛琳和那个

感悟
ganwu

在拥挤的公共汽车上，毛琳用钢针刺退了伸向自己的那双肮脏的手。亲爱的朋友，面对公交车上的性骚扰，还有哪些好方法来保护自己呢？

1. 不要害怕，远离他，并在女性比较集中或靠近司乘人员的地方站立。

2. 流氓如果还不离开，可以勇敢地踩他或者用肘部撞他，同时大声喊叫。

3. 如果他恶言相向，可直接告诉售票员或拨打110求助，车上正直的人还是很多的，他们会站在你这边帮助你的。

4. 女孩乘车时最好不要穿短裙子，可以背上又长又大的书包作为保护自己的屏障。

人，停了一会儿，那人挪到了毛琳旁边。毛琳仿佛没有看见这个人，静静站着，把手悄悄伸进了口袋……

突然身后的那个人叫了一声。车上的人闻声都朝那人看去，毛琳也对那人怒目而视。那人狼狈不堪，刚一到站，就急匆匆下车溜走了。

毛琳看了看手里那根明晃晃的钢针，心里对母亲佩服极了。

请离我远点

乔冰冰是一个漂亮文静的女孩，她在一所普通寄宿中学上学。在他们学校，贪玩的学生很多，所以勤奋的乔冰冰很受老师的喜爱，尤其是教英语的蒙老师。他不仅讲课时喜欢用目光扫视乔冰冰，还常走下讲台，来到她的桌边，听她练习口语，看她做作业，亲切地问她听懂了没有。老师这样关心自己，乔冰冰非常感激他。

可是谁能想到，蒙老师亲切的外表下竟然藏着一颗邪恶的心。

一天中午，乔冰冰正在教室学习，蒙老师走了过来："乔冰冰，你来我办公室一趟。"此时教室里就乔冰冰一个人，乔冰冰犹豫了。可蒙老师不停地催她，乔冰冰尽管不情愿，但还是跟着他来到了他的办公室。

蒙老师拿出几本杂志，炫耀地对乔冰冰说："这上面有我发表的作品，你先看一看吧。"乔冰冰接过来胡乱翻着。蒙老师悄悄关上了门，乔冰冰发现了，她装作很热的样子又把门打开了："天气真热，蒙老师，您不怕热啊？"蒙老师没有回答，眼睛却盯着乔冰冰说："我打算再写一篇文章，你愿不愿意跟我合作呀？这样你会很快出名的，我在杂志社有很多熟人。"

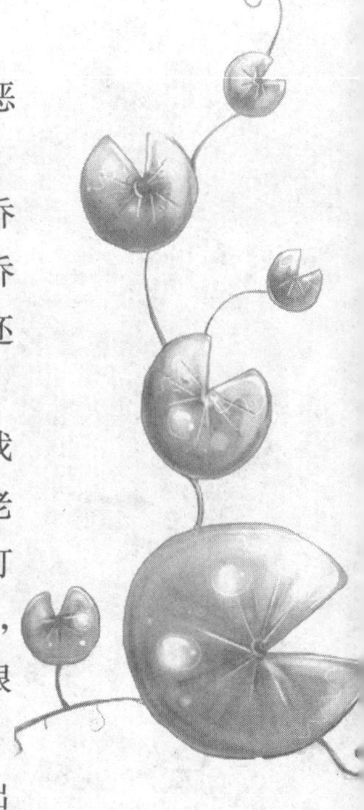

乔冰冰还没有想好怎么回答，蒙老师已经走到面前，伸出

手想去抚摸。乔冰冰一看不妙，一个箭步跨到了门外："蒙老师，好像这不属于您的授课范围，我还要写作业，我先走了。"

晚上乔冰冰躺在床上辗转反侧，她不知道该怎么做。好朋友魏英发现了，低声问她怎么了。乔冰冰就告诉了魏英。魏英听后，沉默了一会儿悄悄对乔冰冰说："蒙老师这人太坏了，他对我也这样过。我害怕死了，对谁都不敢说。""咱不能就这样让他欺负，得想个办法。"乔冰冰说。"能有什么办法？蒙老师是咱们学校教课水平最高的，校长都看着他的脸说话呢。"

是啊，该怎么办呢？两个小姑娘商量了几乎一夜……

第二天一早，两个人一起走进了她们最信任的班主任的办公室，很快，班主任带着她俩来到了校长办公室。

没过多久，蒙老师就从这个学校消失了。

乔冰冰再也不担心什么了，她学习更加努力，她对魏英说，自己将来要做一名好老师，真正的好老师。

感悟 ganwu

生活中有很多心怀叵测的人，他们表面上可能是"慈祥的大伯"，也可能是"亲切的老师"，所以我们要：

1. 珍爱自己的身体，牢记自己的身体神圣不可侵犯。

2. 保持清醒的头脑，不被小恩小惠迷惑，不被有些人的身份迷惑。

3. 对异性要保持一定的戒备心理，避免到宿舍、宾馆等封闭的空间和偏僻的地方。

4. 一旦感觉到异常，要严词拒绝并迅速离开。

小心，玫瑰也带刺

葛雪冰从小就是个乖乖女，说话时总带着一份少女的羞怯，一说就脸红，一微笑就露出两个浅浅的小酒窝。但就是她，这个在周围人眼中既温柔又善良的女孩，却因为伙同他人冒充派出所民警进行抢劫，而被带进了派出所。

原来葛雪冰16岁时，认识了同校的郎俊，郎俊比葛雪冰高一年级，两人一见钟情，竟然不顾学校的规定悄悄谈起了恋爱。

家教甚严的葛雪冰父母知道后，对葛雪冰经常破口大骂，没想到，这却加深了葛雪冰的逆反心理，后来葛雪冰离家出走，索性辍学与郎俊同居了。

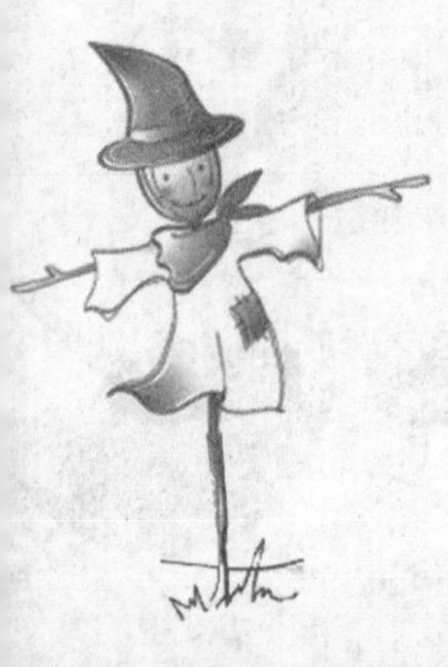

也辍学在家的郎俊像一匹脱缰的野马，结交了一些

“狐朋狗友”。起初葛雪冰还苦苦劝告郎俊，请求他不要与这些人在一起，但最后葛雪冰不但没有管住他，反而与他共同堕落。

一天半夜，葛雪冰看见郎俊鬼鬼祟祟回到家里，手里拿着几包香烟，就问郎俊香烟是哪里来的。郎俊告诉葛雪冰，他和几个伙伴去一家商店里偷的。葛雪冰不但没有责备郎俊，心里还很高兴。第二天晚上竟然主动要求和郎俊一起出去。

2004年8月的一天，凌晨2点钟左右，葛雪冰与郎俊等几个人还在街上游荡。他们来到公园，看见凉亭里躺着三个与他们差不多年纪的年轻人，几个人就动了抢劫的心思。于是几个人冒充派出所民警查夜，叫醒了这三个人。三个人以为真的是公安局在查夜，就告诉葛雪冰他们，自己是偷了家里的钱来大城市玩的。葛雪冰一听，就带头逼他们拿出口袋里的钱。三个人这才明白，眼前的人不是警察，而是劫匪。三个人刚想逃跑，却已经被葛雪冰、郎俊等围在了中间。然后郎俊对这三个人搜身，夺去了他们身上所有的钱。其中一个人不让搜身，郎俊等人就对他拳打脚踢，葛雪冰为了表现自己的“勇敢”，拿着水果刀冲了上来……

那天葛雪冰他们总共抢走1500元钱和两部手机，随后，他们逃到了宁波。

逃亡的葛雪冰不知道，被刺的那个人身受重伤，虽然经过抢救活了下来，却落下了终身残疾。公安机关把案件公布到网上，开始在全国范围内追捕葛雪冰他们。2005年9月的一天，正在网吧上网的葛雪冰突然发现，自己身后站着几名公安民警……

感悟 ganwu

亲爱的朋友，爱情之花是圣洁的，但是只有到了一定年龄，能够理解它的深刻含义，并且懂得珍惜它的人，才能使它盛开。朋友，请珍惜自己，不要被早开的“玫瑰”刺伤自己！

1. 树立自尊、自爱的道德观念。

2. 集中精力学习科学文化知识。

3. 和异性交往时，要自然大方，不矫揉造作，不故意疏远，也不过分亲密，保持适当的心理和空间距离。

4. 交往中要尊重对方，不要毫无顾忌，要回避敏感话题。

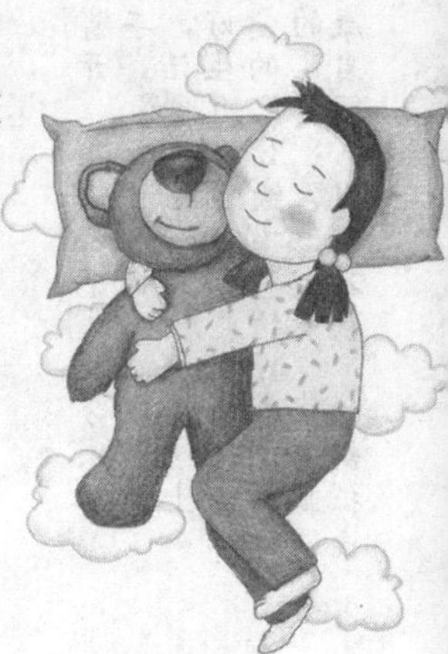

·请别这样糟蹋青春·

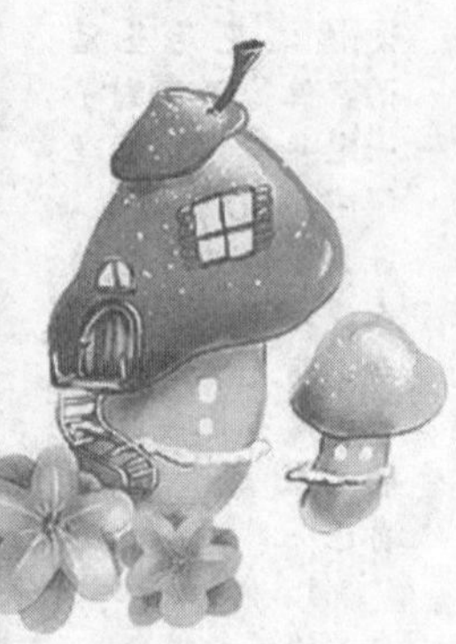

赵允明忘不了那天下午，一想起来就觉得恶心。

那是在期中考试结束那天的下午，赵允明的好友苏志刚很神秘地请他和另外三个同学一道去好玩的地方找点刺激。看着苏志刚诡异的神情，赵允明带着几分好奇，和苏志刚几个人一起打了一辆出租车驶向城外……

眼看离县城越来越远，赵允明很纳闷。出租车终于停在一个农家小院门口。车还没停稳，三个浓妆艳抹的女子便迎了上来，热情地招呼着苏志刚他们。苏志刚一副老板的派头，熟门熟路地走在前面，另外三个同学也先后下了车，随着女子走进了院子。赵允明这才明白，他坚决拒绝下车，一个人整整在车里等了将近两个小时，心里充满了对苏志刚他们的厌恶。

苏志刚小小年纪怎么会做出这样的事情来呢？原来苏志刚的父亲是一名大老板，经营着多项生意。苏志刚又是家里的独子，所以要风得风，要雨得雨。苏志刚向来出手大方，无论和同学一起去哪里，无论消费多少钱，全是他埋单。

吃的、喝的、玩的、闹的，所有年轻人能玩的花样苏志刚和几个“死党”全都玩过了，几个人还觉得不够，总想找点更刺激的。

有一天苏志刚和父亲的一个朋友出去，被带到了这样的农家小院。以后苏志刚一个人偷偷去了几次，逐渐熟悉了那些地方。渐渐地苏志刚觉得一个人不好玩，遂后拉了班上五个同学下水……

赵允明曾经劝阻过苏志刚，可苏志刚却一点儿都听不进去。赵允明无奈只好告诉了老师，老师急忙请苏志刚的家长来到了学校。

没多久，苏志刚就转学走了。在准备参加中考的时候，赵允明听说苏志刚得病住进了医院。

感悟 ganwu

一失足成千古恨，再回头已是百年身！我们现在正处于人生最美好的阶段，面对生活中的诸多诱惑，我们该怎样安全度过自己的青春岁月呢？

1. 培养自己高尚的道德情操，不随波逐流，不贪图享受。

2. 培养良好的生活习惯和健康的爱好，丰富自己的生活，开阔自己的眼界。

3. 专心学习，做自己年龄应该做的事情，不要“春天摘下秋天的果儿”。

4. 加强自身的修养，提高分辨是非的能力，抵制社会上的不良风气。

警惕“狼叔叔”

2005年2月2日下午，女中学生段利红正走在回家的路上。突然，一名40多岁的男子走上前来对她说：“你还认识我吗？我是你胜利叔啊，你爸让我来找你的。”

段利红一愣，哪里来的胜利叔？于是段利红在记忆中使劲搜索，想找到这个“忽然冒出来的叔叔”。

“你连我都不记得了，真不懂事。”一句训斥，打断了段利红的搜索。段利红怔怔地望着他。

“胜利叔”告诉段利红，他们家人正在给她办理×证，现在手续都齐备，就差体检这一项，如果体检过关就没事了，说着就要段利红跟他走。

段利红半信半疑。在“胜利叔”的催促下，懵懵懂懂地跟着他来到了一家医院。到了医院，这位“胜利叔”让段利红在楼下等着，自己上了二楼。不大会儿，“胜利叔”愁眉苦脸地出来，埋怨段利红道：“你看，都怨你磨磨蹭蹭的，医生都下班了。”“胜利叔”似乎很为难，嘴里嘟囔着：“这该怎么办呢？如果今天办不了，肯定会误事的。”一会儿，“胜利叔”展开了眉头，他似乎有了主意，一把拉住段利红的手说：“医生不在，我只好带你去找个地方，单独给你做体检吧。”

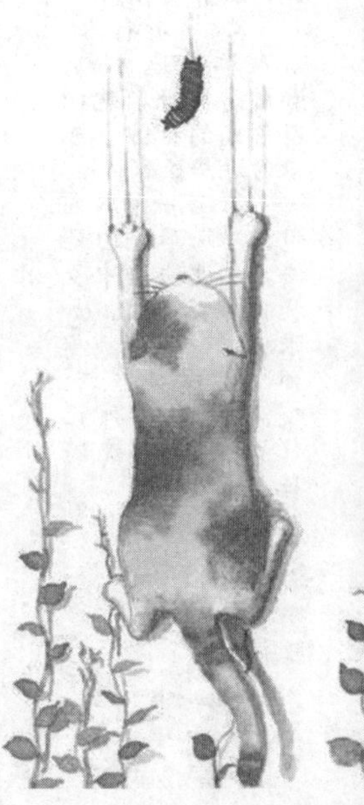

段利红一把甩开“胜利叔”的手，看了看天色，犹豫地说：“天快黑了，我得赶快回家。明天再体检吧。”

“胜利叔”皱了皱眉头，严厉地说：“看你这孩子，为了你的事儿，先不说我费了多大的劲，光看看你的爸爸妈妈跑了多少路，求了多少人，你想让这么多人的努力付之东流吗？”

段利红只好跟着“胜利叔”走。“胜利叔”带着段利红走进一条小胡同，左拐右拐。此时天色已晚，段利红越走越怀疑：我怎么从来没有听说过要给我办理×证呢？刚才“胜利叔”拉住我的手，我怎么感觉不舒服呢？他这是要带我去哪里呢？

段利红想起了前两天课堂上老师讲过的一个故事：一个小女孩因为轻信，被人贩子拐卖了。想到此，段利红停住了脚步：我不能再跟他走了，必须赶紧离开。

“胜利叔”见段利红不走了，也停了下来，一只手搭在了段利红肩上。段利红一边用力挣脱，一边着急地四处张望，可是这个胡同幽深曲折，不见一个人影。怎么办呢？万一“胜利叔”真是坏人，惹恼了他……

突然，段利红看见前方不远处一户人家的阳台灯亮着。段利红有了主意。她装作高兴的样子，一下子跳到了“胜利叔”的前面：“叔叔，那是我大舅家，我们先去他家吃饭好吗？吃过饭我再和你体检去。”“胜利叔”一听就怔住了。段利红边说边跑，很快来到了这家门前，嘭嘭擂响了大门。段利红一边敲，一边用劲喊：“大舅，大舅，快开门，我来了！”

大门打开了，一个奶奶站在门口，惊奇地看着段利红。段利红一把拽住奶奶，大声说：“姥姥，我来你家吃饭了。”奶奶越发奇怪。段利红一把拉住奶奶就往屋里走。她偷偷回头一看，“胜利叔”已经不见人影了。

段利红的父母接到女儿的电话大吃一惊，接了女儿就直奔派出所报案。

一听派出所民警的介绍，段利红的父母吓出了一身冷汗。原来派出所已经接到了好几起报案：一名中年男子以办理×证或安排工作为名，将女学生骗至偏僻处无耻地收取费用，甚至实施奸淫。

感悟 gǎnwù

好危险的一幕啊！生活中隐藏着各种危险，当你走在路上的时候，也许一双罪恶的眼睛就在暗中盯上了你。如果是你，面对花言巧语的“狼叔叔”，你应该怎样做呢？

1. 不要轻信陌生人，即使是熟悉的男性，也应保持交往的距离，掌握活动的合适地点和方式，不与他们单独相处。

2. 如果已经被胁迫，不能惊慌失措，迅速观察环境，看清周围情况，镇静自救。

3. 向有行人、有人群的地方跑，如果是夜晚，跑向有灯光的地方，或者附近居民家。

4. 万一陷入困境，应竭尽全力还击，要设法击中歹徒的要害部位，如眼睛、小腹、裆部，可以抓、撕、咬、踢，并牢牢记住歹徒的体貌特征，及时报警。

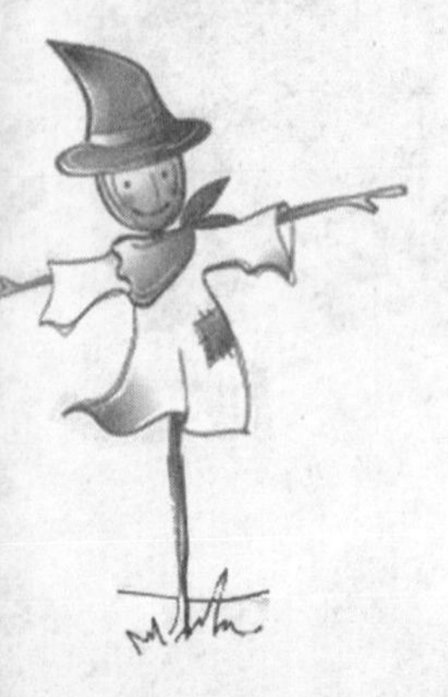

·女孩，小心陷阱·

2005年4月4日下午，薛梦萍应同班女生杨玫之约，到了本地的一处风景点闲逛。同行的还有一名男青年“小马”。杨玫嫌人少，不热闹，就打电话叫自己表哥的朋友赵光明过来一起玩。

赵光明是家中的独子，虽然已经24岁了，但是因为身体不好，父母格外溺爱，初中毕业没有考上高中，就一直在家。那天晚上，终日无所事事的赵光明正和朋友在一家台球室打台球，接到杨玫的电话后，马上就骑摩托车赶到那里。

几个人玩了一个下午还嫌不过瘾，赵光明提议干脆晚上接着再玩。可是那天晚上学校还要上晚自习，薛梦萍和杨玫说：如果不上自习课，老师知道了就要批评，还要叫家长。不如先上晚自习，等晚上放学了再玩。于是几个人约好时间，赵光明骑着摩托车把薛梦萍和杨玫送到了学校。

晚上一放学，贪玩的两个女孩就离开了同学，悄悄溜出了校门。

两个单纯的女孩哪里料到，这两个“哥哥”在她俩上学走后，已经商量了半天，密谋加害她们。而她们两个人却蒙在鼓里，高高兴兴地坐上了他们的摩托车。

杨玫坐到了“小马”的摩托车上，薛梦萍刚要坐在杨玫身后，“小马”却嚷了起来：“哎呀，不行了，我的车子没有气了，你坐赵光明的车子吧。”薛梦萍想都没有想，就坐上了赵光明的摩托车。

在从乡下到县城的路上，赵光明的摩托车越开越快，一会儿就把“小马”的车远远甩在后面。单纯的薛梦萍高高兴兴地与他一起到了城里的公园。转悠到深夜10点多，赵光明试探说：“你现在回去，肯定要挨老师批的，不如我们在宾馆开房间住一夜吧。”薛梦萍随口说：“开房间就开房间吧。”

他们来到一家宾馆，赵光明到宾馆总台开了一个标准间。上楼的时候，薛梦萍问：“几个房间?”“两个。”等到了房间，薛梦萍才知道只开了一个。但薛梦萍还是没意识到其中的圈

感悟
ganwu

十几岁的女孩就像一朵盛开的花，鲜艳夺目，但也容易成为一些不法分子侵犯的目标。亲爱的朋友，我们该怎样保护自己，防范危险呢?

1. 树立正确的人生观和道德观，自尊自爱，不爱慕虚荣，不贪图享受玩乐。

2. 防人之心不可无，避免出入娱乐场所和接触不良社会群体。

3. 拒绝男性和爱交往男友的女性朋友的邀请，不单独和他们一起出去游玩、吃饭，更不能随他们到出租屋或宾馆、旅店。

4. 当隐私部位被他人接近时，立即警觉；被碰摸时，完全可以大声拒绝，并跑离现场，同时告诉可信任的大人或家长。

5. 遭遇侵害后，一要快速报案，二要保护好现场，尽可能地向公安机关提供有价值的人证、物证等。

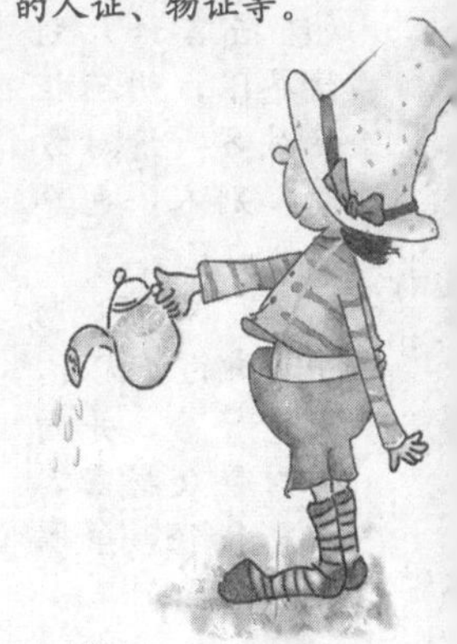

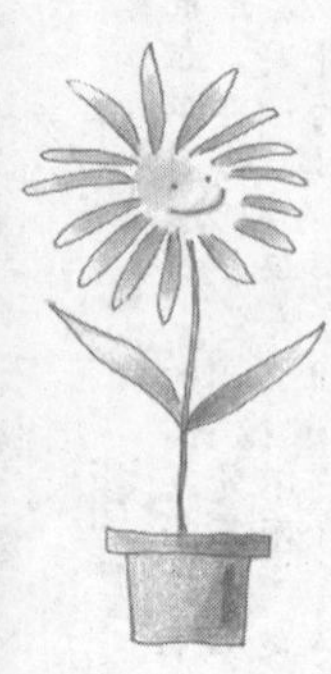

套，她幼稚地认为，大家是谈得来的朋友，应该不会有什么事情。薛梦萍就跟着他走进了房间。关上房门之后，赵光明露出了凶相。薛梦萍这才明白，吓得哭哭啼啼，哀求他放过自己。赵光明却威胁道："你再闹，我明天就到你学校去，把你的名声搞臭。"薛梦萍捂上了嘴，缩在了墙角，再也不敢出声……

而聪明的杨玫却躲过了一劫。当"小马"带着杨玫来到一家宾馆的时候，杨玫坚决不进房间。当"小马"硬拉硬拽的时候，杨玫大喊大叫，惊动了宾馆的工作人员……

尽管后来赵光明受到了法律的严惩，可是薛梦萍的心里留下了深深的创伤。

男孩沉默也受伤

今天一整天王磊都郁闷不开心，这都源于昨天下午在地铁上的一幕。

昨天下午5点钟，王磊放学后坐上了地铁。正值下班的高峰时期，车厢里挤满了人，王磊找了一个角落站定，左手叉兜，右手拉着扶手，他一边听MP3，一边思考一些不着边际的问题。

地铁开了停，停了开，车厢里的人越来越多。突然间王磊觉得好像有些不太对劲，好像有东西在蹭他的左臂。王磊以为太挤了，就向前挪了挪，想躲开后面的人。

王磊继续听着歌曲，还轻轻跟着哼了起来。可不一会儿，王磊感到手臂痒痒的，那个不明物体又靠到了他的左臂上。王磊有点心烦，只好又往角落里躲了躲。可没有想到，那个物体竟然跟踪追击，逼得王磊已经无路可退。

王磊恼怒地回头看了一眼，发现身后站着一个高高胖胖的妇女，大约40岁左右，而她肥肥的胸部正靠在自己的手臂上。

感悟 gǎnwù

王磊的遭遇让我们大吃一惊，原来男孩也会遇到性骚扰啊！如果这样的事情发生在你的身上，你知道该怎么做吗？

1. 在公共场所，倘若遇到坏人，不要紧张失措，更不能示弱。

2. 利用全身（包括言语）划清界限，明确拒绝对方，请对方尊重别人，也尊重他自己。

3. 对那些动手动脚的骚扰者，大声警告，并向周围群众揭露其丑恶行径，争取大家的帮助。

妇女转过脸，装作没有看见王磊的样子。王磊没有多想，正好旁边有人下车，腾出了一块地方，王磊就又往里挪了挪，与那名妇女拉开了一点距离。此时王磊已经紧贴着车厢的墙壁了。

车开了。没想到随着车厢的晃动那名妇女又靠了上来。王磊想也许是后面的人多，挤得她不得已才这样的。可是王磊越来越觉得不对劲，他觉得好像有什么东西在他的臀部上移动。王磊有些紧张了：难道自己遇到了小偷？可是自己的裤子后兜瘪瘪的，明显是空的。

王磊想躲开，可是自己已经紧贴在了墙壁上，已经躲无可躲了。这时身后的那名妇女又靠了上来。没有办法，王磊向后拱了拱她，意思是你别挤我了。可是没想到，身后的妇女越发猖狂，手肆意在王磊臀部运动，力度越来越大……

王磊豁然醒悟：自己这是遇上了女色狼。该怎么办呢？王磊在想是伸手抓住她的手，然后回头大声呵斥呢，还是只是回头瞪她一眼？如果自己回头呵斥她的话，车上的人会相信吗？

于是王磊只好回头狠狠瞪了那名妇女一眼，可是那名妇女并没有收敛，还是继续她的动作。王磊又气又怒，他想抬起脚，狠狠朝她踩过去。可是如果她叫起来，自己该怎么办呢？

万般无奈，王磊只好提前下车，步行回家了。

尝尝我的厉害

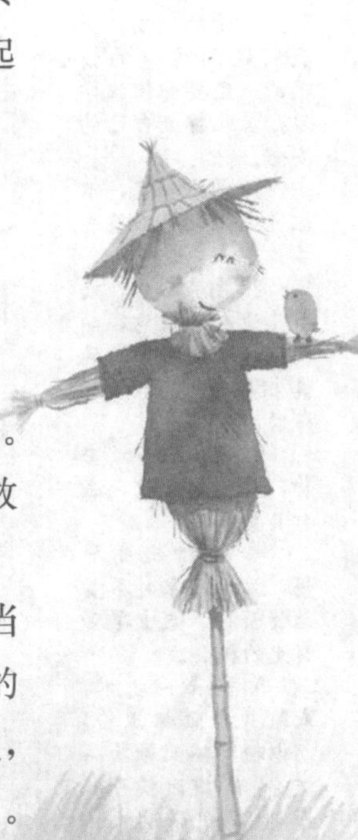

15 岁的何钰出生于武术世家，从小就练出一身的好本领。但是她牢记父亲的教导，从来深藏不露。可是昨天下午，在放学的路上，何钰忍不住出手了，她将一名男子打翻在地。

昨天下午，何钰像往常一样乘坐 333 路公共汽车回家。当时正值高峰时期，车上十分拥挤。何钰把书包当做保护自己的屏障，紧紧搂在胸前。不一会儿，有乘客下车腾出一个座位，何钰坐下来，这才松了口气。可是何钰马上就觉得不对劲了。

紧贴何钰站着的是一名男子，他的手不拉车扶手，却越过何钰的身体扶着汽车的内壁，整个身子都压向何钰，还不时用下身磨蹭何钰的肩膀。

何钰赶紧向座位里边避让。但是男子不仅丝毫没有收敛，反而将身体越贴越紧。

“不要要流氓!”何钰一声大喊，车厢里的乘客闻声都看了过来，并且小声议论起来。这名男子不仅不退却，反而一脸愤怒，朝何钰吼叫起来：“不要诬陷。看你小小年纪竟然血口喷人。”

何钰勃然大怒，她从来没有见过这样无耻的人。于是双方争执起来。有位年长的乘客出来劝说：“人家小姑娘好好坐着，你离开点不就行了。”那名男子私下里看了看，悻悻地走开了。车厢恢复了宁静。

车行至东学路，何钰下车沿人行道往家走去。走着走着，何钰觉得后背猛然一痛，被人狠狠打了一下。何钰回头一看，原来是车上那名男子！他居然下了车，一路跟踪过来。何钰停住脚步，愤怒地盯着这名男子，大声喊起来：“你这无赖，想干什么?”

那名男子见有人驻足观看，就装模作样地大声呵斥道：“放学不回家，到处跑什么？虽说我不是你的亲爸爸，但我一样要管教你!”边说边挥拳而上。

何钰心想这真是个恶毒的人，看来我不露两招不行了。于是何钰站稳身子，双手握拳，目光沉静自然，随那名男子的身形转动。眼看拳头就要落在自己身上了，何钰一闪身，男子的拳头落了空，还没等他回过神呢，何钰就已经擒住了他的手腕，然后轻轻一推、一送，男子就乖乖躺在了地上。

何钰对围观的人说明了事情的真相，大家都很气愤，主动帮助何钰把这名男子送到了派出所。

派出所的民警称赞何钰既勇敢又能干。原来这名男子是长

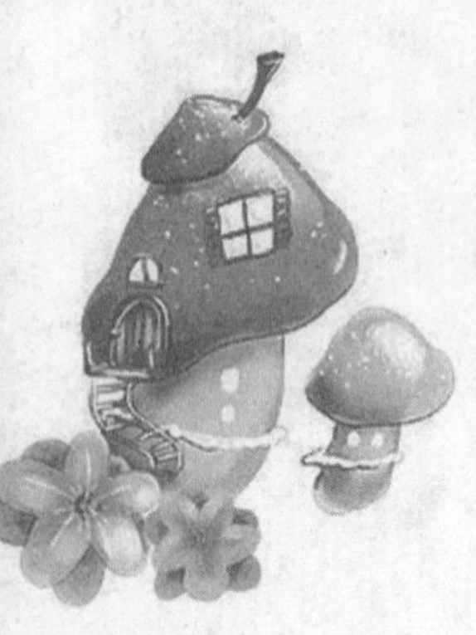

感悟
gǎnwù

何钰三拳两脚就制服了坏人，真是让人羡慕。可是，还有许多人在公共场合遭遇性骚扰时，却选择了沉默，在这沉默中，坏人愈发的放纵。亲爱的朋友，当我们遇到这样的情况，一定要向何钰学习，勇敢捍卫自己的安全。

1. 勇敢镇定，不惊慌失措，更不忍气吞声。

2. 高声喊叫，吸引其他人的注意，向围观的人说明事情的真相，争取别人的帮助。

3. 坏人如果攻击你，要奋起反抗，击打其要害部位。

4. 平时提高警惕，放学回家时尽量结伴而行，减少单独行走的机会。

5. 学点防身术，或随身携带辣椒粉、胡椒粉、碱面等物品防身，关键时候可以撒向坏人的眼睛。

期游荡在公共场所，趁机浑水摸鱼的一名“老色鬼”。

·少女妈妈的眼泪·

郁莎莎今年刚刚 14 岁，是一个胖胖的初中女生。郁莎莎性格开朗活泼，爱说爱笑，可就是因为稍微有点胖，常常遭到同学的嘲笑。

眼看着自己的同学打扮得漂漂亮亮，身前身后追着一些帅男生，每天神神秘秘搞一些“地下活动”，郁莎莎既羡慕又嫉妒：“难道我真的很丑？怎么就没有人追呢？”

去年郁莎莎班里转来一名瘦瘦高高的男生郭驰，坐在了郁莎莎的后边。郁莎莎一眼就喜欢上他了，有事没事就往郭驰身边凑。渐渐地，郭驰也注意到了郁莎莎。不知从什么时候起，两个人加入了“恋爱小分队”，每天上学一起来，放学一起走。

暑假期间，郁莎莎和郭驰约会更加频繁，两个人不是偷偷去剧院看电影，就是背着家人上公园。

一天中午，郁莎莎正在家里写作业，郭驰打来电话告诉她：他的父母回老家了，几天后才能回来，希望郁莎莎能来家里陪他，两个人可以好好玩一玩。

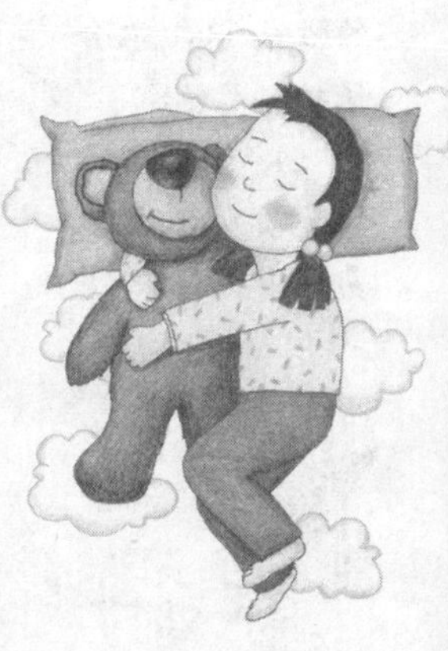

郁莎莎一听非常兴奋，拿了书包就直奔郭驰家。临走时她给父母留了一张纸条，说是去同学家住几天，请他们不要担心。

郭驰拿出一盘影碟，说：“咱们找部大片看吧！”于是两个孩子打开了影碟机，可是这哪里是什么大片，荧屏上出现了些不堪入目的画面。郁莎莎的脸红了，她悄悄看了一眼郭驰，只见郭驰也是满脸通红，呼吸越来越重。郭驰突然紧紧抱住了郁莎莎，学着影碟上的样子狂吻郁莎莎……

时间真快，一晃假期就结束了。开学的第一天，同学们都像小鸟一样，兴奋地跑来跑去，只有郁莎莎懒洋洋地坐在那里一动不动。同桌拉不动她，就笑她："郁莎莎，你真该减肥了！"

郁莎莎自己也纳闷，最近怎么吃再多还觉得饿呢？母亲不止一次对女儿说："莎莎，少吃点吧，看你胖成什么样子了？再这样吃下去，你会出不去屋门的。"

而郁莎莎好像没有听见，自顾埋头吃饭。

这天晚上，郁莎莎突然感到腹部一阵剧烈的疼痛。母亲闻声急忙跑进她房间，问她怎么了。郁莎莎就用手指着自己的腰腹部，告诉母亲那儿疼得厉害。母亲以为她得了阑尾炎，马上把她送进了医院。

在急诊室，医生经过诊断，发现郁莎莎是怀孕，马上就要生产了。医院当即把郁莎莎安排进手术室。在外守候的母亲听到这个消息后，几乎昏厥。

在医院仅仅住了两天，郁莎莎就被母亲悄悄接回了家。回到家后，郁莎莎每天只是躺在床上哭个不停。母亲让她吃饭，她也不吃，婴儿哇哇大哭，她也不管。

在母亲的追问下，她才讲了暑假期间在郭驰家里发生的事情。母亲又气又怒：你怎么这么傻啊！

身边的孩子又在大哭，郁莎莎的眼泪无声地往下流淌……

感悟 ganwu

无知的郁莎莎懵懂间犯下一个很大的错误，使自己的人生陡起波澜。亲爱的朋友，爱情是美好的，但是过早摘取，则是苦涩的，请你记住：真爱需要等待！

1.自尊自爱，和异性同学正确交往。

2. 明确现阶段的生活目的，专心学业，不早恋，拒绝性行为。

3. 了解必要的性知识，学会保护自己。

4. 珍惜自己的童贞，不要轻易付出。

害人的虚荣心

陈路是家中三代单传的男孩子，是爷爷奶奶、爸爸妈妈的掌上明珠，从小娇惯成性，在家人面前说一不二。上学后，陈路不求上进，整天讲究吃喝玩乐，小小年纪就学会了抽烟喝酒，糊涂的父母不仅不严加管教，反倒认为自己的孩子聪明能干。

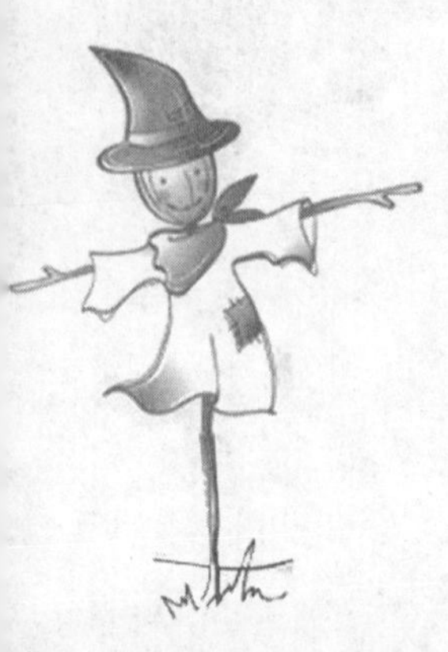

期中考试后学校放假休息两天，陈路和几个同学出去玩乐。几个人竞相拿出好烟炫耀。陈路一向领导着他们这个小群

体的消费潮流，他掏出一包万宝路香烟，得意地扔给每个人一根，最后才拿出一根叼在自己嘴上。突然一个同学取出一小包白色的东西，神秘又得意地说：“这是海洛因，海洛因，你们知道吧？你们的高级烟能和海洛因相提并论吗？”这个同学骄傲地让每个人看了一眼，就急忙收了起来，宝贝似的揣到了怀里。

陈路看见伙伴们把艳羡的目光投向了那个同学，自己的地位一下子跌落下来，心中愤愤不平：不就是一包海洛因吗？有什么了不起的，我也弄一包来给你们看！

于是陈路找借口说学校要交补课费，骗取母亲 300 元，悄悄出去买了毒品。

不久，几个同学又聚在一起，陈路凭着自己吸毒的派头，扳回了面子，稳固了自己的“霸主”地位。陈路后来回忆说，第一次模仿别人的样子吸毒时，觉得头昏脑涨，恶心得要吐。可为了保住自己的“地位”，硬着头皮撑了下来。没想到第二次吸的时候，就感到一种难以言表的快乐。陈路已经离不开那种感觉了，他把自己完全交了出去。

陈路不敢告诉父母。但是自己又摆脱不了毒品的诱惑，为了吸毒，就开始想方设法骗钱。

可是纸包不住火。不久母亲就发现了陈路的“秘密”。母亲大吃一惊，急忙告诉了陈路的父亲。情急之下，父亲要把他送往戒毒所。可是母亲担心传出去会毁了儿子的名声，否决了父亲的建议。母亲哭着哀求陈路不要再吸毒了。母亲的眼泪打动了陈路，他发誓再也不沾毒品了。

可是没过三天，陈路就忍受不了毒瘾的煎熬，偷偷拿走母亲的项链，换了点海洛因。从此，陈路就像一个贼，一点一点拿走了家里所有值钱的东西。

有一次，毒瘾发作的他伸手向母亲要钱，母亲流着泪说家里连买米的钱都没有了。而失去理智的陈路就像一头野兽，举

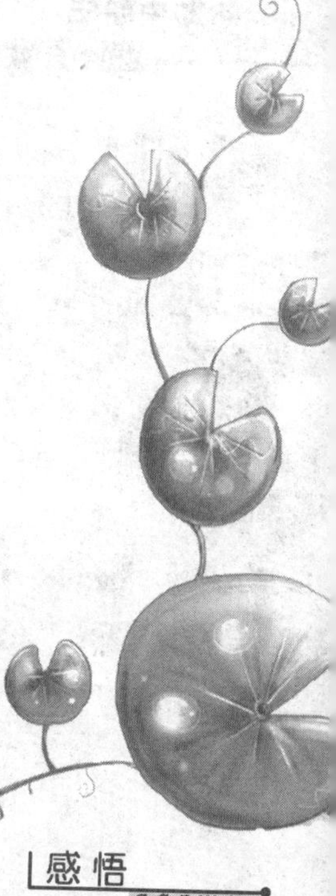

感悟 ganwu

毒品真是万恶之源。它不仅摧残我们的身体，还摧毁我们的精神和意志，危害家庭和社会。朋友，我们一定要保持高度的警惕，不要让毒品靠近我们。你说呢？

1. 和同学、朋友正确交往，不要攀比、炫耀，不追赶时髦。

2. 认清毒品的危害，不受外部环境和周围人的影响。

3. 不对毒品抱有好奇心和侥幸心理，一旦沾上毒品，将很难摆脱。

4. 一旦不慎沾染了毒品，请告诉父母，马上戒毒。

起菜刀扑向了生养自己15年的母亲……

海洛因就这样吞噬了一个曾经幸福安宁的家庭。

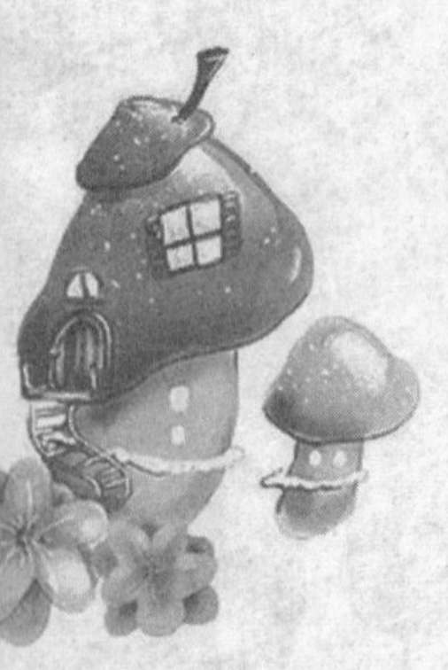

·蓝色精灵·

刘佳是一个聪明漂亮的女孩，她学习成绩优异，是一所重点中学实验班的尖子生，父母又都是大学教授，谁都相信刘佳的前途像阳光一样灿烂。

暑假期间，为了开阔女儿的视野，锻炼女儿的自立能力，父母让刘佳报名参加了一家旅行社的出国游。在这次出国旅行中，刘佳结识了一名叫江涛的大学生。江涛只比刘佳大两岁，是一名少年大学生，他风度翩翩，学识渊博，谈吐风趣幽默，两个人很快成了形影不离的好朋友。

旅游回来，刘佳和江涛约定每星期见一次面，汇报彼此的学习情况。

这天是周末，刘佳早早来到了图书大厦，边看书边等江涛。一会儿，江涛气喘吁吁跑了过来，他告诉刘佳，今天他的师兄要来北京，约好在某大厦见面，问刘佳是否愿意同去。刘佳的父母对她管教很严，对女儿的限制很多。和似乎无所不知、无所不晓的同学比起来，刘佳总觉得自卑，总想出去见识各种场合。一听江涛邀请自己，就爽快地答应了。

一走进大厦底层的舞厅，刘佳就惊呆了：外面如此安静，这里却如此喧闹，灯光闪烁，房间的每一寸地方都光怪陆离的，斑驳的灯光洒在舞厅里人的脸上，使每个人看起来都那么诡异。舞池中央挤满了人，他们疯了似的摇头晃脑。

江涛的两个师兄已经等在那里，见面寒暄了几句，江涛就把刘佳介绍给师兄，师兄矜持地冲刘佳点点头，然后就亲热地和江涛讲起话。刘佳安静地坐在旁边。

他们几个聊了一会儿，江涛的一个高个师兄，取出几个蓝色的药片，悄悄分给了江涛。刘佳看见了，好奇地问江涛：“这是什么呀？这么漂亮。”江涛微微一笑：“漂亮吗？它叫蓝色精灵。”说着就放进了嘴里。“能吃呀？”刘佳越发好奇。“当然。”江涛说着就和他的师兄走入舞池，随着强劲的乐曲疯狂地摇摆起来。

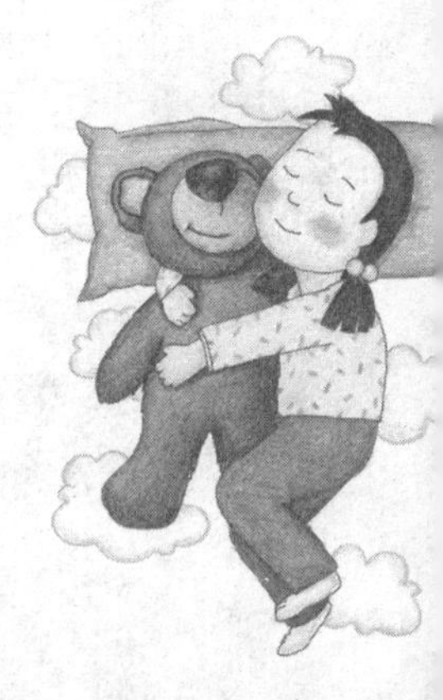

后来刘佳和江涛又去了几次，逐渐明白了这就是非常时髦的High场，那些漂亮的药丸就是最新的“摇头丸”，吃了能激发灵感，江涛的几个师兄都是文化界名人，他们常常一起High。

“摇头丸不是毒品吗？”刘佳惊奇地问。

“你真是孤陋寡闻，我们用的这种摇头丸，是真正的进口货，从研究室出来的，质量特好，纯度特高，只能算是药力很小的兴奋剂而已，绝不会上瘾的。要是毒品，我那些师兄怎么会吃呢？”江涛激动地反驳刘佳。

刘佳觉得好神奇，她兴奋地问：“那我能吃吗？”

江涛犹豫了一下，迟疑地说：“还是不吃的好。”

“我想感觉一下，反正不会上瘾，你说的。”

刘佳拿过一片“蓝色精灵”，仔细观赏了一会儿，轻轻放进了嘴里……

刘佳喜欢上了这样的生活。正好父母出国讲学，家里就剩下刘佳和保姆，刘佳就一个人偷偷往舞厅跑。很快她就结识了一帮新潮的姐妹，整天跟着她们，到处参加High场。渐渐地，刘佳已经离不开“蓝色精灵”了。

一天晚上，刘佳、江涛和江涛的师兄一起去High，半夜回家时，开车的江涛师兄说：“我觉得我这浑身上下，这四肢都没有了，就剩下中间这一段了。啊，我的灵魂，我迷失了方向的灵魂，你飘到了哪里，哪里？”

江涛急忙说：“要不，咱们不开车，打车回去？”

江涛的师兄摆摆手：“没关系，路就在脚下。”说着一踩油

感悟
ganwu

因为一片小小的“蓝色精灵”，刘佳的人生历程从此改写。亲爱的朋友，人生路上几多坎坷，几多诱惑，关键时候，你能把握住自己吗？你能把握住自己的人生吗？

1. 与异性正确交往，不轻易涉足复杂的场合。

2. 不要对任何事情都抱有强烈的“求知欲望”，有时毁灭你的就是这种强烈的“求知欲望”。

3. 多和父母沟通，坦诚地和父母交流看法。

4. 注意观察社会，充分了解社会的复杂性，提高免疫力。

5. 远离摇头丸，远离K粉，远离所有的毒品。

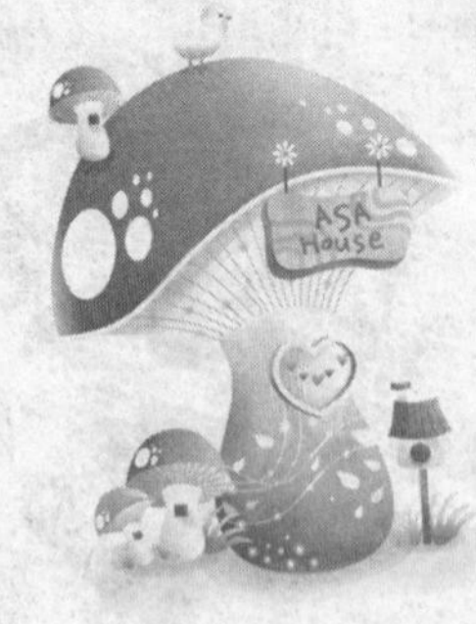

门，车一下子就冲了出去，就像 High 场里疯狂的舞者，狂舞着上了高速路……

第二天，刘佳父母突然接到国内的电话：刘佳出事了，请速归。父母惊呆了。

那天晚上，失控的汽车撞坏护栏，从 15 米高的桥上掉下，驾驶汽车的江涛师兄当场死亡，其他 3 人重伤，刘佳失去了双腿，并且医生说刘佳需要戒毒！

“时髦”的伤害

在成都市某校读初中的 14 岁的少女韦薇，长得乖巧可人，可天生性格叛逆，总喜欢追求前卫、时髦和刺激的东西。

九年级时，她看上班里一位成绩很好的男同学，并大胆示爱。于是两个人像模像样谈起了“恋爱”。两个人每天卿卿我我，形影不离。看着有些同学艳羡的目光，韦薇觉得很有面子。后来两个人突破了最后防线，过早品尝了禁果。

一个月后，韦薇没有来月经。无知的韦薇对自己出现的呕吐、嗜睡等妊娠反应毫无警觉。整天忙活生意的父母也无暇顾及她，早已把她“全托”给了年迈体衰的奶奶。就这样稀里糊涂过了 4 个月，她感觉自己越长越胖，连腹部都有了厚厚的“奶油”。

直到有一天，她感觉自己的腹部里面像是有什么东西在踢自己。她担心自己吃了不洁净的东西，肚子里长了蛔虫，就告诉了奶奶。奶奶让姑妈带她到医院检查，才发现韦薇已经怀孕。

姑妈大吃一惊，觉得事情重大，急忙打电话告诉了韦薇的父母。父母火速回到家里，问清了事情之后，愤怒的父母找到男孩的家长。韦薇在父母、男孩家长的陪同下来到市妇幼保健院少女门诊。可双方却因为支付手术费的问题发生了争执。双

感悟

ganwu

一个如花的生命就因为追求新潮和时髦而毁于一旦。我们慨叹之余，不免反躬自问：我们该怎样对待人生，走好人生的每一步，避免我们的人生脚步陷于吸毒和艾滋病的泥沼中？

1. 加强自身的道德修养，提高法律意识。

2. 洁身自爱，和异性保持正常的关系，避免早恋。

3. 珍爱自己的身体，认识毒品的危害，了解艾滋病的知识和防护方法。

方父母在大街上大打出手，闹得满城风雨。

面对周围人的风言风语和父母的责骂，韦薇崩溃了。她再也不愿意上学，整天和一帮小混混在外面泡网吧、上歌厅等，这些场所的一切让她眼花缭乱，让她惊喜。韦薇学会了抽烟、喝酒，为了寻找刺激，还吃起了摇头丸，她觉得这才是真正时髦的生活。

不久，韦薇又谈了一个男朋友，这个男朋友是一个五毒俱全的混混，韦薇跟着他一步步堕入了罪恶的深渊。在男友的引诱下，韦薇学会了吸毒。深陷吸毒泥潭的韦薇，已经完全失去了廉耻心。为了筹措毒资，韦薇和男友一块偷、抢、骗，甚至出卖自己的肉体。即使吸毒的男友因毒瘾发作，倒毙在大街上，也没有惊醒迷途的韦薇。

点吸已经满足不了韦薇的欲望，她开始了危险的静脉注射。

等父母找到韦薇的时候，韦薇已经染上了艾滋病，父母把奄奄一息的韦薇送进了医院。

·不许这么做·

董亮有三个好朋友，其中一个上八年级时辍学，随经商的父母开始了经商生涯，另外两个同学因家境困难，也辍学南下广东打工去了。只有董亮矢志不渝，一直在发奋学习，为自己的大法官梦而努力奋斗着。

这年春节，几个好朋友难得聚在了一起。这天摆宴席请董亮他们的是南下打工的同学李辉。李辉为人机敏灵活，做事认真，深得他们老板的信任，被任命为一个部门的经理，赚了一些钱，大有衣锦还乡、春风得意的感觉。

朋友好久不见，格外亲热，很快就天南地北地聊起来。不知谁先提起了吸毒的话题，就见李辉拿出一个小包，神秘地

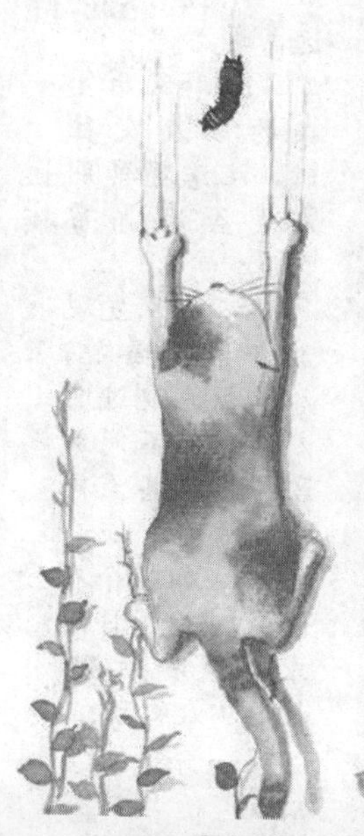

说："谁想试一试？这是我带来的那个东西。就这一小包，还是我们老板偷偷给我的。"这就是海洛因？大家都愣住了。他们这是第一次亲眼看见海洛因。就这么一点不起眼的白色粉末，能把人折磨得魂不守舍，让人为它痴、为它狂，甚至为它连命都不要了？

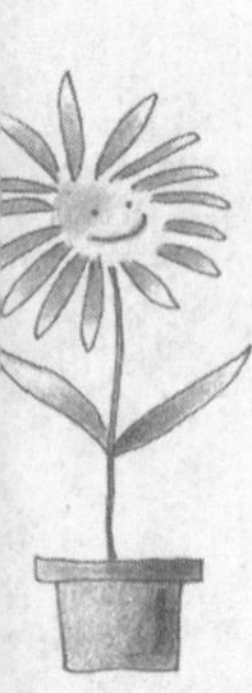

董亮经商的同学好奇地看着，不自觉伸出手蘸了一点，然后就想往嘴里放。董亮急忙拦住他，说："千万不要尝！不要因为一时的好奇，毁了自己的一生！毒品可是杀人不见血的刀。"

李辉不高兴了："我好心好意让你们长点见识，你反倒说我拿刀害你们。我没有你这样的朋友！"

另外两个同学急忙劝阻两人，经商的同学对董亮说："整天看报纸电视上说毒品怎么厉害，咱们也没亲眼看过。我想尝一点，不会有事的。"

董亮坚决地说："有些事情就是不能亲眼看见，等你亲眼看见的时候，一切就晚了。你尝了第一口，就会有第二口，一旦染上毒瘾，毁的不是你一个人，它会祸害得全家都不安生。"董亮看了李辉一眼，严厉地说："如果你们一意孤行，我就立即给公安局打电话，携带毒品、吸食毒品都是犯法的！"

大家都愣住了，不知如何是好。李辉只好把纸包收了起来，招呼大家继续吃饭。董亮却无心吃饭，他担心自己的朋友已经被毒品这个魔鬼"附体"！怎么把朋友从"魔鬼"手中救出来呢？

董亮告诉了父亲这件事情，父亲建议他向公安局报案。

李辉被送进了戒毒所。由于李辉毒瘾不深，很快就走出了戒毒所。家人禁止他再去南方打工，在家人的严密看护下，李辉学会了修理汽车，并开了一家汽车修理铺。

一年后，在南方打工的那位同学告诉李辉：当时和他一起在南方吸过毒的一个人由于毒瘾发作，失去理智，在大街上狂奔后突然倒地而亡！

李辉既庆幸，又后怕：自己现在还活着，多亏了董亮啊！

感悟 ganwu

毒品就是魔鬼。请千万不要和魔鬼打交道！亲爱的朋友，如果你遇到了和董亮一样的情况，你知道正确的做法吗？

1. 提高警惕，远离毒品。

2. 和经历复杂的朋友交往时，注意观察朋友是否有异常表现。

3. 一旦发现朋友染上毒瘾，尽量帮他改过自新，千万不能放松警惕，甚至同流合污。

4. 加强个人修养，不盲目追求刺激和新潮，切忌从众心理。

"江湖义气"送你走上不归路

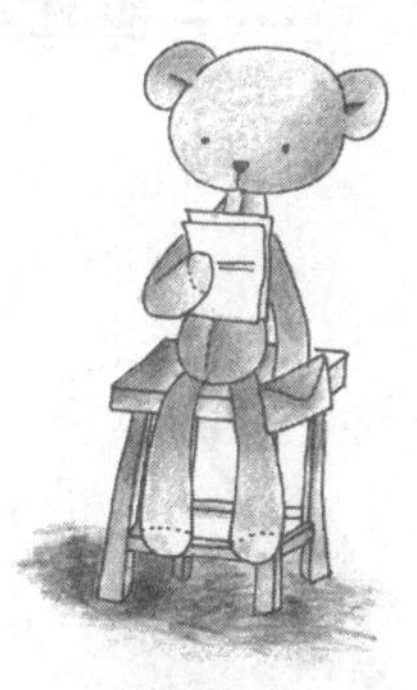

孟祥鹏虽然刚上九年级，但已经完全是一个棒小伙的样子了，他个子高高的，身强力壮，是一个很有正义感的学生。

这天中午，学校突然闯进来几个小痞子，他们趁中午学校人少，教师不在的时候肆意闹事，勒索学生，抢劫财物。学生们都忍气吞声。就在这时，孟祥鹏挺身而出，率领几个男生一起赶跑了他们。小痞子临走时，恶狠狠地对孟祥鹏说："你小子记住今天，我们也会记住你的。早晚有你的好看!"

孟祥鹏家离学校较远，并且上学放学的路上只有他一个人，他有些担心自己的安全。于是他找到住在一个街道的朋友，请他帮忙，护送自己几天。这个朋友早已辍学，两个人以前很少打交道。这个朋友一听孟祥鹏的叙述，马上就爽快地答应了，还拍着胸脯说："我在这片上的名头响着呢，没有人敢冒犯我。以后谁敢欺负你，你只要说是我的兄弟就可以了，尽管放心，有事就找我!"

孟祥鹏心里一热，觉得自己真是找对了人。果然一连几天，没有人来找他的麻烦。没多久，那几个小痞子居然过来向他道歉，说是不知道他是"王哥"的人，请多多包涵。他们显然误会孟祥鹏也是流氓团伙的一员，不敢把事惹大。可是孟祥鹏却因此对这位不务正业的"王哥"产生了一丝敬佩和羡慕，渐渐地，孟祥鹏和"王哥"越走越近。

有一天，"王哥"惊慌失措地来找孟祥鹏，说自己出了点事情，要求在孟祥鹏家里躲几天。正好孟祥鹏的父母到外地出差，孟祥鹏痛快地答应了。"王哥"是个瘾君子。一天他毒瘾发作，要孟祥鹏到某个秘密联络处给他买些毒品回来。孟祥鹏犹豫了一下，出于哥儿们义气，居然同意了。

孟祥鹏偷出了父母的钱，按照"王哥"的吩咐，先打电话

感悟 ganwu

孟祥鹏在遇到麻烦和困难的时候，不向家长或老师求助，而是自作主张，在社会上乱找"保护伞"，最终从一个很有正义感的男孩沦落为一名为人不齿的瘾君子。朋友，在生活中我们要注意下列问题：

1. 遇到困难和麻烦时，向学校、老师或者家长求助，如果事情严重，可向公安机关报案。

2. 提高自己的法制观念和明辨是非的能力，不要轻信"江湖义气"。

3. 正确结交朋友，当朋友提出违法要求时，要严词拒绝。

4. 不要为"错误的朋友"作出"错误的决定"，这将付出沉重的代价。

联系，然后亲自为“王哥”取货。第一次办事就这么顺利，“王哥”对孟祥鹏大加赞赏。孟祥鹏很自豪。为了感谢孟祥鹏，“王哥”邀请孟祥鹏一起吸食毒品。孟祥鹏拒绝了。

第二次，“王哥”又邀请孟祥鹏“有福同享”，孟祥鹏禁不住诱惑，就学着“王哥”的样儿开始吸食毒品。

孟祥鹏就这样步入了深渊……

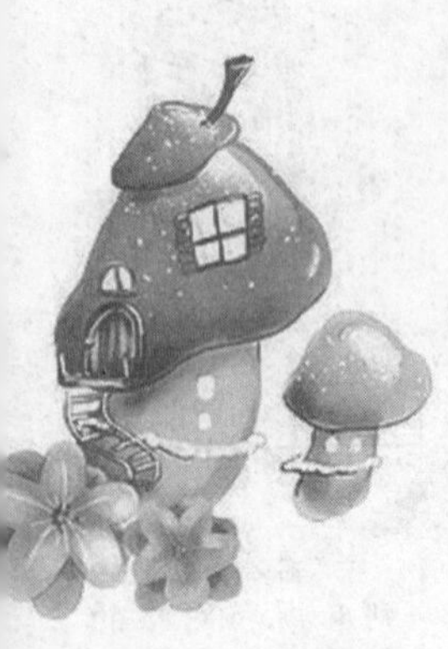

见义勇为自己却牺牲

2011年10月19日，在广州市区珠江边，31岁的山东退伍军人牛作涛目睹一名陌生女子落水后，毅然下水救人。当时，珠江水流湍急，他抓住女子试图靠岸，但始终未能成功。由于事发地较清冷，当路人和附近商铺店员闻讯赶来相助时，牛作涛与女子双双消失在江面。20日中午，牛作涛的遗体在广州大桥东侧水域被水警发现。

事发后，在广州大桥北侧往东200米，10多个路人在昏暗的街灯下守望着。高先生在江边垂钓10多年了，当晚他如常在附近钓鱼。听到几个骑单车的人议论有人落水后，他马上跑了过来。“救人我也试过，但我来到时，早已不见人影了。”高先生对记者说。

附近餐厅的三名女工表示，她们曾经看到一名男子在江面露出头部，且试图抓住石壁，“应该是有人在水下抓着他，他使不上力气，过了一段时间，他就沉下去了”。

目击者还原当时的场景说，当晚8时50分，下水救人的男子牛作涛和一名朋友在江边散步，见到一名陌生女子突然落水，岸上还放着女子的鞋子和手机。牛作涛把身上的一些东西交给了朋友，随即也跳下了水。

事发后，多名好友来到江边悼念牛作涛。据张先生介绍，牛作涛1980年10月出生于山东省单县一个普通农民家庭，

感悟 ganwu

近年来，随着社会道德风尚的不断提升，涌现出越来越多见义勇为的英雄。这是值得我们提倡的，但同学们要注意，在见义勇为的时候一定要量力而行，见义勇为不意味着要牺牲自己的生命，在救助他人时也要注意自己的安全。如所遇情况超出自己的能力范围，应选择其他方式求救，报警或寻找专业救援人员，切不可强出头。

1998年在广州空军某部服役，2003年复员，然后在广州开了一家小家政公司，他还有一个女儿。

张先生说，两天前，牛作涛从云南回来。19日中午，他还与张先生通过电话。张先生说，牛作涛曾经和他多次到游泳池游泳，但似乎未试过在大江大河中下水。

牛作涛的英雄事迹传出后，各地市民深受感动，纷纷对英雄家属表示慰问。广州市见义勇为基金会确定牛作涛的英勇事迹属于见义勇为，向其家属送上见义勇为荣誉证书和慰问金；山东省追授牛作涛为“第三届全省道德模范”并追认其为烈士。

千万不能有的好奇心

杨晨利是一名非常有希望考取重点高中的学生，他学习刻苦认真，从来不用父母操心。

一个星期六的晚上，杨晨利应邀和好朋友一起出去蹦迪。这是杨晨利第一次出入这样的场合。只见迪厅灯光闪烁，一群着奇装异服的年轻人在疯狂地摇摆，不断发出一阵阵怪叫。杨晨利好奇地坐在旁边看着。这时身边的几个表情怪异的年轻人摊开了一张锡箔纸，拿出香烟对着抽起来。杨晨利马上就明白了：他们在吸毒！

好朋友也发现了，急忙拉杨晨利走。可是杨晨利有些好奇，他想看看这些吸毒人的表现，是否和书上描写的一样。

就在这时，一个年轻人抬头看见了杨晨利，就斜了杨晨利一眼：“傻帽，看什么看?”

杨晨利生气地答道：“看你呗。看你吸那个。”

年轻人挑衅地问：“怎么？乡巴佬，是不是什么都没有见过？没抽过吧？不敢抽吧?”另外一个年轻人不屑地说：“理他那么多干吗？自己快活就行。乡巴佬知道什么。”

杨晨利被激怒了，一把夺过那人手里的烟狠狠抽了一口。杨晨利被呛得咳嗽起来，感到有些头晕恶心。好朋友着急地大喊："杨晨利，不要犯傻！"

杨晨利却说："吸口烟有什么呀，我一点感觉都没有。"说着，他又吸了一口。吸毒的几个人得意地笑了，又把烟递给杨晨利的朋友，朋友却坚决拒绝，一把拽走了杨晨利。

杨晨利不让朋友把这件事情告诉自己的父母，并向朋友保证以后决不再干蠢事。

可是，两天后杨晨利就背着朋友一个人跑到了迪厅，找到那帮人要求买点"那东西"抽。

从此，杨晨利就堕入了万劫不复的深渊，不仅毁了自己的前途，也毁了整个家庭。为了吸毒，杨晨利开始是哄骗父母，骗取毒资，被父母识破后，就偷偷拿家里的钱，偷同学的钱，最后发展到拦路抢劫。

杨晨利被公安机关送进了戒毒所强制戒毒。杨晨利父母每日以泪洗面，他们希望有一天自己的儿子能健健康康地回到家，能喊一声"爸爸妈妈"。他们在等着，等着……

感悟 ganwu

这真是"吸毒一口，掉入虎口"！亲爱的朋友，在毒品面前放纵好奇心，就好比在悬崖边抬脚试探崖底有多深一样危险！请一定远离毒品，千万不要让好奇心毁了自己的一生。

1. 不结交有吸毒、贩毒行为的人，避免受到不良影响。

2. 尽量避免涉足迪厅、舞厅、歌厅等复杂场所，决不吸食摇头丸、K粉等兴奋剂。

3. 发现有人吸毒、贩毒等，马上远离，并告诉家长、老师，或者报告公安机关。

4. 学习法制知识，增强抵御不良侵蚀的能力。

被红色恶魔吞噬的少女

1991年的一天，在榆树市的一个小山村，一户农家的宝贝女儿呱呱坠地了，爷爷给她取了个好听的名字——张楠，希望她能像春天摇曳的楠树一样漂亮。

7岁时，张楠背着母亲亲手缝制的漂亮书包走进了小学校门。张楠刻苦好学，成绩非常优异。9岁时，父亲发现张楠的腿走路时向外拐。原来张楠的胯骨畸形，需要做矫正手术。

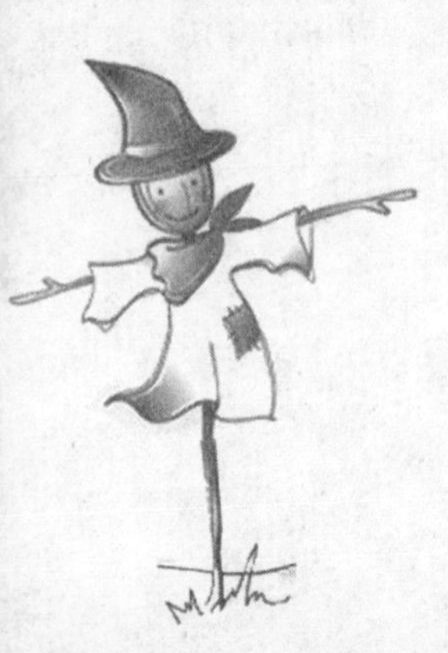

于是张楠父母带着张楠来到榆树市一家医院做胯骨整形手术。经过医院检查，张楠父亲的血型和女儿的血型不配，他的

血液不能输给女儿，而张楠母亲体弱多病，只好使用医院血库的血。经过两次手术，张楠的腿能正常走路了。

2004年春暖花开之时，爷爷带张楠去村后的珠山游玩。很少爬山的张楠开心极了，整整玩了一天。晚上回到家，张楠就一病不起。开始父母亲认为张楠跑累了，体力透支才生了病。然而半个月过去了，张楠的病不见丝毫起色。

张楠父母着急了，带着张楠跑遍了市区各大医院，终于高烧几个月的张楠被诊断出得了病毒性脑炎（后来医生推断，因艾滋病导致身体免疫力下降而患脑炎）。经过治疗，张楠的病情终于得到了控制，2004年的整个冬天都没有复发。

2005年夏季，张楠又是连着一个月高烧不退，浑身不停出虚汗，没有一丝力气，并且她的体重迅速下降。张楠父母为了张楠的病四处求医问药，这样勉强维持到9月。9月的一天，张楠的病突然加重。始终困惑不解的主治医生建议张楠父母到血液科作鉴定。

10月15日上午，张楠父母被告知张楠得的是艾滋病，这犹如晴天霹雳惊得张楠父母目瞪口呆。

在医生的询问下，堕入痛苦深渊的张楠父母想起5年前女儿的那次胯骨整形手术。

悲痛欲绝的父母带着女儿回到了家。为了让女儿愉快地度过不多的日子，父母亲隐瞒了女儿的病情，每天强颜欢笑。母亲整天陪着女儿，小心翼翼照看着女儿，她的心时刻都悬在半空中，怕自己一个疏忽，就会永远失去女儿。天真的张楠经常问母亲的一句话就是：“妈妈，我得的是什么破病，咋还不好？我太想上学了，我什么时候才能回到学校呢？”每当此时，母亲都会泪流满面。

初秋，一个清凉的早晨，张楠永远合上了那双美丽的眼睛，终于摆脱了艾滋病的痛苦折磨。

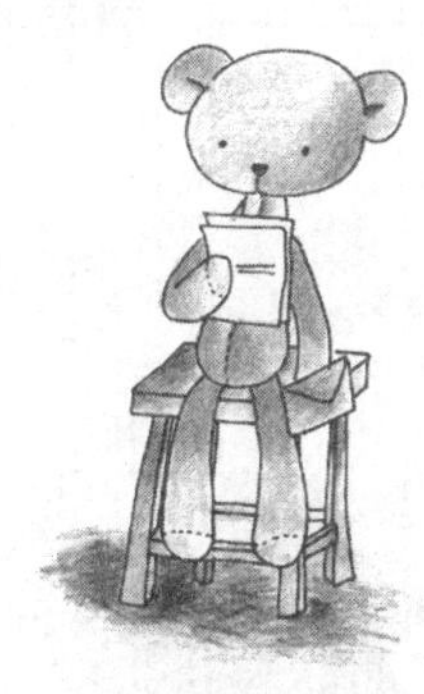

感悟
ganwu

亲爱的朋友，艾滋病是一种目前尚无有效治愈方法的严重传染病，它威胁着我们每一个人和每一个家庭，但是艾滋病又是可以预防的。面对艾滋病的威胁，你知道我们应该怎么做吗？

1. 自觉遵守性道德规范，自尊、自爱、自重，切断通过性接触感染性病、艾滋病的源头。

2. 做好个人的清洁卫生，不在无保护的情况下接触他人的血液或伤口。

3. 不与别人共用可能被血液污染的用具，如牙刷、注射针头等。

4. 避免使用不安全的血液和血液制品，需要输血时，到正规的大医院使用经艾滋病病毒抗体检验合格的血液。

·艾滋小斗士·

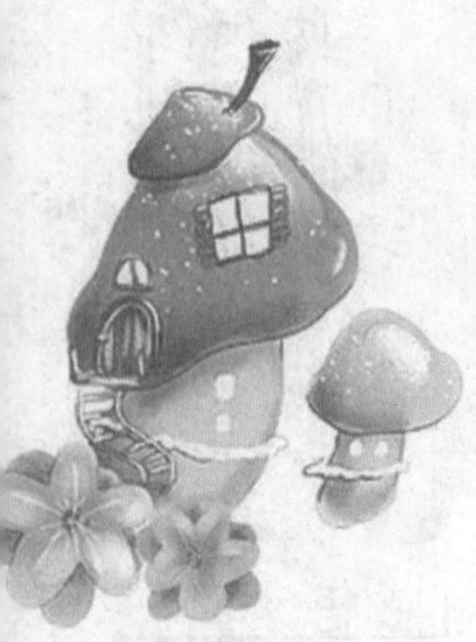

2001年6月2日，在非洲南端的南非共和国，一个年仅12岁的孩子静静倒下了。他虽然是一个普通的黑人孩子，却受到了全世界人民的关注和敬佩。他是一个不幸的艾滋病患者，但他更是坚强而勇敢的小斗士。

他就是恩科西·约翰逊。

小恩科西出生时就是艾滋病病毒携带者，这一切都是拜他的母亲“所赐”。

小恩科西在他2岁生日前，被一个善良的妇女基尔·约翰逊收养了。可是，医生在为恩科西检查后告诉约翰逊，恩科西最多只能再活6个星期了。约翰逊不相信恩科西会这么快地死去，她对恩科西说：“我们都拿出勇气来，让人们看看，你是有强大的生命力的！”

一年，二年，三年……恩科西渐渐长大了，他以惊人的生命力创造了奇迹。尽管他依旧是那么瘦弱，但他的大眼睛里透出的却是明朗和清纯。

2000年7月9日至14日，第13届国际艾滋病大会在南非东部港口城市德班隆重举行。11岁的恩科西站在了大会主席台上，用自己稚嫩的声音，向台下数千名与会代表讲述了自己的亲生母亲被艾滋病夺去生命，自己出生时就感染上HIV的悲惨遭遇。

恩科西的发言像沉重的木槌敲击着人们的心弦，他还在国际讲坛上公开指责自己国家的总统，他的行为震惊了整个南非。人们把他当做南非反对歧视艾滋病患者的一个有力的象征，称他是同艾滋病进行抗争的小英雄。

但是死亡却离恩科西越来越近。恩科西出现了腹泻症状，他瘦小的身躯已经被病魔折磨得不成样子了。这是他走向死亡的前兆。到5月底，与病魔抗争的小恩科西仍想对前来看望他的人展现笑脸，但他笑得是那么的不自然，因为他的嘴唇抖动得厉害。

感悟 ganwu

恩科西以自己的坚强意志和顽强的精神，唤起全世界的人们对艾滋病患儿的关注。

艾滋病这个杀手，没有种族与国家的界限，随时随地都可能让你与死亡约会。一旦患了艾滋病，我们该怎么做呢？

1. 消除恐惧和焦虑，树立生活的信心和勇气。

2. 端正态度，及早到医院接受正规治疗，不传播，不扩散，不给社会留毒。

最后几天，他的身体不停地抽搐，甚至已经没有力气翻一下身子。

2001年6月2日早晨5时40分，小恩科西永远地去了，12岁的他此时只有22磅！约翰逊说："他离开我了，我非常沉痛，但这也是一种解脱，因为他不用再遭受折磨了。"

在恩科西的遗容前，曼德拉垂下了他那颗高贵的头："又一个年轻的生命离我们去了，这太可怜了。一个人究竟该如何面对天灾，恩科西就是榜样。"

让人上瘾的止咳糖浆

6月份的中考很快就要来临了，可易成的母亲却发现易成面色苍白，整天没精打采，一副昏昏欲睡的样子。母亲以为是易成学习刻苦，劳累过度所致，急忙买回一大堆营养品，并请教做医生的朋友，专门为易成拟定了一份营养食谱，每天严格按照食谱，精心为易成调制可口的饭菜，并且每天晚上8点半就催促儿子睡觉。

可是，半个月过去了，易成不仅没有好转，反而越发严重，整天哈欠连天，动不动就涕泪交流，甚至还咳嗽起来。再有半个月就要中考了，儿子的身体却日渐瘦弱，这样下去肯定会影响儿子前途的。心急如焚的易成母亲马上带易成到医院看病。

经过检查，医生告诉易成母亲，易成一点毛病也没有。母亲奇怪了："不感冒，也不发烧，是不是肺炎？"医生摇摇头。

母亲只好带儿子回家。半路上，易成看到一家小药店，停下脚步对母亲说："妈，给我些钱，我要买咳嗽糖浆。"易成和母亲一起进了药店。老板热情地招呼道："哎哟，你又来了。是要联邦止咳糖浆吗？"母亲一愣，疑惑地看着易成。

出了药店，母亲问易成是否经常去药店买药，都买什么药。易成支支吾吾，说是偶尔和同学一起买点清凉油、风油精之类的药，因为天热容易犯困，大家擦在额头提神。

母亲警觉起来。易成上学走后，母亲来到易成卧室，想检查易成的抽屉。可是母亲却怎么也拉不开，这才发现抽屉被易

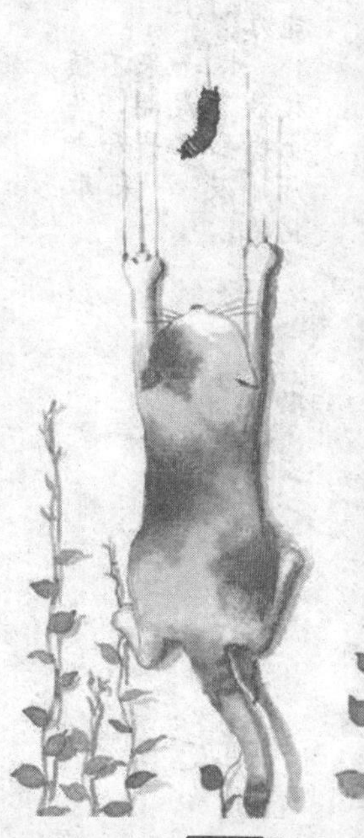

成锁得紧紧的，母亲急忙找出备用钥匙，打开抽屉，母亲惊呆了：里面放了满满一抽屉止咳糖浆的空瓶子！

之后母亲又在床底下、橱柜里，甚至鞋盒里发现了许多摆放得整整齐齐的糖浆空瓶子！母亲觉得事情不妙，马上拨通了医生朋友的电话。

医生朋友告诉母亲：这种止咳糖浆为处方药，必须在医生指导下，按剂量服用，是国家严格控制使用的一种药物。其中含有磷酸可待因、盐酸麻黄碱等成分，大量服用能使中枢神经兴奋，服用者会有依赖性并出现心跳过速的反应，一瓶120毫升的“联邦止咳露”相当于4粒可待因药片，长期服用该药物，就好比服“慢性毒药”一样，会危害人的内脏。不仅如此，服用者还会出现病态性嗜好，停用后则往往会出现精神萎靡、行为反常等依赖性反应。

医生朋友的话仿佛一根大棒，重重击在母亲的心上。

易成一回家，母亲就追问起这件事。易成这才告诉母亲。一年前，自己在网吧玩游戏时，看见同学阎星一边打游戏，一边往嘴里倒这种糖浆，他感到奇怪，就问道：“为什么不咳嗽还吃药?”

阎星还没有开口，旁边的几个伙伴就嘲笑道：“真是老土，连流行什么都不知道。”

阎星告诉他，这种止咳糖浆可以提神，打游戏更过瘾。后来易成也去买了一瓶，一口喝下半瓶后，他就开始疯狂地玩起游戏来。从此以后，易成经常买这种止咳糖浆，而且用量越来越大，否则就全身不舒服。他已经上瘾了。

后来老师在教室里讲，滥服这种糖浆会严重损害身体健康，就像吸毒一样。易成听后十分害怕，就自行断了药，不料却出现精神萎靡不振、嗜睡、咳嗽等症状。眼看考试就要到来，自己一着急，就又喝起来。

易成告诉母亲，喝这种糖浆的学生可多了，有人还兑上可乐喝呢。

母亲听后，赶紧和医院联系，把易成送进了医院。

半个月后，易成顺利参加了中考。

感悟 ganwu

有些药品是国家严格管制的，只要不是治疗性地服用这些药物，就是吸毒行为。它虽说不能一下致命，却能使我们产生幻觉，让我们上瘾，逐步失去判断力和正常的生活能力。亲爱的朋友，我们一定要提高警惕啊！

1. 拒绝进入复杂的场合，不和吸毒人员来往。

2. 提高警惕，不随便接受可疑人员给你的香烟、饮料以及其他食品。

3. 不追逐时髦，提高分辨能力。

4. 如果不慎接触了毒品，马上告知家长和老师，及早采取措施。

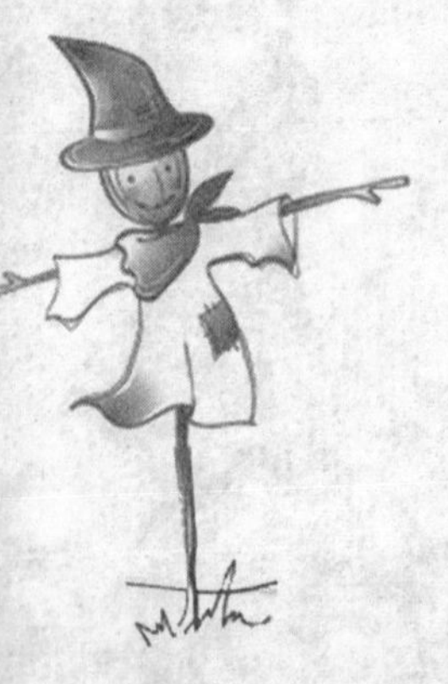

教师免费样书申请

感谢各位教师和学生使用北京教育出版社出版的系列丛书。为进一步提高我社图书质量，敬请教师和学生完整填写下列信息，我社将因此向教师提供一本免费样书（请您提供教师资格证或工作证复印件）。本表可在本社官方网站www.bjkgedu.com上下载，复制有效，可传真、邮寄，亦可发e-mail。

姓　名		学校名称		邮　箱	
电　话		学校地址		邮　编	
授课科目		所用教材		学生人数	
通过何种渠道知道本书	学校推荐 □　网站宣传 □　书店推荐 □　海报宣传 □　学生使用 □				
选择本书您首先考虑	出版社品牌 □　体例新颖 □　内容使用性强 □　装帧美观 □　其他 □				
您认为本书有何优点?					
您认为本书有何不足?					
常销系列图书	《168个故事系列》________				
注：您申请的样书须与您讲授的课程相关。					

诚征优秀书稿

北京教育出版社成立于1983年，凭借对教育、教学改革的敏锐把握，依靠经验丰富的教师团队，成功推出了《1+1轻巧夺冠》《课本大讲解》《提分教练》等系列丛书。为了与时俱进，不断创新，打造更实用、更完美的优质教育图书，现诚邀全国中小学名师加盟，诚征中小学优秀教育类书稿。凡加盟者可享受如下待遇：1.稿费从优，结算及时；2.“北教社”颁发相关荣誉证书；3.参编者将免费获得“北教社”提供的图书资料和培训机会。

随书资源下载

北京教育出版社的图书所附赠的英语听力资料或其他随书资源，均会及时刊登在本社官方网站www.bjkgedu.com上，读者可以上网下载。下载方法如下：在网站免费注册后，登陆“下载中心”频道的“随书资源”区，选择下载所需的随书资源即可。所有随书资源均需凭密码下载，下载密码为图书ISBN号的最后5位数字（注：ISBN号一般印在图书封底条码上方）。

来信请寄：北京市北三环中路6号11层　北京教育出版社总编室
邮编：100120　网址：www.bjkgedu.com　邮箱：bjszbs@126.com
电话：010-58572817（小学）　58572525（初中）　58572332（高中）

请在信封上或邮件中注明“样书申请”或“应聘作者”。

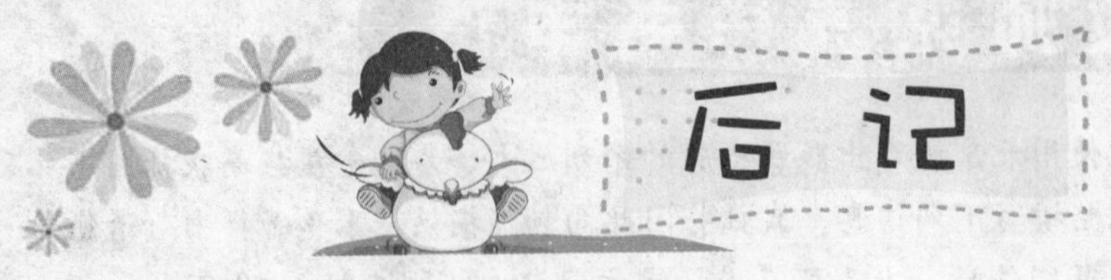

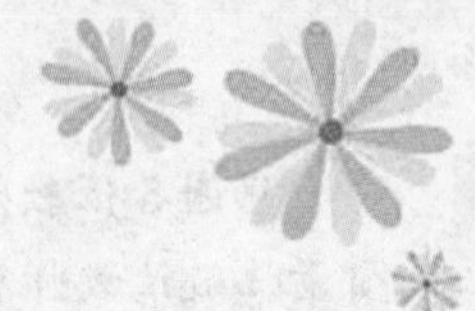

后记

本丛书在编写过程中，参阅了大量的期刊和著述，吸取了很多思想的精华。但由于各种原因，编者未能及时与部分入选故事的作者取得联系，在此致以诚挚的歉意，恳请作者原谅。敬请故事的原作者（译者）见到本书后，及时与我们联系，我们将支付为您留备的稿酬及寄去样书。

同时，提请广大读者注意的是，本书题名中“168个故事”只是概数，实际故事数量并不以此为限，特此声明。

地址：北京市北三环中路6号北京教育出版社

电话：010－62698883

邮编：100120

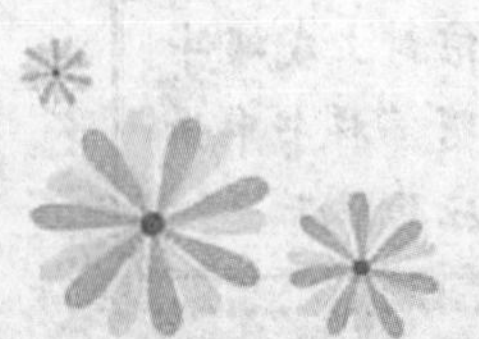

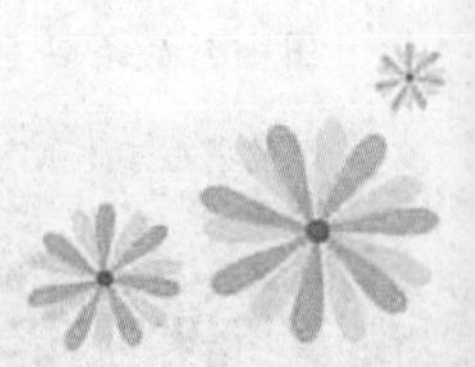